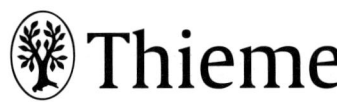

EMDR

Therapie psychotraumatischer Belastungssyndrome

Arne Hofmann

Unter Mitarbeit von

N. Galley
R. Solomon

3., vollständig überarbeitete und erweiterte Auflage

45 Abbildungen
 2 Tabellen

Georg Thieme Verlag
Stuttgart · New York

Bibliographische Information
Der Deutschen Bibliothek

Die Deutsche Bibliothek verzeichnet diese Publikation in der Deutschen Nationalbibliographie; detaillierte bibliographische Daten sind im Internet über http://dnb.ddb.de abrufbar

1. Auflage 1999
2. Auflage 2004 (unveränderter Nachdruck)

Wichtiger Hinweis: Wie jede Wissenschaft ist die Medizin ständigen Entwicklungen unterworfen. Forschung und klinische Erfahrung erweitern unsere Erkenntnisse, insbesondere was Behandlung und medikamentöse Therapie anbelangt. Soweit in diesem Werk eine Dosierung oder eine Applikation erwähnt wird, darf der Leser zwar darauf vertrauen, dass Autoren, Herausgeber und Verlag große Sorgfalt darauf verwandt haben, dass diese Angabe **dem Wissensstand bei Fertigstellung des Werkes** entspricht.

Für Angaben über Dosierungsanweisungen und Applikationsformen kann vom Verlag jedoch keine Gewähr übernommen werden. **Jeder Benutzer ist angehalten**, durch sorgfältige Prüfung der Beipackzettel der verwendeten Präparate und gegebenenfalls nach Konsultation eines Spezialisten festzustellen, ob die dort gegebene Empfehlung für Dosierungen oder die Beachtung von Kontraindikationen gegenüber der Angabe in diesem Buch abweicht. Eine solche Prüfung ist besonders wichtig bei selten verwendeten Präparaten oder solchen, die neu auf den Markt gebracht worden sind. **Jede Dosierung oder Applikation erfolgt auf eigene Gefahr des Benutzers.** Autoren und Verlag appellieren an jeden Benutzer, ihm etwa auffallende Ungenauigkeiten dem Verlag mitzuteilen.

© 2006 Georg Thieme Verlag KG
Rüdigerstraße 14
D- 70469 Stuttgart
Telefon: + 49/ 0711/ 8931-0
Unsere Homepage: http://www.thieme.de

Printed in Germany

Zeichnungen: Angelika Kramer, Stuttgart
Umschlaggestaltung: Thieme Verlagsgruppe
Umschlaggrafik: Martina Berge, Erbach
Satz: medionet AG, Berlin
gesetzt in/aus Adobe Indesign
Druck: Grafisches Centrum Cuno GmbH & Co. KG, Calbe

ISBN 3-13-118243-1   1 2 3 4 5 6

Geschützte Warennamen (Warenzeichen) werden **nicht** besonders kenntlich gemacht. Aus dem Fehlen eines solchen Hinweises kann also nicht geschlossen werden, dass es sich um einen freien Warennamen handelt.

Das Werk, einschließlich aller seiner Teile, ist urheberrechtlich geschützt. Jede Verwertung außerhalb der engen Grenzen des Urheberrechtsgesetzes ist ohne Zustimmung des Verlages unzulässig und strafbar. Das gilt insbesondere für Vervielfältigungen, Übersetzungen, Mikroverfilmungen und die Einspeicherung und Verarbeitung in elektronischen Systemen.

Adressen

Dr. med. Arne Hofmann
EMDR-Institut Deutschland
Dolmanstr. 86b
51427 Bergisch-Gladbach

Prof. Dr. med. N. Galley
Universität Köln
Institut für
Klin. Psychologie und Psychotherapie
Höninger Weg 115
50969 Köln

Dr. R. Solomon
Critical Incident
Recovery Resources
255 Ruskin Road
NY 14226 Amherst,
USA

Vorwort zur 3. Auflage

Die Wissenschaft von den Möglichkeiten, psychisch traumatisierten Menschen weiterzuhelfen, die Psychotraumatologie, befindet sich derzeit in einer intensiven Weiterentwicklung. Die EMDR-Methode ist dabei einer der vielversprechendsten neuen Behandlungsansätze.

Die Geschwindigkeit dieser Entwicklung spiegelt sich auch in den Ergänzungen wider, die in dieses, in seiner ersten Auflage 1999 verfasste, Buch eingearbeitet werden mussten:

- In den vergangenen Jahren wurde eine Reihe neuer kontrollierter Studien veröffentlicht, die nicht nur die Wirksamkeit der EMDR-Methode erneut belegten, sondern einen direkten Vergleich mit anderen im Bereich der Traumafolgestörungen verwendeten Methoden (z.B. der kognitiven Verhaltenstherapie) ermöglichen. In einer neueren Metaanalyse der Studien zeigt die EMDR-Methode in der Behandlung posttraumatischer Belastungsstörungen gegenüber der kognitiven Verhaltenstherapie die gleiche Effektstärke (1,1). Dieser Behandlungserfolg wurde beim Einsatz der EMDR-Methode jedoch mit 40% weniger Behandlungsstunden (und in der Regel ohne Hausaufgaben) erreicht (Wagner 2004).
- Diese hohe Effektivität der EMDR-Methode ist neueren Studien zufolge heute vielleicht besser durch die neurobiologischen Phänomene, die unter anderem durch die Augenbewegungen ausgelöst werden, zu verstehen. So zeigen die Studien unter anderem von Martin Sack, Wolfgang Lempa und Friedhelm Lamprecht von der Medizinischen Hochschule Hannover, dass die bei der EMDR-Methode eingesetzten Augenbewegungen in den ersten 10 Sekunden eine deutliche Veränderungen des Gleichgewichts von Sympathikus und Parasympathikus hervorrufen. Diese Veränderungen könnten möglicherweise das Informationsverarbeitungssystem anstoßen und so den heilenden EMDR-Prozess ermöglichen. Diese Arbeiten haben jedenfalls die Diskussion rund um die Mechanismen, die der EMDR-Methode zugrunde liegen, erheblich befruchtet (Sack 2004).
- Mit dem zunehmend besseren Verständnis für die zentralen Mechanismen, die für die Entstehung posttraumatischer Störungsbilder verantwortlich sind, findet immer mehr das im Bereich der EMDR-Methode vertretene Modell der blockierten Informationsverarbeitung in zentralen neuralen Netzwerken Anerkennung (McFarlane et al. 2002). Vor allem im Bereich der komplexen posttraumatischen Belastungsstörungen erscheint dies wesentlich, da diese Patienten derzeit meist weder diagnostisch befriedigend erfasst noch therapeutisch mittels irgendeiner der bei Traumafolgestörungen wirksamen Methoden allein ausreichend behandelt werden können. Einen wichtigen Ansatz zur Erfassung des Spektrums der Traumafolgestörungen haben der Holländer Ellert Njienhuis und seine Kollegen in dem vorgelegten neurobiologisch nachvollziehbaren Modell der „strukturellen Dissoziation" vorgelegt (Nijenhuis 2004). Dieser Ansatz ergänzt sich gut mit den Modellen und der zunehmend ressourcenorientierten Behandlungspraxis der EMDR-Methode und findet sich in den Kapiteln über die Behandlung komplex traumatisierter Patienten (s. Kap. 7, 8).
- Für Menschen, die an den komplexen Folgen psychischer Traumatisierung leiden, gibt es keine einfache psychotherapeutische Behandlungsmethode. Auch EMDR ist keine solche „Wundermethode". EMDR ist weder eine einfache Methode noch ein Ersatz für eine umfassende klinisch psychotherapeutische und traumapsychotherapeutische Ausbildung. Ein Nachteil der zunehmenden internationalen Anerkennung und des wachsenden Erfolgs der EMDR-Methode ist die Tatsache, dass sich zunehmend unzureichend ausgebildete Behandler in der Anwendung von „Augenbewegungsbehandlungen" erproben und ihre meist darüber nicht informierten Patienten

dem Risiko erhöhter Nebenwirkungen aussetzen (Hase 2005). So zeigt sich in 2 Metaanalysen von Studien über die Anwendung von EMDR, dass die Effektivität der EMDR-Behandlung nicht nur mit der Qualität der Studie, sondern auch stark mit der Qualität der Anwendung der EMDR-Methode zusammenhängt (Sack et al. 2001). Glücklicherweise ist auch in Deutschland die für die verbindliche Qualitätskontrolle von EMDR zuständige Fachgesellschaft (EMDRIA Deutschland), bestehend aus über 900 Mitgliedern, zur größten Traumafachgesellschaft in Deutschland angewachsen. EMDRIA Deutschland verfügt auch über die größte, stark frequentierte Internet-Liste von qualifizierten Behandlern (www.emdria.de). Derzeit sind in dieser Liste auch die ärztlichen, psychologischen sowie Kinder- und Jugendlichenpsychotherapeuten, die die volle Zertifizierung als „EMDR-Therapeut (EMDRIA)" abgeschlossen haben, aufgeführt.

Auch diese Auflage des Buches ist unvollständig ohne Danksagungen. Danken möchte ich Dr. Francine Shapiro und ihren Mitarbeitern, die nicht nur die EMDR-Methode entwickelt haben, sondern auch kontinuierlich an ihrer Weiterentwicklung arbeiten. Ebenso danke ich Prof. Bessel van der Kolk und Prof. Ellert Nijenhuis, die mit offener wissenschaftlicher Neugier und Präzision an neuen Landkarten und Wegen arbeiten, durch die mehr psychisch traumatisierten Patienten besser geholfen werden kann.

Ein Dank gilt auch den Freunden und Kollegen, die in den vergangenen Jahren immer wieder Unterstützung, Anregung und Korrektur waren: Dr. Luise Reddemann, PD Dr. Günther Seidler, PD Dr. Ursula Gast, Prof. Manfred Cierpka, Prof. Peter Buchheim, Prof. Ulrich Sachsse, Dipl.-Psych. Michaela Huber und Dipl.-Psych. Dieter Kallinke.

Zu dieser unterstützenden Gruppe, ohne die ein solches Buch nicht denkbar ist, gehört natürlich in besonderem Maße das Mitarbeiter-Team des EMDR-Instituts Deutschland, das sich mittlerweile auch bei der Hilfe für die Opfer mehrerer Großschadensereignisse (Eschede, Wasserbillig, Erfurt) und in letzter Zeit auch bei den Opfern des Tsunamis in Asien bewährt hat.

Last but not least gilt auch bei dieser Ausgabe mein besonderer Dank meiner Frau, ohne die dieses Buch nicht möglich geworden wäre.

Bergisch Gladbach, *Arne Hofmann*
Mai 2005

Inhaltsverzeichnis

Adresssen ... V

Vorwort zur 3. Auflage ... VI

1 Psychotrauma als psychophysiologischer Prozess ... 1
1.1 Psychische Traumatisierungen ... 1
1.2 Posttraumatische Belastungsstörung (PTBS) nach ICD-10 (F 43.1) ... 2
1.3 Traumatischer Prozess und Momentandiagnose der ICD ... 10

2 EMDR als neues dynamisch-behaviorales Verfahren ... 15
2.1 Hintergrund ... 15
2.2 Geschichte der EMDR-Methode ... 15
2.3 Effizienzstudien und Forschung ... 16
2.4 Indikationen und Kontraindikationen ... 20
2.5 EMDRIA (EMDR International Association) ... 23

3 Phasen der EMDR-Behandlung I: Grundlagen, Diagnostik und Behandlungsplanung ... 25
3.1 Einleitung ... 25
3.2 Acht Phasen der EMDR-Behandlung ... 25
3.3 Grundlagen der Behandlung psychisch Traumatisierter ... 26
3.4 Phase 1: Anamnese und Behandlungsplanung ... 29

4 Phasen der EMDR-Behandlung II: Vorbereitung und Traumabearbeitung ... 46
4.1 Phase 2: Vorbereitung und Stabilisierung ... 46
4.2 Indikation zur Traumabearbeitung ... 49
4.3 Phase 3: Bewertung des Traumas ... 49
4.4 Exkurs: Kognitionen ... 51
4.5 Phase 4: Desensibilisierung und Durcharbeitung ... 53
4.6 Phase 5: Verankerung ... 56
4.7 Phase 6: Körpertest ... 57
4.8 Phase 7: Abschluss ... 58
4.9 Phase 8: Überprüfung ... 59
4.10 Das EMDR-Standardprotokoll ... 59
4.11 Grundzüge der weiteren Behandlungsplanung ... 59

5 Prozessieren – das zentrale Element der EMDR-Methode ... 62
5.1 Einleitung ... 62
5.2 Assoziatives Prozessieren ... 63
5.3 Imaginatives Reprozessieren ... 64
5.4 Blandes Reprozessieren ... 64
5.5 Abreaktion ... 64
5.6 Überflutung ... 66
5.7 Blockaden ... 66
5.8 Kreiseln ... 67
5.9 Alternative Stimulationsmodi ... 67
5.10 Dokumentation des EMDR-Prozesses ... 68

6 Theorien zur Wirksamkeit von EMDR ... 72
- 6.1 Einleitung ... 72
- 6.2 Expositionshypothese ... 72
- 6.3 Hypnosetheorie ... 73
- 6.4 Entspannungsreaktion und Orientierungsreaktion ... 73
- 6.5 AIP-Modell ... 75

7 EMDR in der Behandlung komplex Traumatisierter – verlängerte Stabilisierung und Ressourcenaktivierung ... 77
- 7.1 Einleitung ... 77
- 7.2 Diagnoseproblem ... 78
- 7.3 Komplexe posttraumatische Belastungsstörung ... 79
- 7.4 Exkurs: Dissoziative Fragmentierung ... 81
- 7.5 Grundlegende Behandlungsstrategien bei komplexer posttraumatischer Belastungsstörung ... 84

8 EMDR in der Behandlung komplex Traumatisierter – Traumabearbeitung ... 94
- 8.1 Durcharbeiten traumatischer Erinnerungen ... 94
- 8.2 Kriterien für eine Traumabearbeitung ... 95
- 8.3 Kriterien für eine erneute Stabilisierung ... 98
- 8.4 Kriterien für eine erneute Fokussierung der therapeutischen Beziehung ... 99
- 8.5 Wahl des Settings ... 100
- 8.6 Das umgekehrte Standardprotokoll ... 101
- 8.7 EMDR bei Patienten mit einer dissoziativen Identitätsstörung (DIS) ... 102
- 8.8 Erfolgskriterien für eine Behandlung bei komplex traumatisierten Patienten ... 106

9 EMDR in der Behandlung akut Traumatisierter ... 107
- 9.1 Einleitung ... 107
- 9.2 Diagnostik ... 108
- 9.3 Behandlung akut Traumatisierter mittels EMDR ... 111

10 Perspektiven ... 115
- 10.1 Einleitung ... 115
- 10.2 Pathologische Trauerreaktion ... 115
- 10.3 Kinder und Jugendliche ... 116
- 10.4 Angststörungen ... 116
- 10.5 Andere Störungen ... 118
- 10.6 EMDR-Ressourcenprotokolle ... 119

11 Anhang ... 120
- 11.1 Glossar ... 120
- 11.2 Ausbildung in der EMDR-Methode ... 127
- 11.3 Wie finde ich einen guten EMDR-Therapeuten? ... 129
- 11.4 Adressen ... 131
- 11.5 Beispiele für Kognitionen ... 132
- 11.6 Literatur zu EMDR und zur Psychotraumatologie ... 133
- 11.7 Tabelle der kontrollierten EMDR-Studien bei Traumapatienten ... 134

Literatur ... 141

Sachverzeichnis ... 153

1 Psychotrauma als psychophysiologischer Prozess

1.1 Psychische Traumatisierungen

Extreme Belastungssituationen – wie gewalttätige Angriffe auf die eigene Person, schwere lebensbedrohliche Verkehrsunfälle, eine Vergewaltigung, das Erleben von Lebensbedrohung in einer Naturkatastrophe oder gar kriegerische Auseinandersetzungen, Gefangenschaft, Folter oder jahrelange schwere Misshandlungen als Kind – hinterlassen häufig seelische Verletzungen bei den Betroffenen. Diese Verletzungen können von einem Teil der Opfer solcher traumatisierender Ereignisse – je nach Schweregrad – ohne besondere professionelle Hilfe verarbeitet werden. Bei einem anderen Teil der Opfer kommt es zu mehr oder minder starken seelischen Störungen. Diese durch neurobiologische Veränderungen verursachten Störungen können, ähnlich wie schwer heilende körperliche Verletzungen, nicht selten über Jahre verschiedene Formen von Beschwerden verursachen, die die Leistungsfähigkeit der Betroffenen spürbar beeinträchtigen und die Lebensqualität deutlich einschränken können (Abb. 1.1).

Die Wissenschaft, die sich mit den vielfältigen Folgen solcher seelischen Traumatisierungen beschäftigt, ist die *Psychotraumatologie*. Die verschiedenen Auslöser werden Psychotraumata oder häufig kurz – parallel zu körperlichen Verletzungen – Traumata genannt. Die Abfolge von manchmal wechselnden Störungen und Gesundheitsproblemen, die ein Opfer einer oder mehrerer Traumatisierungen in einem längeren Verlauf erlebt, kann als „traumatischer Prozess" beschrieben werden (Fischer u. Riedesser 1998). Über die Wichtigkeit dieses Vorgangs besteht ein zunehmender Konsens bei führenden Wissenschaftlern, zumal es bei diesem Prozess auch zu Symptomverschiebungen und Diagnoseänderungen kommen kann, die auf den Heilungsverlauf deutlichen Einfluss ausüben können. Häufig lässt sich dieser Prozess als chronischer Erkrankungsprozess beschreiben. Dieser traumatische Prozess gleicht fast einer komplizierten Wundheilung, bei der die Widerstandskraft des Verletzten mit mehr oder minder starker äußerer Hilfe zur Heilung der Wunde führt, die aber auch, wenn die Widerstandskraft und die Hilfe von außen zu schwach sind, zu einer chronischen Vereiterung, einer Abszessbildung und einer dauerhaften Einschränkung führen kann. Während dieses traumatischen Prozesses kann eine solche Wunde verschiedene Krankheitsbilder verursachen. Die Wunde kann bluten, vereitern, sich mit verschiedenen Keimen infizieren. Sie kann aber auch scheinbar abheilen und in der Tiefe immer noch einen schmerzhaften Abszess bilden. Auch wenn die meisten Wunden unkompliziert abheilen, sind doch die Risiken einer solchen Komplikation bei den schwerer verletzten Patienten deutlich größer. Ein erfahrener Chirurg wird daher – trotz der verschiedenen äußeren Erscheinungsformen solcher Wundkomplikationen – nicht den zugrunde liegenden Krankheits- bzw. Heilungsprozess aus dem Auge verlieren – ein Prozess, der eine Reihe sehr verschieden wirkender Krankheitsbilder hervorbringen kann, aber in dem im Wesentlichen die Kräfte, die die Heilung voranbringen, und die Kräfte, die die Heilung verhindern, gegeneinanderstehen. In ähnlicher Weise wird in der Psychotraumatologie der Begriff *traumatischer Prozess* verstanden. Bei Patienten mit einer seelischen „Wunde" kann sich eine solche Verletzung durchaus zu ver-

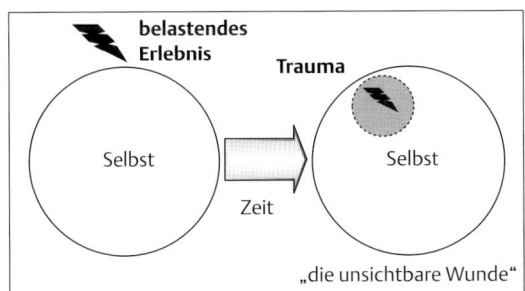

Abb. 1.1 Psychisches Trauma als „unsichtbare Wunde".

schiedenen Zeitpunkten verschieden darstellen. So kann sich auch die Hauptdiagnose eines Patienten mit einer seelischen Verletzung durchaus im Verlauf einer schwereren psychotraumatischen Erkrankung mehrfach ändern.

> So kann z.B. infolge von Kriegsereignissen direkt nach den Ereignissen bei einem Flüchtling (oder einem Soldaten) eine akute Belastungsreaktion (F 43.0) vorliegen. Diese wird gefolgt von einer posttraumatischen Belastungsstörung (F 43.1), einige Zeit später kommt eine Depression (F 32.1) dazu. Nachdem der Patient über längere Zeit immer wieder intensiv überflutende, mit dem ursprünglichen Trauma verbundene Bilder und Gefühle erlebt, entdeckt er, dass Alkohol (oder Drogen) diese Beschwerden lindern können und gleitet über Jahre in eine Alkoholerkrankung (F 10.2) oder eine Drogensucht ab. Die alten Freunde, evtl. auch die Partnerin, ziehen sich zurück, und der Betroffene verändert sich in seiner Persönlichkeit immer mehr, zieht sich zurück und wird vorsichtig mit Menschen (F 62). Sein Leben wird mehr und mehr von dem Trauma geprägt.

Auch wenn dies nur ein Beispielfall ist, so haben doch nicht wenige der amerikanischen Soldaten, die aus dem Vietnamkrieg zurückkehrten, eine solche Entwicklung durchlaufen. Auch in der Kindheit durch sexuelle Gewalt traumatisierte Frauen können über die Jahre nach einer solchen Traumatisierung ähnlich komplexe Krankheitsentwicklungen mit wechselnden Symptomen, Hauptdiagnosen und Alltagsproblemen auf der Grundlage eines traumatischen Prozesses entwickeln. Wie genau dieser Prozess verläuft, hängt dabei von der genauen Situation oder den Situationen der Traumatisierung, dem Alter zum Zeitpunkt der Traumatisierung und unter anderem auch von den persönlichen und sozialen Kompensationsmöglichkeiten der Betroffenen ab. Auf diese Vielgestaltigkeit, besonders der komplexen chronischen Erkrankungsverläufe nach psychischer Traumatisierung, wird im Weiteren noch im Einzelnen eingegangen werden (s. Kap. 5). Wichtig ist an dieser Stelle in erster Linie das Verständnis einer „Diagnose" bei einem Opfer einer psychischen Traumatisierung als einer Momentaufnahme in einem erst komplexerer Betrachtung zugänglichen Prozess, dem sich die Behandlungsbemühungen der Psychotherapeuten gemeinsam mit den Widerstandskräften des Patienten entgegenstellen.

Eine Schlüsselstellung zum Verständnis der Traumafolgeerkrankungen nimmt eine dieser Momentandiagnosen, die *posttraumatische Belastungsstörung*, ein (Flatten et al. 2004). Sie ist zwar keineswegs die einzige Erkrankung, die als Folge einer Traumatisierung auftreten kann, sie ist aber zentral für Verlauf und Verständnis des traumatischen Prozesses. In der Definition der posttraumatischen Störung nach der International Classification of Diseases, ICD-10 (10. Auflage der Internationalen Klassifikation der Krankheiten der WHO), finden sich Beobachtungen und Symptome aufgelistet, die die medizinische Forschung bisher aufgezeigt hat, die aber auch immer wieder zum Widerspruch angeregt haben. Im Gegensatz zum Eindruck, den man beim Lesen der ICD bekommt, ist die posttraumatische Belastungsstörung keineswegs schon so gut verstanden, dass die Diagnose sich nicht immer wieder ein wenig im Fluss befände. Die Diagnosekriterien sind jedoch schon so weit entwickelt, dass sie eine genauere Betrachtung verdienen und ein weitergehendes Verständnis der Erkrankung und letztlich auch des traumatischen Prozesses vieler Opfer ermöglichen können.

1.2 Posttraumatische Belastungsstörung (PTBS) nach ICD-10 (F 43.1)

A-Kriterium

Was ein psychisches Trauma genau ist, ist immer wieder umstritten gewesen und wird es sicher auch noch eine Zeit lang bleiben. Wird der Begriff zu eng gefasst, werden Menschen mit klinisch behandlungswürdigen Beschwerden (z.B. nach längerer Intensivstationsbehandlung wegen einer Verbrennung) nicht diagnostiziert. Wird der Begriff der traumatisierenden Situation zu weit gefasst, kann letztlich jede Alltagssituation (wie eine kleinere Verletzung bei einem Kind) als traumaauslösend gesehen werden, und der Begriff „Psychotrauma" verliert seine klinische Praxisnähe und seine Glaubwürdigkeit. Die ICD-10 hat das Problem durch eine Charakterisierung und eine Auflistung möglicher traumatisierender Situationen im Rahmen des *A1-Kriteriums* gelöst:

> „Ein belastendes Ereignis oder eine Situation außergewöhnlicher Bedrohung oder katastrophalen Ausmaßes, das bei nahezu jedem tiefgreifende Verzweiflung auslösen würde. Hierzu gehören Naturereignisse oder von Menschen verursachte Katastrophen, eine Kampfhandlung, ein schwerer Unfall oder die Tatsache, Zeuge des gewaltsamen Todes anderer oder selbst Opfer von Folterung, Terrorismus, Vergewaltigung oder anderer Verbrechen geworden zu sein."

Wenn ein solches Ereignis geschieht, besteht für das Opfer meist auch eine lebensbedrohliche oder als lebensbedrohlich erlebte Situation. In einer solchen Situation wird das Opfer von Ängsten, Kampf- und Fluchtimpulsen, aber auch von Verzweiflung überflutet; in der griffigen Formulierung Sigmund Freuds: Der „seelische Reizschutz" wird überflutet. Das im DSM-IV beschriebene *A2-Kriterium* (Erleben von Angst, Hilflosigkeit und Horror) scheint nach neueren Studien, auch wenn die Reaktion des Traumaopfers ein wichtiger Faktor ist, nicht immer so eindeutig mit der Entstehung der Störung verbunden zu sein. Lediglich das Gefühl der Hilflosigkeit sowie das nicht aufgeführte Symptom der emotionalen Betäubung während des Ereignisses scheinen signifikant mit einer späteren PTBS verbunden zu sein (Roemer et al. 1998).

■ Traumatische Ereignisse

Was sind nun die Ereignisse, die eine posttraumatische Belastungsstörung auslösen können? Eine Antwort darauf hat Kessler in seiner amerikanischen repräsentativen Diagnostikstudie in Detroit gefunden (Area Catchment Survey). Er hat dabei mit seinem Team die von den Befragten genannten Ereignisse in der Häufigkeit ihrer Nennung aufgelistet (Abb. 1.2). Gleichzeitig hat er die Häufigkeit des Auftretens einer PTBS dargestellt. In der Grafik wird ein interessanter Zusammenhang sichtbar: Die häufigsten belastenden Ereignisse sind die Zeugenschaft (von Belastungen anderer) sowie Unfälle. Weniger häufig sind die zwei Kategorien der interpersonellen Gewalt sowie (noch weniger genannt) die zwei Kategorien der sexuellen Gewalt. Schaut man jedoch auf die Häufigkeit einer posttraumatischen Störung bei diesen verschiedenen genannten Ereignissen, so zeigt sich, dass bei interpersoneller Gewalt (Menschen gegen Menschen) ein deutlicher Schritt nach oben in der Entstehung einer PTBS entsteht (etwa ein Drittel der Betroffenen behält die Störung), während die sexualisierte Gewalt nochmals einen Schritt nach oben beim Anteil der durch eine PTBS Geschädigten bedeutet. Sexualisierte Gewalt (wahrscheinlich neben der Folter) erscheint so als einer der stärksten Auslöser für eine PTBS. Schaut man nun noch auf die Verteilung von Männern und Frauen so zeigt sich, dass etwa 50% aller Frauen mit PTBS diese durch körperliche und sexuelle Gewalt erworben haben, während dies nur bei 15% der Männer der Fall ist (Breslau et al. 1998, Kessler et al. 1995). So erklärt sich vielleicht auch der hohe Anteil an Patientinnen, die über Erfahrungen von sexuellen Übergriffen berichten, in den Praxen der Psychotherapeuten: Ein sexueller Übergriff ist

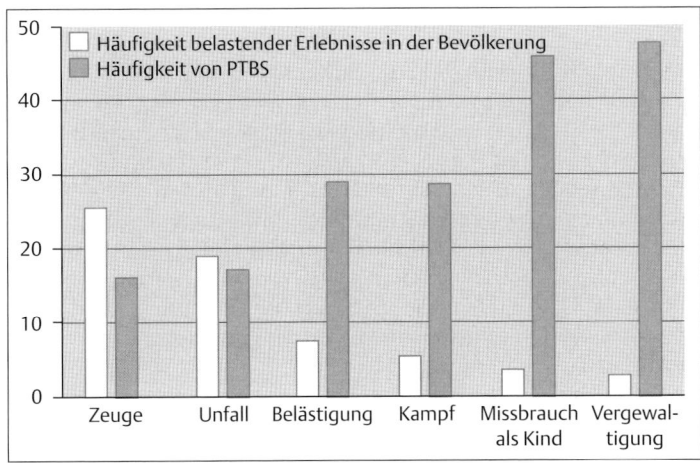

Abb. 1.2 Häufigkeit belastender Erlebnisse in der Bevölkerung und Häufigkeit der posttraumatischen Belastungsstörung (PTBS) bei verschiedenen belastenden Erlebnissen (nach Kessler et al. 1999).

einerseits kein seltenes Ereignis, und andererseits ist es das Ereignis, das am stärksten zur Chronifizierung einer PTBS beiträgt.

B-Kriterium

Dieses traumatische Ereignis wird in eigenartiger Form von den Opfern immer wieder erlebt. In so genannten „Flashbacks" oder Nachhallerinnerungen, manchmal auch in bedrängenden Träumen, drängt sich die Erinnerung an das Ereignis immer wieder auf. Typisch für diese *Flashbacks*, die bei leichterem Auftreten auch „Intrusionen" oder „intrusive Erinnerungen" genannt werden, ist die Art, in der diese Erinnerungen auftauchen. So erwecken gerade Flashbacks beim Opfer den Eindruck, als ob das traumatische Ereignis gerade eben geschehe. Es ist, als ob diese Erinnerungen kaum zeitliche Zuordnung hätten und so von den Patienten auch letztlich nicht als „vorbei" erlebt werden könnten. Auf der anderen Seite sind die Flashbacks häufig durch bestimmte *Auslöser* (so genannte „Trigger") – Umstände, die an das Trauma erinnern – wieder hervorrufbar. Solche Auslöser können – wie die Flashbacks selbst – sein:
- *visuelle Eindrücke* (wie ein Wald bei einem Opfer eines Überfalls in einem Wald),
- *Geräusche* (wie das Motorgeräusch eines Hubschraubers bei einem Vietnam-Veteranen),
- *Gerüche* (wie der Alkoholgeruch bei einem Patienten, der von seinem alkoholkranken Vater misshandelt wurde),
- *taktile Eindrücke* (wie die Annäherungen des eigenen Partners bei sexuell in der Kindheit traumatisierten Patienten),
- bestimmte *Gefühle* (wie eine bestimmte Stimmung, die plötzlich wieder Erinnerungen und Bilder von einer fröhlichen Autofahrt weckt, die mit einem schweren Unfall endete).

Manchmal treten die Flashbacks auch ohne identifizierbaren Auslöser auf, manchmal wird der Auslöser aber auch einfach nicht bemerkt. Eine spezielle Form des Flashbacks sind die nicht selten über Jahre konstanten Alpträume, in denen eine traumatische Situation in einer symbolisierten Form, meist mit deutlichen Angstgefühlen (z.B. als persistierender Verfolgungstraum), erinnert wird. Gelegentlich wird aber auch solch ein Traum am Morgen danach nicht mehr erinnert; lediglich ein langsam abklingendes Gefühl (meist von Angst) sowie vom Partner berichtete Nachtunruhe weisen auf das zugrunde liegende Symptom (in diesem Fall ein D2-Symptom: Schlafstörungen) hin (Lavie 2001).

C-Kriterium

Häufig in der Folge dieser intrusiven Erinnerungen beginnt das Opfer, Umstände, die dem Trauma ähneln, zu vermeiden, um die belastenden Nachhallerinnerungen nicht mehr auszulösen. So kann nach einem schweren Autounfall das Unfallopfer beginnen, Autos zu vermeiden und selbst nicht mehr zu fahren. In einer Ausbreitung der Vermeidung werden auch keine öffentlichen Verkehrsmittel benutzt, und bei manchen Opfern kommt es sogar zu Ängsten, überhaupt auf die Straße zu gehen. Neben dieser Form der *Angstausbreitung* kann es auch zu Verbindungen von Alltagsgegenständen oder Alltagssituationen und dem Trauma kommen, wohl am ehesten verständlich durch Assimilationsprozesse zwischen traumatischen Assoziationen und Alltagsassoziationen. In der Literatur werden derartige Prozesse auch durch den Begriff der „Konditionierung zweiter Ordnung" beschrieben und unter anderem durch Funktionsstörungen im Hippocampus erklärt (McFarlane 2000). So entwickeln manche Vergewaltigungsopfer in verständlicher Abwehr der „schmutzigen Tat" Ängste vor „normalem" Schmutz. Gelegentlich breiten sich auch diese Prozesse aus und können eine regelrechte Strategie der Vermeidung von „Verschmutzungen" auslösen (Ausschlusskriterium ist natürlich, wenn ein derartiges Verhalten schon vor der Traumatisierung bestand.)

D1-Kriterium

In diesem Kriterium ist eine „*teilweise oder vollständige Unfähigkeit, wichtige Aspekte der Belastung zu erinnern*" als ein mögliches Symptom nach einer Traumatisierung aufgeführt. Dieses Phänomen der Erinnerungslücken nach Traumata, eine *dissoziative Amnesie*, ist ein Problem, das die Diagnostik von Traumastörungen erheblich komplizieren kann. Stellen sie sich einen Patienten vor, der alle anderen Symptome der posttraumatischen Belastungsstörung hat, aber sich nicht an ein traumatisches Ereignis erinnern kann. Dass dieses Phänomen der dissoziativen Amnesie nicht selten ist, zeigt ei-

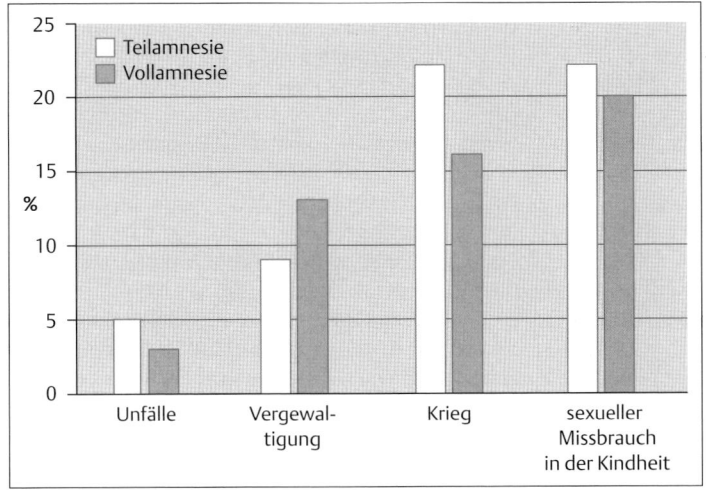

Abb. 1.3 Amnesie als Abwehr. Voll- und Teilamnesien nach Traumata bei einer repräsentativen Studie (Nach Elliott 1997).

ne Untersuchung von Diana Elliott, die sie an einer repräsentativen Stichprobe in der US-Bevölkerung an über 1000 Probanden durchführte (Elliott 1997). Zunächst stellte sie die Frage, ob jemand schwere traumatisierende Lebensereignisse erlebt hatte. Weitergehend befragte sie die Personen mit traumatischen Erlebnissen, ob es jemals eine Zeit nach dem Trauma gegeben hätte, in der die Opfer das traumatische Ereignis entweder gar nicht (volle Amnesie) oder nur lückenhaft (Teilamnesie) erinnert hätten (Abb. 1.3). Die Auswertung, in der Grafik nach Ereignissen geordnet, gibt einen wichtigen Hinweis: Ohne bestimmte Traumata in jedem Fall bei jeder Person als belastender darzustellen als andere, scheint der Grad der Amnesie mit bestimmten Aspekten der Schwere der Traumatisierung stark zu korrelieren. Sowohl ein Unfall als auch eine Vergewaltigung stellen in der Regel umschriebene Einzelereignisse dar. Die nur knapp in ihren Amnesiewerten darüber liegenden, im Krieg durchschnittlich 19-jährigen Vietnam-Veteranen waren hingegen 9 Monate unter Lebensbedrohung. Am deutlich stärksten tritt eine Amnesie aber bei den oft jahrelang andauernden Misshandlungen durch sexuelle Gewalt im Kindesalter auf. Der Anteil derjenigen (meist Frauen), die hier über volle Amnesien berichteten, betrug in dieser Gruppe 20%. Dieser auf den ersten Blick unvermutet hohe Wert ist mittlerweile auch in einer prospektiven Studie erhärtet worden.

Williams (1994) hat eine Gruppe von Kindern, die nachweislich nach sexueller Gewalt in einer Ambulanz gesehen worden waren, nach 17 Jahren nachuntersucht. Der Anteil derer, die sich nun als junge Frauen nicht an die sexuelle Traumatisierung erinnerten, betrug ebenfalls um die 20%.

In der von Frau Elliott durchgeführten Untersuchung wurde übrigens auch nach den Umständen des Wiederauftauchens der Erinnerung gefragt. Es waren in der Regel Medienpräsentationen, wie Filme (54%) oder Berichte über Umweltereignisse (37%), die den Beginn der Wiedererinnerung an ein Trauma einleiteten. Nur eine Minderzahl der Befragten (14%) begann, sich in einer psychotherapeutischen Behandlung an ihre Traumatisierungen in der Kindheit zu erinnern. Ohne dieses Phänomen der wiederauftauchenden Erinnerung an Traumatisierungen hier vollständig diskutieren zu können, können aber schon aus den hier zitierten Studien einige Hinweise auf den klinischen Umgang mit dem Phänomen – das ja auch nicht selten spontan im Verlauf von EMDR-Behandlungen auftritt – gewonnen werden.

Es wird jedoch auch eine andere Seite der D1-Symptomatik sichtbar, und die scheint ein allgemeines diagnostisches Problem der Systematik von Traumafolgeerkrankungen zu sein: Eigentlich ist D1 eine eigene *dissoziative Diagnose,* nämlich die Diagnose einer „dissoziativen Amnesie" (F 44.0). Der Einschluss der Amnesie in die PTBS-Diagnose macht auch die schwierige Stellung von Traumafolgeerkrankungen in ICD und DSM zwischen Angststörungen und den dissoziativen Störungen deutlich (Spiegel 1993).

D2-Kriterien

Diese Gruppe von Kriterien beschreibt unter anderem eine Übererregbarkeit, die von den Patienten häufig nicht mit dem Trauma in Verbindung gebracht wird. Es sind dies:
- Schlafstörungen,
- *Reizbarkeit* und *Wutausbrüche* (Wer denkt bei solchen „Symptomen" an ein Traumaopfer?),
- *Überwachheit* (Hypervigilanz), die bei einigen Patienten sogar das Hörvermögen deutlich verstärken kann,
- erhöhte *Schreckhaftigkeit* (messbar in der so genannten „Startle-Response").

Ein weiteres Symptom, die *Konzentrationsschwierigkeiten*, müssen natürlich differenzialdiagnostisch abgeklärt werden, sind aber auch nicht selten bei Traumaopfern.

Insgesamt klagen viele Traumaopfer allgemein über eine „innere Unruhe", die sie häufig nicht näher beschreiben können.

E-Kriterium

Dieses Kriterium ist ein Zeitrahmen, der nicht unumstritten ist. So tritt die B-, C- und D-Symptomatik nach dem E-Kriterium der ICD-10 „innerhalb von 6 Monaten nach dem Belastungsereignis oder nach Ende einer Belastungsperiode" auf. Dabei kann „in einigen speziellen Fällen ein späterer Beginn berücksichtigt werden". In der Diskussion ist ebenfalls noch das Zeitkriterium des DSM-IV, das fordert, dass erst einen Monat nach einem Ereignis eine PTBS diagnostiziert werden kann. Zusammenfassend kann man sagen, dass bestimmte *Zeitkriterien* zwar in der derzeitigen Diagnosestellung niedergeschrieben, aber damit noch keineswegs endgültig festgelegt sind. Das Zeitkriterium ist gegenüber den klinischen Kriterien jedoch von deutlich untergeordneter Wichtigkeit.

Wichtig für die Praxis ist es, die Symptome der PTBS überhaupt (z.B. in einer Reihe von Komorbiditäten) zu erkennen und dadurch die Entwicklung einer Behandlungsstrategie für den Patienten zu erleichtern (Seidler et al. 2002).

Traumatische Erinnerung ist fragmentierte Erinnerung

Die Ursache der in der posttraumatischen Belastungsstörung am klarsten fassbaren speziellen Symptomatik von Traumafolgeerkrankungen war lange unklar. Neuere, überwiegend neurophysiologisch orientierte Untersuchungen haben die Forschung in den vergangenen Jahren etwas weiter und mehr Klarheit in die Situation gebracht (Grossman et al. 2002, McFarlane et al. 2002, Nijenhuis 1998, Reinders et al. 2003, Yehuda 2002). Zusammenfassend scheint dabei mehr und mehr folgendes Bild der Traumafolgeerkrankungen Gestalt zu gewinnen: Im normalen Alltag geht dem menschlichen Großhirn ein kontinuierlicher Strom von Sinnesdaten und Informationen zu. Diese Informationen werden auf verschiedenen Hierarchieebenen des Gehirns nach ihrer Wichtigkeit geordnet und entsprechend gefiltert und ausgewählt. Von den Milliarden Sinnesdaten erreichen nur sehr wenige Bit pro Sekunde das Bewusstsein (Wie ist, während Sie dies gerade lesen, die Lufttemperatur bei Ihnen? Wenn ich nicht gefragt hätte, hätten sie gar nicht bemerkt, welche Temperatur derzeit ist – auch wenn diese Temperatur von Sensoren der Haut ständig festgestellt wird. Es ist – wenn Sie nicht gerade an einem zugigen Platz sitzen und sich fragen, ob sie weiterlesen wollen – unwichtig gewesen.). Und selbst von den Informationen, die das Bewusstsein erreichen, wird nur noch ein wesentlich kleinerer Anteil später der Erinnerung zur Verfügung stehen. Der Rest wird von den ständig nachdrängenden neuen Sinnesinformationen einfach überschrieben, vergessen. Für diesen hier sehr vereinfacht dargestellten Prozess sind einige spezielle Gehirnzentren zuständig (Abb. 1.**4**):
- der *Thalamus* als Schaltstelle für die eintreffende sensorische Information;
- der *Hippocampus* (nach seiner Form – „Seepferdchen"), ebenfalls ein Teil des limbischen Systems, der den Zugriff zu räumlich und zeitlich geordneten Informationen der Erinnerungen herstellen kann – hier liegt sozusagen ein (Zwischen-)Archiv des Gehirns, in dem in kategorialer Weise ohne große Affekte wichtige „Sachinformation" (z.B. „Wo ist in dieser Stadt der Bahnhof?") zur Verfügung stehen;
- das *Corpus amygdaloideum* (nach seiner Form – „Mandelkern"), das ebenfalls ein Teil des so genannten limbischen Systems ist, das viel mit der Verarbeitung von Emotionen und Erinnerungen

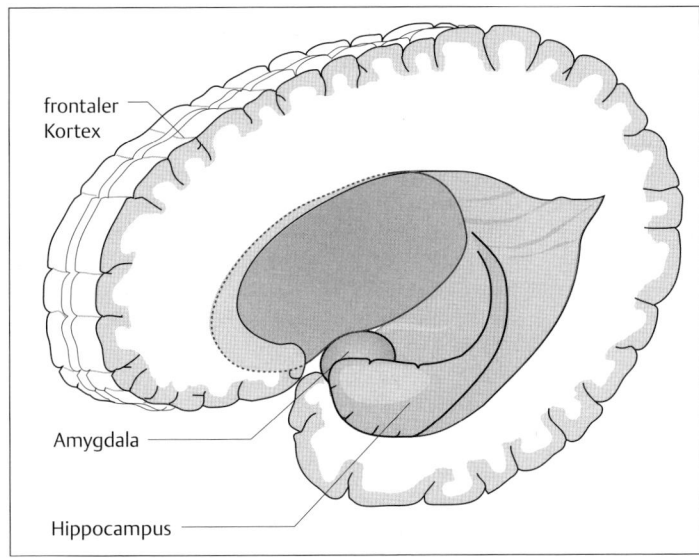

Abb. 1.4 Topographie einiger in der Traumaverarbeitung wichtiger Hirnstrukturen.

zu tun hat; hier wird – sehr vereinfacht gesagt – die „Wichtigkeit" einer Information bewertet, und in einer sehr schnellen Kopplung sind auch Angst, Flucht und Kampfbereitstellungen zu mobilisieren;
- das *Frontalhirn*, das hier sicher in seiner Funktion nur sehr verkürzt wiedergegeben werden kann und das wichtige Funktionen der Integration verschiedener Informationen sowie der Planung zukünftiger Handlungen erfüllt – dies ist der Ort, an dem wichtige Informationen der Vergangenheit als Erinnerungen zur Verfügung stehen sollten, um sozusagen als „Planungsgrundlage" verwendet werden zu können.

Unter mäßiggradigem Stress scheint nun eine stärkere Aktivierung der Amygdala (mit der Konnotation „Dies ist wichtig!") eine etwas verbesserte Erinnerungsfähigkeit (des Hippocampus) für die Informationen zu bewirken.
Wenn nun aber ein ja meist lebensbedrohliches traumatisches Ereignis geschieht, wird dieser kontinuierliche Fluss von Informationen zu ihren Verarbeitungszentren unter anderem durch eine Welle von den Organismus mobilisierenden Neurohormonen unterbrochen. Diese neurohormonalen Systeme scheinen, unter anderem nach Untersuchungen von Bremner et al. (1993), auch mit den wichtigsten Symptomen der Traumafolgeerkrankungen zusammenzuhängen:

- Die *adrenergen Systeme* schütten Adrenalin und Noradrenalin aus, die die Bereitstellungsreaktion für Kampf und Flucht erhöhen und so in einer akuten Gefahrensituation die Überlebensmöglichkeiten verbessern. Bei den Traumafolgeerkrankungen werden die adrenergen Systeme mit Ängsten, Übererregbarkeitssymptomatik und den „State-abhängigen" Erinnerungen, die an der Flashback-Symptomatik beteiligt sind, in Zusammenhang gebracht.
- Die *kortikotropen Systeme* schütten Kortisol und CRH (Corticotropin releasing Hormone) aus, das bei den Traumafolgeerkrankungen mit Ängsten und Hypervigilanz, aber auch mit der Schädigung von Nervenzellen, speziell im Hippocampusbereich, in Zusammenhang gebracht wird.
- Die *endogenen Opiate* ermöglichen unter anderem eine Analgesie (z. B. wenn bei einem Unfallereignis der Schmerz einer Verletzung nicht gespürt wird, bis eine Angehörige auch gerettet ist), aber scheinen auch mit Phänomenen der Dissoziation verbunden zu sein.
- Andere Systeme, wie das *dopaminerge System*, dem ebenfalls eine mögliche Beteiligung an Hypervigilanzphänomenen zugeschrieben wird, oder das *serotonerge System*, das ebenfalls an „State-abhängigen" Erinnerungen beteiligt scheint.

Was aber geschieht mit den Informationen nach einem traumatischen Ereignis? Um diese Frage zu beantworten, befragte van der Kolk am Massachusetts General Hospital 46 erwachsene Opfer verschiedener Traumatisierungen (van der Kolk u. Fisler 1995). Das Spektrum der Traumata reichte dabei von Gewalt und sexuellen Übergriffen in der Kindheit bis zu Unfällen und Kriegserfahrungen im Erwachsenenalter. Die Untersuchungsfragen bezogen sich dabei auf die Art, wie die Opfer das Trauma zu verschiedenen Zeitpunkten nach dem Trauma erinnerten: direkt nach dem traumatischen Ereignis, zum Zeitpunkt der maximalen Beschwerden und zum Zeitpunkt der Befragung. Wesentlich war dabei, in welcher Modalität das Trauma erinnert wurde:

- *visuell* (als Bild oder Folge von Bildern),
- *affektiv*, gefühlsmäßig (z.B. als trauriges Gefühl),
- *taktil* oder als somatosensorischer Sinneseindruck (z.B. als Stoß oder Berührung),
- *olfaktorisch* als Geruchseindruck (z.B. Brandgeruch),
- *auditiv* als akustische Erinnerung (z.B. Pistolenschüsse, Schreie),
- *narrativ* als Geschichte, die man von einem traumatischen Ereignis erzählen kann.

Die Ergebnisse dieser Befragung sind in Abb. 1.5 dargestellt. Einige der Beobachtungen in dieser Studie sind dabei besonders bemerkenswert und von therapeutischer Konsequenz: Schwere seelische Traumata scheinen vor allem nahe dem Ereignis, aber auch zum Zeitpunkt, wenn die Beschwerden am größten sind (und am wahrscheinlichsten therapeutische Hilfe aufgesucht wird), überwiegend in einzelne Sinnesqualitäten fragmentiert erinnert zu werden. Die Modalitäten sind dabei nicht immer verbunden, sodass für die Opfer nicht selten verwirrende Erfahrungen (Brandgeruch in einer Situation, in der es nicht brennt) entstehen können.

Am häufigsten wird ein Bild erinnert, aber in etwa 20% der Fälle hat das Opfer keine bildhafte Erinnerung an das Trauma.

Kurz nach der Traumatisierung bestand bei keinem der Opfer eine narrative Erinnerung. Selbst zum Zeitpunkt maximaler Beschwerden – dem Zeitpunkt, an dem ein Kontakt mit therapeutischer Hilfe am wahrscheinlichsten ist – bestand immer noch für nicht einmal 50% der Betroffenen die Möglichkeit, eine zusammenhängende Geschichte der Traumatisierung zu erzählen.

Für die Behandlung dieser Patienten hat dieser Befund weitreichende Konsequenzen: Die zum Teil verwirrenden Sinneseindrücke und auftauchenden Erinnerungsfragmente scheinen zum typischen Bild psychisch Traumatisierter zu gehören.

Die oft von Patienten geäußerten Ängste „Jetzt werde ich verrückt" oder „Sie werden mir nicht glauben" können entkräftet werden, der Patient kann beruhigt werden, dass es sich bei den Erin-

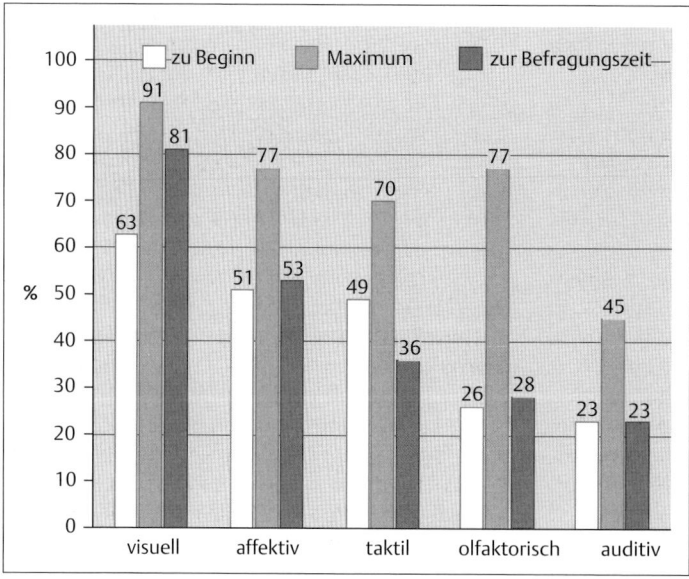

Abb. 1.5 Fragmentierte Erinnerungen. 46 Traumatisierte berichten über die Modalitäten ihrer Erinnerungen (nach van der Kolk u. Fisler 1995).

nerungen nicht um psychotische Halluzinationen, sondern um *posttraumatische Pseudohalluzinationen* handelt (manchmal ermöglicht die durch eine neuroleptische Medikation abnehmende Angst dem Patienten erst, derartige Symptome zu berichten).

Bei chronischen Verläufen kann der psychopathologische Befund derartiger auftauchender Erinnerungsfragmente über Jahre und Jahrzehnte konstant bleiben.

Die neurophysiologische Grundlage dieser Phänomene beschäftigte Rauch und van der Kolk weiter. In einer weiteren Untersuchung wurden bei acht Opfern verschiedener Traumatisierungen (z. B. ein Feuerwehrmann, der die verkohlten Reste eines Brandopfers geborgen hatte, oder eine Frau, die den Tod ihrer Kinder verursacht hatte, weil sie über eine rote Ampel gefahren war) traumatische Erinnerungen durch Vorlesen der Traumageschichte („Traumaskript") ausgelöst, während gleichzeitig mit Hilfe einer Positronenemissionstomographie (PET) festgehalten wurde, in welchen Bereichen des Gehirns ein erhöhter Glukoseverbrauch auftrat. Diese Aufnahmen wurden mit PET-Aufnahmen bei einer unbelastenden Alltagsgeschichte verglichen und die summarischen Differenzen festgestellt (Rauch et al. 1996).

Dabei zeigte sich in der PET-Untersuchung ein interessantes Muster der Gehirnaktivierung: Das Gehirn war während der (fragmentarischen) Erinnerung an das Trauma im Wesentlichen auf der *rechten* Seite aktiviert. Besonders aktiv waren dabei Regionen, die in der Verarbeitung von emotionalen Informationen wichtig sind: die Amygdala (Mandelkerne), die Insula sowie der mediale Temporallappen und der rechte visuelle Kortex. Gleichzeitig kam es zu einer signifikanten Abnahme der Aktivität im Bereich der *linken* inferioren Frontalregion – dem Gebiet um das Broca-Areal, einem Gehirngebiet, das die Übertragung von Erfahrungen in kommunizierbare Sprache leistet.

Diese Ergebnisse wurden später unter anderem in einer Untersuchung von Shin mit einer anderen Traumapopulation bestätigt (Shin et al. 1996).

Durch die mangelnde Fähigkeit des Patienten, narrative Mitteilungen über die traumatische Situation zu machen, ist psychotherapeutischem Handeln, das ja die Sprache als ein Hauptinstrument nutzt, ein wichtiger Teil seiner Möglichkeiten genommen!

Summarisch gesehen kommt es bei einer schweren Traumatisierung bei den Opfern zu einer Art *Entkopplung wichtiger Funktionsbereiche der beiden Hemisphären des Gehirns:* Die linke, überwiegend analytische, sequenziell und kategorial verarbeitende, mit Worten und Symbolen operierende Hemisphäre scheint zumindest teilweise unterdrückt zu sein, während die rechte, überwiegend non-verbale, ganzheitlich und dynamisch repräsentierende Hemisphäre zentral von Impulsen aus den Strukturen um die Amygdala, die emotionale Signifikanz wie z. B. Furcht verarbeiten, dominiert zu werden scheint.

Traumatische Erinnerungen erscheinen so für die Opfer häufig als emotional belastende Erinnerungseindrücke *ohne zeitliche Einordnung* (typische Aussage von Patienten: „Es ist, als wenn es gerade passiert") bei einer in vielen Fällen erst langsam rückläufigen *Sprachlosigkeit* (van der Kolk et al. 1997). Die Information bleibt praktisch in den Strukturen der Informationsverarbeitung im Gehirn stecken (Abb. 1.**6**), wo sie häufig Jahre und Jahrzehnte Beschwerden und Symptome verursacht und einer weiteren Verarbeitung (z. B. „eine Erfahrung hinter sich lassen und eventuell aus ihr lernen") nicht zur Verfügung steht.

Diese Forschungsergebnisse haben für das Verständnis von Traumapatienten und ihrer Informationsverarbeitung weitreichende Konsequenzen: Bei einem Trauma scheint es, als ob die reguläre Informationsverarbeitung, die eine Verarbeitung und Integration belastender Emotionen ermöglicht, unterbrochen ist. Die belastenden fragmentierten Informationen sind in den Strukturen der rechten Hemisphäre gespeichert. Diese die Patienten häufig verwirrenden, in den verschiedenen Modalitäten eines Flashbacks auftauchenden Informationsfragmente sind, ebenso wie die häufigen Probleme, nach einem Trauma eine kohärente „Geschichte" des Ablaufs zu erzählen, zu entscheidenden Anteilen neurophysiologisch bedingt. Verursacht wird diese Unterbrechung der normalen Informationsverarbeitung durch eine Entkopplung verbundener neuronaler Netzwerke (Hofmann 2004; McFarlane et al. 2002).

Diese Phänomene sollten in der Erhebung eines psychischen Befundes dieser Patienten und sicher auch in der Aufklärung des Patienten über seine Störung berücksichtigt werden. Für viele Patienten ist es schon eine Erleichterung zu erfahren, dass sie nicht verrückt sind, sondern ihre Symptome lediglich eine normale Reaktion auf eine verrückte Situation darstellen.

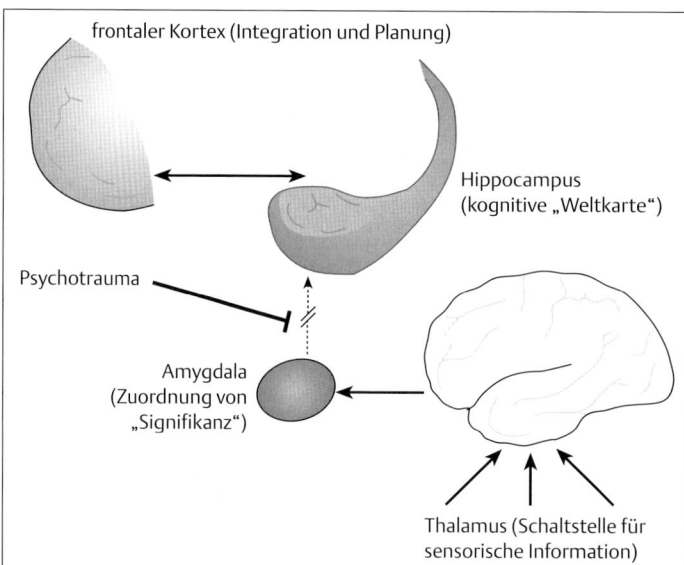

Abb. 1.6 Blockierte Informationsverarbeitung (nach van der Kolk et al. 1997).

Ein weiterer Punkt mit therapeutischen Konsequenzen ist die Existenz von (mindestens) 2 in der Therapie psychotraumatischer Erkrankungen wichtigen Erinnerungssystemen:

- Da ist einerseits *das explizite, narrative Gedächtnis*, das entscheidend in der linken Hemisphäre koordiniert zu werden scheint. Es hängt mit Symbolisierungen und Fähigkeiten, wie dem Erzählen einer Geschichte über das Trauma, zusammen.
- Auf der anderen Seite steht eine Art *implizites Gedächtnis*, das vor allem (sinnliche) Informationsfragmente auf Auslöser hin freigibt, mit belastenden Gefühlen verbunden ist und auch an ganz oder teilweise unbewussten Phänomenen, wie der szenischen Information (Argelander 1970) und Vermeidungen, beteiligt zu sein scheint.

Beide Formen des Gedächtnisses müssen in der Therapie Traumatisierter berücksichtigt werden. Eine erfolgreiche Therapie scheint dabei in vielen Fällen nicht allein auf einer Stärkung der Fähigkeiten kognitiven analytischen Verstehens zu beruhen, sondern muss auch die anderen Anteile der traumatischen Erinnerung berücksichtigen, die in fragmentierter Weise im impliziten Gedächtnis gespeichert sind. Ellert Nijenhuis, einer der führenden empirischen Forscher im Bereich dissoziativer Störungen, und seine Kollegen beschreiben die PTBS in ihrem Modell der „strukturelle Dissoziation" daher auch als die einfachste Form der Dissoziation („primäre Dissoziation"; Nijenhuis et al. 2002; Reinders et al. 2003).

Eine Crux für die Therapie psychisch Traumatisierter ist auch, dass die impliziten Erinnerungsfragmente nicht selten nur wenig auf ein Hauptinstrument der Psychotherapie, die Sprache, ansprechen. Im Gegenteil gibt es nicht wenige Opfer von Psychotraumata, die nach mehreren Jahren psychotherapeutischer Behandlung die typische Bemerkung machen: *„Ja, ich kann heute deutlich besser mit dieser Erinnerung und den Gefühlen umgehen, aber wenn Sie mich fragen, diese Erinnerung ist gefühlsmäßig fast noch genauso belastend da, wie sie es am Anfang der Behandlung war."*

Die Stärkung des Umgangs mit den Gefühlen scheint so die Patienten zwar zu stabilisieren, die belastenden Informationsfragmente, die die Ursache der klinischen Symptomatik (Intrusionen und Vermeidungssymptome) sind, bessern sich jedoch in vielen Fällen erst, wenn sie direkt therapeutisch angegangen und verarbeitet werden.

1.3 Traumatischer Prozess und Momentandiagnose der ICD

Die im vorhergehenden Abschnitt beschriebenen, zum großen Teil „State-abhängig" gespeicherten traumatischen Informationen scheinen bei einem Teil der Betroffenen vor allem in der ersten Zeit nach dem Ereignis spontan verarbeitet zu werden, es kommt zu einer Integration der Erinnerung an das Trauma und zu einem Abklingen der Symptomatik (Rothbaum 1993).

Bei einem Teil der Opfer derartiger Ereignisse ist dies jedoch nicht der Fall. Es kommt, wahrscheinlich hauptsächlich durch situative Belastungsfaktoren, die überwiegend die Schwere der Traumatisierung betreffen, je nach Art des Traumas bei etwa einem Viertel (Verkehrsunfälle) bis der Hälfte der Opfer (Vergewaltigungen) zu einem Persistieren der traumatischen, affektiv geladenen Erinnerungszustände („States") (Rothbaum 1993).

Im chirurgischen Bild gesprochen heilt die (seelische) Wunde nicht spontan wieder zu, sondern es entstehen Heilungskomplikationen.

Mit der Zeit bilden sich die Opfer, die keine spontane Verarbeitung erleben, subjektive Erklärungen, Verhaltensmuster und kognitive Schemata rund um das belastende „Trauma-State". Aus dem Trauma-State bildet sich im Piaget-Sinn ein „Traumaschema" (Fischer u. Riedesser 1998), (Tab. 1.1).

Ein solches Traumaschema ist psychologisch im Sinne einer unterbrochenen Handlung, meist einer Kampf- oder Fluchtsituation, organisiert. Es hat die Tendenz, sich an andere (kognitive) Strukturen zu assimilieren, und kann sich so durchaus im Verlauf eines chronischen Krankheitsprozesses, der bei einem psychischen Trauma auch „traumatischer Prozess" genannt wird, ausbreiten. So kann z. B. bei einem Vergewaltigungsopfer ein Zwang, sich zu waschen oder Gegenstände zu reinigen – eine nur assoziativ über das Wort „Verschmutzung" mit dem Thema der Vergewaltigung in Zusammenhang zu bringende Verbindung –, entstehen. Ohne an dieser Stelle diese Theorie vollständig darstellen zu können, sei nur erwähnt, dass ein solches Traumaschema auch Vermeidungen und natürlich auch negative kognitive Verzerrungen wie „Ich bin schuld" oder „Ich bin hilflos" beinhalten kann.

Einem solchen entstehenden Traumaschema versucht das Opfer, ein subjektiv entlastendes „traumakompensatorisches Schema" gegenüberzustellen. Dieses kann neben konstruktiven veränderten Verhaltensmustern (z. B. Dämpfung von Flashback-bedingten Unruhezuständen durch Gespräche, Joggen oder Ablenkung) auch problematische Verhaltensweisen, wie z. B. einen erhöhten Alkoholkonsum, beinhalten. Wesentlich ist die Fähigkeit dieses Schemas, dem beunruhigenden Trauma-State und dem um ihn organisierten Traumaschema ein Gegengewicht entgegenzusetzen.

Der weitere Verlauf der komplizierten Heilung der seelischen Verletzung ist im Weiteren von der Dynamik dieser beiden Schemata und der mit ihnen verbundenen neuronalen Netzwerke abhängig.

Ein derartiger Ansatz ermöglicht auch, die neueren Ergebnisse in der Krankheitsentwicklung psychisch Traumatisierter zu integrieren und eine Perspektive der Krankheitsentwicklung zu erhalten, die über die Momentandiagnosen der ICD oder des DSM hinausgeht (Fellitti et al. 1998, McFarlane 2000).

Der Patient kann im Sinne seiner persönlichen Verarbeitung seines spezifischen Traumas und seiner Komplikationen in seinem eigenen traumatischen Prozess – auch in seinen Selbstheilungsversuchen und seinem Weg durch verschiedene ICD-10-Diagnosen – verstanden werden. So kann ein Opfer eines schweren Autounfalls durchaus direkt nach dem Ereignis eine akute Belastungsreaktion, 4 Wochen später eine posttraumatische Belastungsstörung und in den Monaten danach eine Panikstörung entwickeln. Ein Opfer sexueller Gewalt in der Kindheit kann zuerst nach dem Trauma eine dissoziative Amnesie entwickeln. Später, wenn ein eigenes Kind das Alter erreicht, in dem der Missbrauch begann, kann diese Frau im Sinne dieses Symptomwandels eine Depression entwickeln. Nach einer erneuten Erfahrung sexueller Gewalt kann die gleiche Patientin eine Somatisierungsstörung entwickeln und mit der wiederkehrenden Erinnerung an die Ereignisse auch die Symptome einer PTBS zeigen.

Derartige Modelle erfassen vor allem einen wichtigen Aspekt psychotraumatischer Erkrankungen: die nicht selten wechselnde Komorbidität im Verlauf eines traumatischen Prozesses (Kessler et al. 1996). Dies spiegelt auch die Tatsache wider,

Tabelle 1.1 Ein Traumschema (nach Fischer u. Riedesser 1998)

organisiert Wahrnehmungen und Handlungen nach einem psychischen Trauma,
ist im Sinne einer unterbrochenen Handlung mit Kampf-/Fluchttendenz strukturiert,
kann erhebliche kognitive Wahrnehmungsverzerrungen verursachen,
hat eine Neigung zur Ausbreitung in andere psychische Bereiche hinein (z. B. Angstausbreitung).

dass *in der klinischen Praxis die „reine" PTBS sehr selten* ist. Auch in der großen Studie über Vietnam-Veteranen stellte Kulka fest, dass lediglich 5% der 500.000 an einer PTBS erkrankten Veteranen „nur" eine PTBS hatten (Kulka et al. 1990). Viele Veteranen hatten Depressionen, zusätzliche Angststörungen, Somatisierungsstörungen oder eine Sucht entwickelt. Ähnliches trifft auf die DSM-Feldstudie zu, in der van der Kolk, Herman und Mitarbeiter häufig deutlich komplexere Störungen bei Traumapatienten fanden, als dies in den Klassifikationen bisher beschrieben war. Sie postulierten daraufhin einen „Disorder of extreme Stress not otherwise specified (DESNOS)", wie er nach einem längeren Unterworfensein unter eine totalitäre Kontrolle über einen längeren Zeitraum (Monate bis Jahre) auftreten kann (Herman 2003). Diese Situationen können Geiselhaft, Kriegsgefangenschaft, das Überleben von der Unterbringung in Konzentrationslagern und einigen religiösen Kulten sein, aber auch das Erleben eines „totalitären" Familiensystems oder organisierter sexueller Ausbeutung mit (sexualisierter und nichtsexualisierter) Gewalt.

Die 6 Symptombereiche, in denen sich diese (DESNOS-)Störung manifestiert, sind folgende:

- Störungen der Affektregulierung und anhaltende dysphorische Verstimmung,
- Störungen des Bewusstseins (Dissoziation, Intrusionen),
- Störungen der Selbstwahrnehmung (z. B. Hilflosigkeitsgefühle, Scham),
- Veränderung in der Wahrnehmung der Täter (z. B. Beschäftigung mit Idealisierung des Täters oder dauernde Rachegedanken),
- Störungen in den Beziehungen zu anderen Menschen (z. B. Rückzug, Suche nach einem Retter, Probleme, sich zu schützen),
- Verlust von Sinn und Hoffnung im Leben.

In der Fachdiskussion der Kommission, die das entsprechende Kapitel des DSM-IV abfassen sollte, gelang es zwar nicht, dieses Konzept in das DSM einzubringen, insgesamt aber bleibt gerade im Bereich der Traumastörungen die Diagnostik der komplexen und mit vielen Komorbiditäten belasteten chronischen Störungen eine auffällige und klinisch nicht selten problematische Besonderheit, die eine Abgrenzung eines derartigen Störungsbildes sehr nahe legt. Im Verlauf einer gezielten Traumabearbeitung mit EMDR ist eine Erfassung der Symptomatik einer DESNOS in jedem Fall ein wertvolles Instrument zur Behandlungsplanung.

Ein umfassendes Modell eines hypothetischen Verlaufs des Symptomwandels in einem idealtypischen chronischen traumatischen Prozess hat Robert Post, ein Forscher am National Institute for Mental Health in Bethesda (USA), entworfen (Abb. **1.7**). An diesem Entwurf, der gerade die Problematik der bisher nur zum Teil verstandenen Komorbiditäten nach psychischen Traumatisierungen einzubeziehen versucht, wird die Grenze der alleinigen (ICD-)Diagnostik im Bereich psychischer Traumatisierungen deutlich.

So lassen sich mit einem derartigen Prozessmodell Teile der Symptomatik, die ein „Zuviel" (z. B. an Gefühlen oder innerer Spannung) darstellen – wie eine innere Übererregung, emotional belastende Flashbacks, eine Ausbreitung von Ängsten, eine sich entwickelnde Panikstörung sowie eine Störung der Affektregulation (wie Irritierbarkeit und Ärgerausbrüche) – gut abbilden. In einem solchen Modell lässt sich z. B. der Weg des zu Anfang des Kapitels geschilderten Kriegsveteranen nachzeichnen. Er zieht sich von der Mitte links, dem akuten Trauma, in den oberen Teil der Grafik bis in die rechte obere Ecke, in der er primär als Suchtpatient imponiert (sofern man den traumatischen Prozess außer Acht lässt). Wenn man will, lässt sich mit einem derartigen Modell auch eine transgenerationelle Dynamik darstellen: Ist der Kriegsveteran mit seinen Impulskontrollstörungen und Alkoholproblemen z. B. ein Familienvater mit kleinen Kindern, können seine Impulsdurchbrüche, eventuell in Kombination mit einer Neigung zu starker körperlicher „Bestrafung", bereits die nächste Generation – diesmal aber in einem früheren Alter – traumatisieren. Da Kinder im Gegensatz zu Erwachsenen aber eine wesentlich stärkere dissoziative Abwehr haben (s. Kap. 5), würde sich der traumatische Prozess eines in der Kindheit immer wieder misshandelten Kindes sicher mehr im unteren Bereich des Modells, in dem sich ein „Zuwenig" spiegelt (z. B. an Lebensfreude, an Gefühlsempfindung, an Zukunftsperspektive und an sozialen Kontakten), darstellen lassen. Dies würde, wenn auch sicher in anderer Form, zu den Beobachtungen passen, die eine transgenerationelle Transmission der PTBS auch bei der Gruppe der Kinder von Holocaustüberlebenden nachweisen können (Yehuda et al. 2001).

Auch wenn derartige Gesamtentwürfe des traumatischen Prozesses derzeit noch erhebliche Ein-

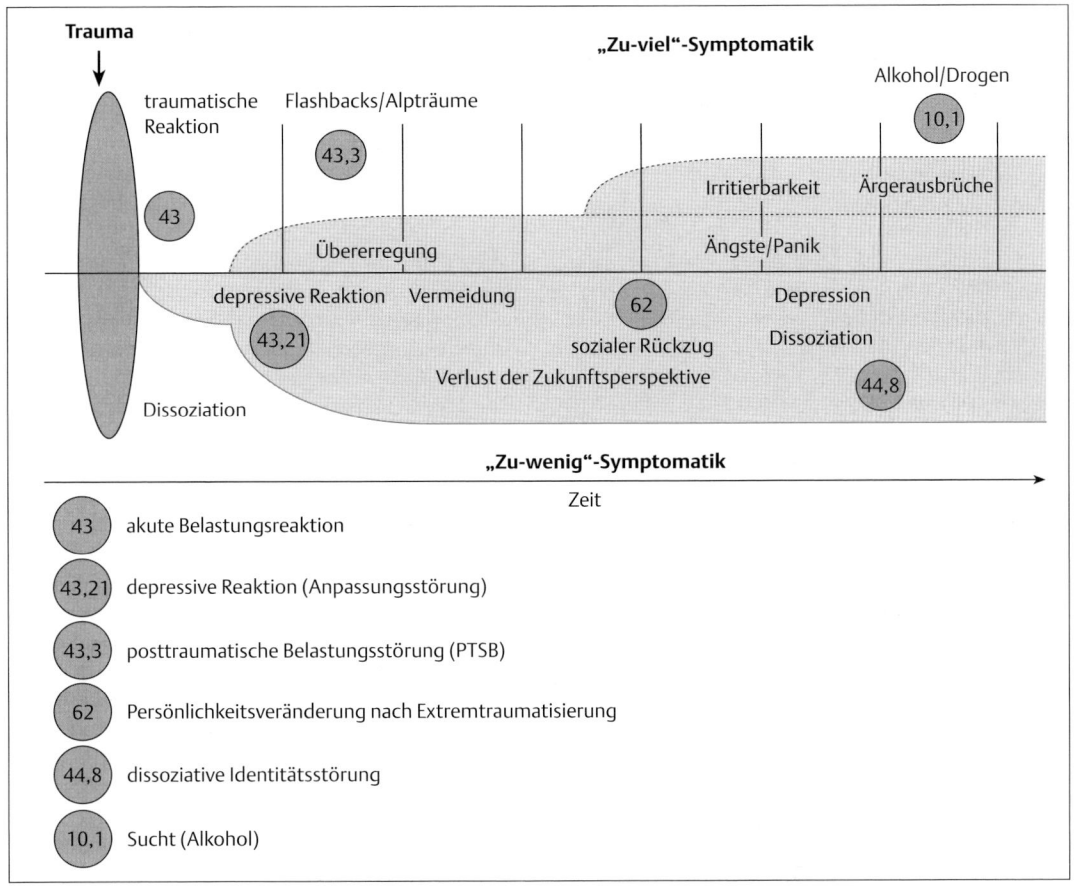

Abb. 1.7 Symptomwandel im traumatischen Prozess (nach Post et al. 1997).

schränkungen aufweisen (so kann z. B. ein Patient durchaus depressiv sein und gleichzeitig Flashbacks haben), so können sie doch in der Therapie von psychisch traumatisierten Opfern (über die sicher noch nicht abgeschlossene Differenzierung der durch seelische Traumatisierungen bedingten Krankheitsbilder in den derzeitigen Diagnosemanualen hinaus) wichtige Einsichten über die auch in längeren Zeiträumen ablaufenden Prozesse geben. Diese Einsichten in die Dynamik der persönlichen Traumageschichte der Patienten sind speziell bei traumabearbeitenden Verfahren, wie dem EMDR, von großer Wichtigkeit. So ist mindestens ebenso wichtig zu wissen, ob der Patient ein Vollbild einer PTBS zeigt, wie auch, dass er vor einigen Jahren einmal ein vielleicht unterschwelliges Alkoholproblem hatte. Bevor bei einem derartigen Patienten z. B. eine EMDR-Therapie eingeleitet wird, sollte unbedingt sichergestellt sein, dass er über andere kompensatorische Möglichkeiten – außer Alkohol – verfügt, bevor mit einer EMDR-Behandlung begonnen wird, die unter anderem zu einem erhöhten Suchtdruck führen kann.

Die treibenden Kräfte hinter diesem vielschichtigen traumatischen Prozess scheinen letztlich die physiologisch fragmentierten, State-abhängig gespeicherten Erinnerungsfragmente sowie das sich darum kristallisierende Traumaschema zu sein. Dies ist sicher einer der Gründe, warum die von dem amerikanischen Arzt Kardiner geprägte Formulierung der posttraumatischen Störung als „Physioneurose" von vielen erfahrenen Klinikern als sehr treffend empfunden wird (Kardiner 1941).

In die gleiche Richtung eines „physiologischen Kerns" der posttraumatischen Belastungsstörung weist die Beobachtung aus Metaanalysen von Studien, in denen Patienten mit verschiedenen The-

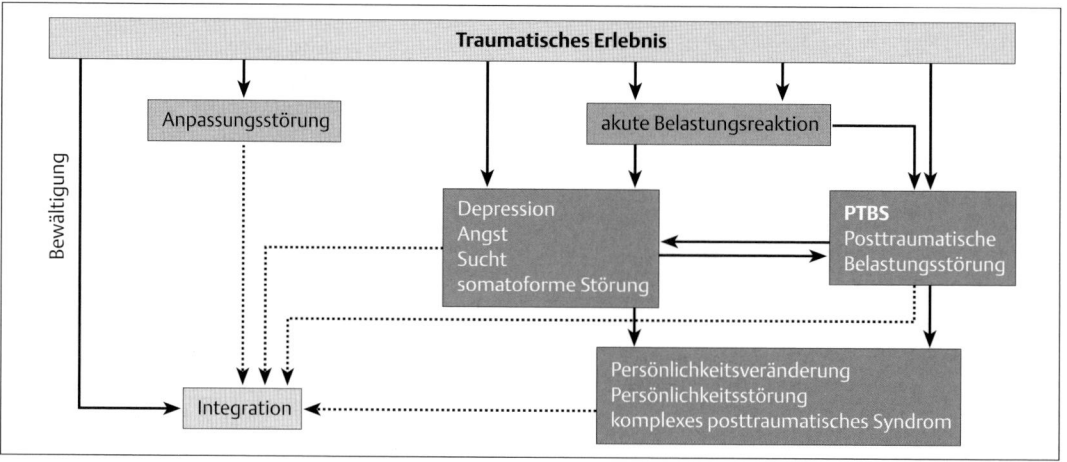

Abb. 1.**8** Übersicht über das Spektrum der Traumafolgestörungen (Leitlinien zur posttraumatischen Belastungsstörung der Arbeitsgemeinschaft der wissenschaftlichen Fachgesellschaften, Flatten et al. 1999).

rapiemethoden erfolgreich behandelt wurden. Gleichzeitig mit dem Rückgang der posttraumatischen Symptomatik von Intrusionen und Vermeidungen gingen bei den Patienten auch die depressive und die Angstsymptomatik deutlich zurück. Dies geschah, ohne dass diese Symptomatik speziell in der Behandlung berücksichtigt worden war, allein durch die Behandlung der posttraumatischen Symptome (van Etten u. Taylor 1998).

In der Summe lässt sich für die Praxis der Therapie von Traumapatienten daher festhalten, dass der Feststellung der spezifischen Traumasymptomatik, dem Angehen der Trauma-States und der sich daraus entwickelnden Traumaschemata in der Therapie dieser Patienten eine hohe Priorität zukommt. Dies gilt auch, wenn der gesamte traumatische Prozess mit den möglichen Komorbiditäten besonders bei den komplex traumatisierten chronischen Traumapatienten (vor allem wegen möglicher Komplikationen) immer auch gleichzeitig im Blick behalten werden muss. Eine Übersicht über das Spektrum der Traumafolgestörungen ist in Abb. **1.8** wiedergegeben.

2 EMDR als neues dynamisch-behaviorales Verfahren

2.1 Hintergrund

Zu dem Zeitpunkt, als die USA in den Vietnam-Krieg eintraten, hielt man psychotraumatische Störungen für so selten, dass die Amerikanische Psychiatrische Fachgesellschaft (APA) die „Stress Disorders" aus der Reihe der offiziellen Diagnosen im 1968 veröffentlichten offiziellen Diagnosehandbuch (DSM-II) herausnahm. Zwölf Jahre später, im Jahre 1980, waren etwa eine Million amerikanischer Soldaten des Vietnam-Krieges (etwa jeder dritte der dort eingesetzten Soldaten) mit so schweren Störungen auffällig geworden, dass diese die damals gerade formulierten Kriterien der neu definierten „posttraumatischen Belastungsstörung" (PTBS) erfüllten. Und obwohl diesen Soldaten eines der größten Kliniknetzwerke der USA, die Kliniken der Veteranenverwaltung (VA), zur Verfügung standen, zeigte das Krankheitsbild eine enorme Hartnäckigkeit gegenüber den bald in größerem Umfang begonnenen therapeutischen und forscherischen Bemühungen. So litten noch 20 Jahre später etwa die Hälfte der damals erkrankten Veteranen, etwa 500.000 Männer und Frauen, unter dem Vollbild einer PTBS (Kulka 1990).

Im gleichen Zeitraum entstanden in den USA eine wachsende Zahl von Forschungsarbeiten, die immer mehr Informationen über die Häufigkeit und die schwerwiegenden Folgen von körperlichen Misshandlungen und sexuellem Missbrauch von Kindern in die Öffentlichkeit brachten (Hermann 1993). In diesem öffentlichen Klima wurden systematisch mehr Forschungsarbeiten gefördert, mehrere neue Fachgesellschaften entstanden, und eine zunehmende Zahl von Therapieansätzen wurden entwickelt und erprobt, um die nicht selten schwer zu behandelnden Symptome der neu im öffentlichen Bewusstsein aufgetauchten Erkrankung zu lindern.

Schon in den 1970er Jahren entwickelte Horowitz ein umfassendes Konzept zur affektiven und kognitiven Dynamik der Traumaverarbeitung, die er auch als Probleme der Informationsverarbeitung verstand. In der Folge entstanden durch verschiedene therapeutische Schulen Konzepte, die den Bedürfnissen der Traumapatienten angemessener waren als bis dahin verfügbare Therapiestrategien. Mit der weiteren Entwicklung verhaltenstherapeutisch-kognitiver Verfahren und neuerer Kurztherapien psychodynamischer Orientierung gelang es, für eine zunehmende Anzahl der PTBS-Patienten eine befriedigendere und nicht zu lange Therapie anzubieten.

In den folgenden Jahren kam es zu einer großen Zunahme des Wissens über Physiologie und Verläufe bei psychotraumatischen Störungen, es wurden, unter anderem durch die Amerikanische Psychologische Fachgesellschaft, eine Reihe von Psychotherapiemethoden auf ihre empirische Wirksamkeit hin überprüft und anerkannt (Chambless 1998).

Unter diesen offiziell anerkannten Methoden findet sich auch die Ende der 1980er Jahre entwickelte dynamisch-behaviorale Methode des EMDR.

2.2 Geschichte der EMDR-Methode

Anders als andere Therapieverfahren wurde das EMDR (Eye Movement Desensitization and Reprocessing) nicht durch systematische Forschung entdeckt. Eigentlich zufällig – wie sie heute selber sagt – entdeckte Dr. Francine Shapiro (Abb. 2.1), eine Forscherin am Mental Research Institute (MRI) in Palo Alto (Kalifornien), die Wirksamkeit von Augenbewegungen auf belastende Gedanken. Als sie 1987 in einem Park spazieren ging, bemerkte sie, dass belastende Gedanken (sie überlebte ein Krebsleiden) plötzlich weniger bedrückend wurden, als sie spontan ihre Augen rhythmisch nach rechts und links bewegte. Sie begann, diesen Effekt systematisch zu untersuchen, und fand he-

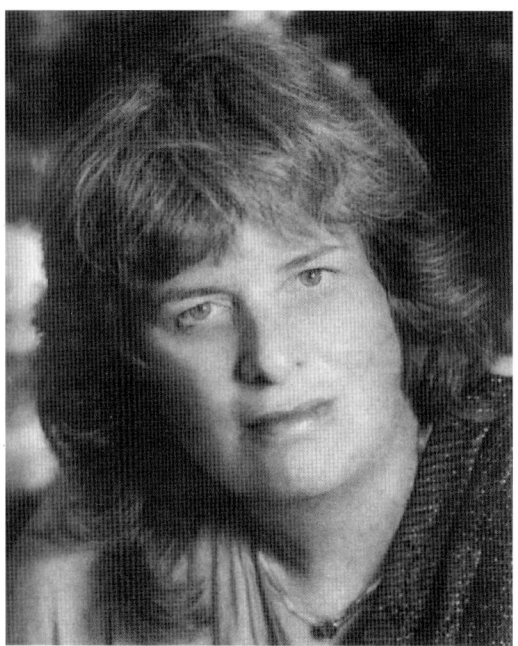

Abb. 2.1 Dr. Francine Shapiro, die Entwicklerin der EMDR-Methode.

raus, dass außer Augenbewegungen auch bilaterale akustische oder sensorische Stimulationen ähnliche Effekte hatten und auch in der Behandlung schwer gestörter Patienten effektiv waren.

Das von Dr. Shapiro in den Folgejahren in Pacific Grove (Kalifornien) ins Leben gerufene EMDR-Institut entwickelte aus diesem Ansatz eine standardisierte Methode, die es ermöglicht, die durch die Traumatisierung häufig fragmentierten Erinnerungsinformationen zusammenzubringen, durchzuarbeiten und gleichzeitig die dem Selbstwertgefühl entstandene Verletzung kognitiv neu zu bewerten. Da Dr. Shapiro anfangs annahm, dass es sich bei ihrem neuen Verfahren um eine Variante einer Desensibilisierungsmethode handelt, nannte sie den Vorläufer der derzeitigen EMDR-Methode *EMD* (Eye Movement Desensitization). In der Weiterentwicklung und Erforschung der Methode zeigten sich jedoch deutliche Unterschiede zu den bisherigen verhaltenstherapeutischen Verfahren, sodass sie 1991 die weiter entwickelte Methode *EMDR* (Eye Movement Desensitization and Reprocessing) nannte (Rogers u. Silver 2002, Shapiro 1991). Dem methodenübergreifenden Zugang von EMDR trug Frau Shapiro dadurch Rechnung, dass sie ihr Verfahren als Methode mit Schnittstellen zu einer Reihe bewährter Therapieverfahren beschrieb (Shapiro 2004). Dem entspricht auch die in Deutschland vertretene Sichtweise von EMDR als mit beiden Richtlinientherapieverfahren verbunden, als *dynamisch-behaviorales Verfahren.*

Zu dieser Sichtweise der EMDR-Methode passt auch die Beobachtung, dass von den 8 Phasen der EMDR-Behandlung mindestes eine Phase – nämlich Phase 3, Bewertung eines Einzeltraumas – deutlich behaviorale Züge trägt, während die darauf folgende Phase 4 des eigentlichen „Desensibilisierens und Reprozessierens" häufig Aufzeichnungen ergibt, die den Stunden einer klassischen psychoanalytischen Behandlungsstunde stark ähneln (s. Kap. 3).

EMDR hat mittlerweile in einer großen Zahl von kontrollierten Studien seine Wirksamkeit bei sehr verschiedenen Gruppen traumatisierter Patienten belegt und scheint auch über den engeren Bereich des Psychotraumas hinaus (z.B. bei körperdysmorphophobischen Patienten – Brown et al. 1997 – und einigen Patienten mit Phantomschmerz; Wilson et al. 1997) positive Effekte erzielen zu können. Im Jahre 1994 wurde Dr. Shapiro für die Entwicklung von EMDR mit dem Preis der Fachgesellschaft der kalifornischen Psychologen für einen wichtigen Therapiefortschritt ausgezeichnet.

2.3 Effizienzstudien und Forschung

EMDR gilt mittlerweile als eine der am besten studierten Psychotherapiemethoden bei psychotraumatischen Erkrankungen. Derzeit sind mehr als 18 kontrollierte Studien über EMDR-Behandlungen von Traumapatienten mit PTBS international veröffentlicht, und EMDR kann (bei aller kritischen Einschätzung der alleinigen Heranziehung von variablenorientierten Gruppenstudien) als empirisch validiertes Verfahren bei der PTBS angesehen werden (Chambless et al. 1998).

Die erste umfassende Metaanalyse der für PTBS bestehenden Therapiestudien wurde von van Etten und Taylor (1998) vorgelegt. In dieser Analyse wurden 61 kontrollierte Therapiestudien erfasst und systematisch ausgewertet. Dabei wurden von den sechs als wirksam festgestellten Therapieverfahren EMDR und Verhaltenstherapie als gleich wirksam eingestuft (Effektstärke nach den vorhandenen kontrollierten Studien von >1). Die Autoren schlossen aber die Bemerkung an, dass EMDR in

„wesentlich kürzerer Zeit einen gleichen Therapieeffekt erreicht".

Diese Metaanalyse wurde durch eine neuere Metaanalyse bestätigt, in der die Behandlungsergebnisse kontrollierter Studien von PTBS-Patienten mit Behandlung mittels EMDR mit den Ergebnissen der gleichen Patientengruppe mit Therapie mittels kognitiv-behavioraler Interventionen verglichen wurde (Wagner 2004). Bezüglich der Effizienz in der Reduktion PTBS-bezogener Symptomatik zeigten sowohl EMDR als auch kognitiv-behaviorale Methoden eine Effektstärke von 1,4, bezüglich der Effektivität war EMDR jedoch in einer signifikant kürzeren Behandlungszeit wirksam (nach etwa 40% weniger Sitzungen). Besonders bei den nachweislich kostenintensiven PTBS scheint dies ein nicht unerheblicher Vorteil der EMDR-Methode zu sein.

Ein Beispiel der Effektivität von EMDR ist in Abb. 2.2 dargestellt.

Kontrollierte Studien bei posttraumatischer Belastungsstörung

Die Ergebnisse dieser Forschung wurde mittlerweile von verschiedensten nationalen und internationalen Leitlinienkommissionen aufgenommen und die EMDR-Methode als eine der wirksamsten im Bereich der PTBS anerkannt (Chemtob et al. 2000, Flatten et al. 2004). Eine aktuelle Liste der internationalen Leitlinien finden sich auf der Homepage von EMDR-Europa: www.EMDR-Europe.org.

In Deutschland wurde EMDR entsprechend auch in führenden Lehrbüchern zweier Richtlinienpsychotherapieverfahren aufgenommen: zum einen in ein Lehrbuch der tiefenpsychologischen Psychotherapie (Wöller u. Kruse 2004), zum anderen in eines der Verhaltenstherapie (Linden u. Hautzinger 2000).

In den Studien zu EMDR waren es vor allem vier Probleme, die die Aussagekraft insbesondere der ersten veröffentlichten Studien einschränkten:

- Es wurde sehr früh nach der Entwicklung von EMDR der Versuch von Komponentenanalysen unternommen. Dabei wurde EMDR mit anderen Formen der Stimulation verglichen, von denen schon in den EMDR-Seminaren 1991 bekannt war, dass sie wirksame alternative Stimulationsmethoden zu den Augenbewegungen darstellen. In den Studien wurde also in der Folge EMDR mit einer anderen Form von EMDR verglichen. Dies betrifft die Studien von Renfrey u. Spates (1994) sowie von Pitman et al. (1996).
- Der Ausbildungsgrad der Therapeuten in der Methode, die Manualtreue (wenn überhaupt Manuale verwendet wurden), war in den ersten Studien sehr wechselnd bis schlecht. Dies betrifft die Studien von Jensen et al. (1994) sowie von Vaughan (1994b). Interessant dabei ist, dass in der Studie von Pitman et al. (1996) die Effizienz der Therapie mit der von einem externen Rater festgestellten Manualtreue korrelierte. In einer Metaanalyse von Sack et al. (2001) korrelierte die Studienqualität hoch mit der Effektstärke von EMDR. Dieser Befund wurde in einer

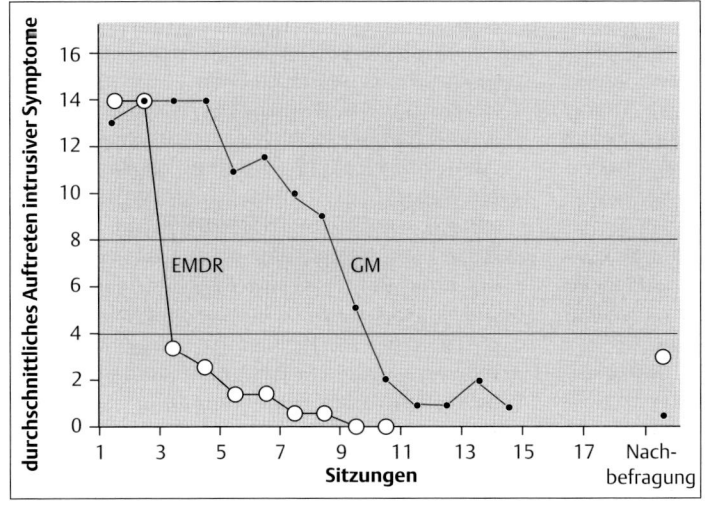

Abb. 2.2 Rückgang der intrusiven Symptomatik bei Trauernden mit posttraumatischer Belastungsstörung unter EMDR-Therapie (im Vergleich zu „Guided Mourning", GM, einer verhaltenstherapeutischen Methode) (nach Sprang 2001).

zweiten Metaanalyse bestätigt (Maxfield u. Hyer 2002).
- Es wurde in einigen Studien der Versuch unternommen, schwere chronische PTBS-Erkrankungen vor allem von Kriegsveteranen mit lediglich zwei bis drei Therapiesitzungen zu behandeln. Obwohl Patienten und Therapeuten über signifikante Verbesserungen berichteten, trat der erwartete klinische Umschwung bei Messung mit den allgemeinen psychologischen Instrumenten (wie bei diesen komplexen Störungen zu erwarten) nicht ein. Dies änderte sich deutlich, als die Zahl der EMDR-Sitzungen mit dieser chronisch kranken Population auf 12 Sitzungen erhöht wurde. Danach waren die klinischen Veränderungen auch bei diesen Patienten signifikant (wie in der Studie von Carlson et al. 1997). Diese Einschränkung betrifft die Studien von Boudewyns et al. (1993) und von Jensen (1994), aber auch die Studie von Pitman (1996) und deren Katamnese von Macklin et al. (2000).
- In einigen Studien werden Patienten mit traumabedingten Störungen, aber mit unklarer Diagnose oder mit nicht ausreichenden diagnostischen Methoden untersucht. Bei derartig heterogenen Populationen kann die Aussagekraft einer Studie ebenfalls als eingeschränkt angesehen werden. In einigen späteren Studien mit Patienten mit traumabedingten Störungen wurde daher die Untergruppe der PTBS-Patienten spezifiziert und gesondert evaluiert (wie z.B. Wilson et al. 1995). Diese Einschränkung betrifft die Studien von Shapiro (1989) sowie von Renfrey und Spates (1994).

Wegen der vor allem bei den frühen Studien eingeschränkten Aussagekraft sollen von den 18 derzeit vorliegenden kontrollierten Studien zu EMDR bei posttraumatischer Belastungsstörung aus den obigen Gründen daher hier nur einige der methodisch aussagekräftigen aufgeführt werden:
- In einer kontrollierten Gruppenstudie an 18 Vergewaltigungsopfern mit PTBS stellte Rothbaum (1997) fest, dass von den mit drei EMDR-Sitzungen behandelten Patienten 90% nach der Behandlung die Kriterien für ein PTBS nicht mehr erfüllten (60% der Patienten waren vollständig symptomfrei geworden).
- In einer kontrollierten Gruppenstudie mit 80 Traumapatienten, von denen 37 an einem PTBS-Vollbild litten, wurden nach drei EMDR-Behandlungssitzungen signifikante Verbesserungen gegenüber einer Warteliste festgestellt (Wilson et al. 1995); 25 (83%) der Patienten erfüllten die Diagnosekriterien einer PTBS nach der Behandlung nicht mehr. Die Ergebnisse erwiesen sich bei einer Nachuntersuchung nach 15 Monaten als stabil (Wilson et al. 1997).
- In einer Studie mit 67 (zum Teil komplex traumatisierten) PTBS-Patienten der HMO Kaiser beobachteten Marcus et al. (1997), dass EMDR dem bisherigen integrativen Standardverfahren (Einzel- und Gruppentherapie sowie Medikation) der HMO signifikant überlegen war. Von den mittels EMDR behandelten Patienten erfüllten 77% die Kriterien einer PTBS nach der Behandlung nicht mehr, während dies in der Vergleichsgruppe nur bei 50% der Fall war. Dabei war die Zahl der Therapiesitzungen in der EMDR-Gruppe mit im Mittel 6,5 gegenüber 11,8 in der Vergleichsgruppe (ebenso wie die Zahl der Medikamentenverordnungen) signifikant niedriger.
- In der Studie von Carlson et. al. (1998) mit chronisch an PTBS erkrankten Vietnam-Veteranen erwies sich EMDR während 12 Behandlungssitzungen in allen klinischen Parametern gegenüber zwei Vergleichsgruppen, die mit Biofeedback und Gruppentherapie behandelt wurden, als signifikant überlegen; 70% der mittels EMDR behandelten Veteranen zeigten bei einer Katamnese nach 9 Monaten kein PTBS mehr. Da von den Kontrollpatienten zwischenzeitlich einige unabhängig von der Studie eine EMDR-Therapie aufgesucht hatten, war kein Gruppenvergleich mehr möglich.
- Eine weitere kontrollierte Studie führten Scheck et al. (1998) bei 60 meist komplex traumatisierten jungen Frauen („Risikofrauen", 16–25 Jahre) durch; 46 der Patientinnen hatten auch eine PTBS. Die mittels EMDR therapierte Gruppe schnitt nach zwei Behandlungssitzungen signifikant besser ab als eine mit aktivem Zuhören ebenfalls erfolgreich behandelte Kontrollgruppe, und 76% der PTBS-Patienten erfüllten nach der EMDR-Behandlung den Cut-off-Wert für PTBS im Penn. Inventory (einem klassischen Traumafragebogen) nicht mehr. Einige der Behandelten, die eine Vielzahl komplexer Probleme hatten, entschlossen sich nach der Studie erstmals zu einer längeren Psychotherapie.

Von den mittlerweile 18 durchgeführten kontrollierten Studien mit EMDR sind natürlich speziell die vor allem in den letzten Jahren meist mit hoher Qualität durchgeführten Vergleichsstudien von EMDR und kognitiv-behavioralen Methoden interessant:

Devilly und Spence (1999): Bei der vor allem in ihrer Randomisierungsprozedur umstrittenen Studie (ein erfahrener Behandler teilte sich auf nicht-zufälliger Basis mit einem jungen Assistenten – der überwiegend das EMDR-Training durchführte – die Patienten) kam es zu der ungewöhnlichen Abbruchquote von 30 % in der EMDR Gruppe. Auch im Gesamtresultat war EMDR deutlich weniger effektiv als die vom Erstautor manualisierte Vergleichsintervention.

Ironson et al. (2002): Die Autoren untersuchten EMDR im Vergleich zu prolongierter Exposition und bewerteten EMDR und Exposition als gleich effektiv, wobei EMDR signifikant schneller wirksam war und in dieser Gruppe signifikant weniger Therapieabbrüche zu verzeichnen waren.

Lee et al. (2002): Die Autoren verglichen EMDR mit einem kombinierten Stressimpfungsprogramm mit prolongierter In-sensu-Exposition. Im Rahmen der Nachuntersuchung zeigte sich eine signifikant ausgeprägtere Verbesserung der PTBS-Symptome in der EMDR-Gruppe.

Power et al. (2002): In dieser bisher größten Vergleichsstudie (n=105) wurde EMDR mit einer Kombination aus kognitiver Restrukturierung und Exposition (K+E) verglichen. Zusätzlich zu den Behandlungsstunden wurden bei der K+E-Gruppe noch etwa 40 Stunden Hausaufgaben mit Exposition (Anhören eines Tonbandes mit dem Bericht der belastenden Erinnerung) aufgegeben. In der Effizienz bezüglich der PTBS-Symptome waren beide Interventionen gleich effektiv, die EMDR-Gruppe war jedoch – obwohl keine Hausaufgaben aufgegeben wurden – doppelt so effizient (das Resultat wurde nach lediglich der halben Behandlungszeit erreicht). Im Rahmen der Nachbefragung nach 15 Monaten zeigte sich auch, dass die Teilnehmer der EMDR-Gruppe eine im Vergleich zur K+E-Gruppe signifikant geringere Depressivität aufwiesen und eine ebenfalls signifikant geringere Inanspruchnahme von ärztlichen Leistungen nach der Behandlung angaben.

Taylor et al. 2003: In dieser Studie wurde EMDR mit Exposition verglichen, und zusätzlich zur Exposition wurden der Gruppe zusätzlich noch etwa 56 Stunden Hausaufgaben in Exposition – auch In-vivo-Exposition – aufgegeben, ohne dass diese „Dosiserhöhung" in der EMDR-Gruppe ausgeglichen wurde. Dennoch war der Unterschied beider Behandlungsgruppen bezüglich der gesamten PTBS-Symptomatik (noch immer!) nicht signifikant. Lediglich in 2 der 10 Unterskalen der Untersuchung zeigte sich die „Expositions+Hausaufgaben"-Gruppe der „Nur-EMDR"-Gruppe überlegen.

Gerade diese letztgenannten beiden Studien zeigen, wie viel zusätzlich zu gleich vielen Behandlungsstunden getan werden muss, um die Wirksamkeit der EMDR-Methode auch nur in einigen Skalen zu übertreffen, und als wie viel effektiver (und damit auch kosteneffektiver) sich EMDR bezüglich der PTBS-Symptomatik zeigt.

In einer systematischen Befragung hat Lipke (1994) bereits 1992 alle damals 1295 in EMDR ausgebildeten Psychotherapeuten nach ihren Erfahrungen mit der Methode befragt (Abb. 2.2). Bei den 408 Therapeuten, die antworteten, zeigte sich (wie auch bei den 39 % einer Zufallsstichprobe der Non-Responder, die auf eine zweite, unter anderem telefonisch durchgeführte Befragung antworteten) ein charakteristisches Muster: Positive Wirkungen wurden vor allem im Bereich der posttraumatischen Störungen berichtet, teils rief EMDR zügige Verbesserungen, teils auch hochpositive Reaktionen hervor; auch Verbesserungen bei Angststörungen, Phobien sowie depressiven und dissoziativen Störungen durch die Behandlung mit EMDR wurden von einer Anzahl der Therapeuten bereits in dieser Studie als Antwort auf eine offene Frage benannt. Nur geringe oder keine Effekte wurden von den Therapeuten bei Patienten mit Persönlichkeitsstörungen berichtet, besonders wenn diese Persönlichkeitsstörungen mit Problemen in der therapeutischen Beziehung, starkem Kontrollbedürfnis der Patienten und einer Vermeidungstendenz zusammenkamen. Wie Abb. 2.3 zeigt, zeichnet sich EMDR in dieser Untersuchung durch folgende Merkmale aus:

- Im Vergleich zu anderen Psychotherapiemethoden berichten Patienten häufiger über das *Auftauchen bisher nicht bekannter Erinnerungsanteile* (was die Methode dennoch keineswegs geeignet macht, nach verlorenen oder vermuteten „Erinnerungen zu suchen"!).
- *Dissoziation* scheint im Vergleich zu anderen Methoden etwas häufiger in der Therapiestunde selbst und nicht nach der Stunde zu geschehen. Angesichts der Befunde, die dafür sprechen, dass Dissoziation nicht selten eine Abwehrstruktur *vor* einer traumatischen Erinnerung ist

und EMDR traumatische Erinnerungen prozessiert, ist dies ein Ergebnis, das nahe liegt.
- Die *Akzeptanz* von Seiten der Patienten scheint gut, versäumte Stunden oder Therapieabbrüche sind nicht häufiger als bei anderen Methoden. Auch Suizidtendenzen scheinen eher selten zu sein.

Zusammenfassend kann EMDR derzeit als eine der am besten untersuchten Therapiemethoden im Bereich der Psychotraumatologie gelten. Die EMDR-Methode kann, bedingt vor allem durch die intensive Forschung der vergangenen Jahre und die darauf folgenden Metaanalysen von Studien (Chambless et al. 1997, van Etten u. Taylor 1998) und auch aus dem Blickwinkel der Konvergenzkriterien der Psychotherapieforschung (Fischer u. Klein 1997), derzeit als wissenschaftlich etablierte Behandlungsmethode im Bereich der psychotraumatischen Erkrankungen gelten.

2.4 Indikationen und Kontraindikationen

Wie jede andere Psychotherapiemethode, hat auch EMDR Indikationen und Kontraindikationen. Hinsichtlich der Indikationen gibt es einen Bereich von Kernindikationen sowie eine Reihe experimenteller Indikationen, die zwar noch nicht durch entsprechende kontrollierte Studien belegt sind, aber für die im Bereich klinischer Erfahrungen oder kleinerer Pilotstudien bereits wichtige Hinweise für die Behandlung einiger bisher schwer behandelbarer Patientengruppen gewonnen wurden (s. Kap. 10).

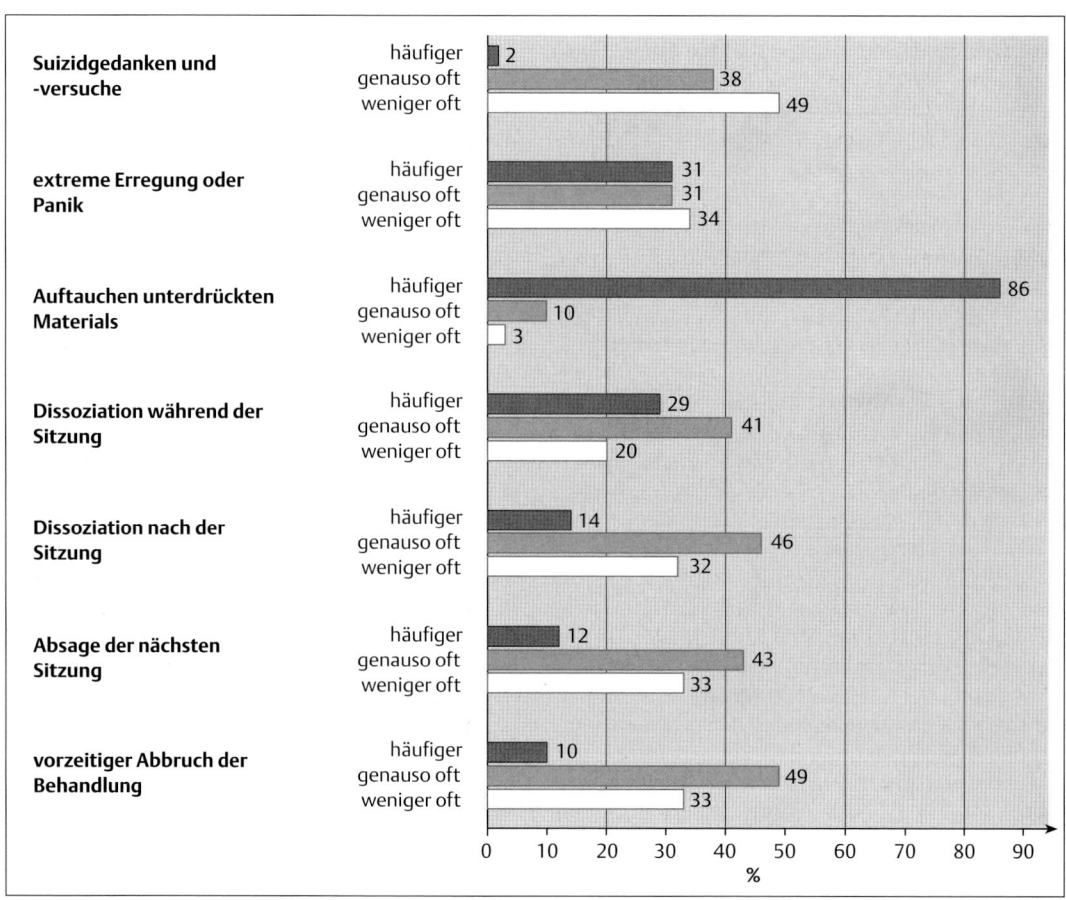

Abb. 2.3 Vergleich von EMDR mit anderen Behandlungsmethoden. Befragungsergebnisse von 1295 Psychotherapeuten.

Im Bereich der Kontraindikationen ist es neben einigen organischen Ausschlussgründen vor allem der Bereich der relativen Kontraindikationen, der klinisch von Wichtigkeit ist.

Eine Schlüsselstellung nimmt dabei die zeitliche Platzierung der EMDR-Phase 4, des Desensibilisierens und Reprozessierens, im gesamten Therapieplan ein, derjenigen Phase nämlich, in der der Patient sich erneut der traumatischen Erinnerung stellt.

Neben der entsprechenden Bereitschaft und Stabilität des Patienten spielen in der Indikationsstellung auch einige Variablen, die den Therapeuten betreffen, eine wesentliche Rolle.

> Der Therapeut sollte mit der entsprechenden Patientengruppe unbedingt längere therapeutische Erfahrung haben, bevor er beginnt, EMDR in dieser Patientengruppe einzusetzen.

Ein Beispiel sind Patienten mit schweren Suchtproblemen. Es ist bekannt, dass eine Gruppe von Suchtpatienten schwere psychische Traumatisierungen erlebt hat und – häufig gerade im nüchternen Zustand – die Symptomatik einer PTBS aufweist. Klinische (Teil-)Erfolge mit EMDR bei derartigen Patienten sind aber nur zu erwarten, wenn auch beim beschleunigten Verarbeitungsmodus von EMDR eine gerade für eine solche Patientengruppe wichtige klinische Erfahrung mit den Komplikationen und Problemen dieser Gruppe herangezogen werden kann (Shapiro u. Silk-Forrest 1994).

Eine Ausnahme von dieser Regel bilden lediglich entsprechende einmalige leicht- bis mittelgradige traumatische Ereignisse beim ansonsten gesunden Erwachsenen (Typ-I-Trauma nach Terr) sowie die im Anhang im unteren Teil der „Lernkurve" genannten Patientengruppen.

> Der Therapeut sollte auf seiner persönlichen „Lernkurve" im Umgang mit EMDR für komplexe Patientengruppen entsprechend weit sein.

Klarstes Beispiel ist an dieser Stelle der Therapeut, der mit 2 oder 3 Jahren klinischer Erfahrung und ohne eine entsprechende Weiterbildung im Bereich dissoziativer Störungen (kurz nach einem EMDR-Einführungsseminar) versucht, bei einem Patienten mit einer komplexen dissoziativen Störung mit Amnesien im Alltag und Selbstverletzungsneigung während einer stationären Behandlung die von dem Patienten angesprochenen traumatischen Erinnerungen mit EMDR zu behandeln. Selbst wenn der Patient in einer ambulanten Vorbehandlung ausreichend stabilisiert worden sein sollte, ist in einem solchen Fall die Kontraindikation für die EMDR-Behandlung die Tatsache, dass die mangelnde Erfahrung des Therapeuten mit diesen Patienten und mit der EMDR-Methode den Patienten einem deutlichen Risiko aussetzt, das bei umsichtigem Vorgehen vermieden werden kann. EMDR ist gerade bei Patienten mit komplexen Traumastörungen ein sehr wirksames Instrument, das aber, trotz seiner allgemeinen Verträglichkeit, gerade wegen seiner „Schärfe" sehr umsichtig eingesetzt werden muss. Die wenigen Komplikationen, die bisher mit der EMDR-Methode berichtet wurden, wären durch diese Umsicht in der Regel meist vermeidbar.

Indikationen

Indikationen für eine Behandlung mit EMDR können nach bisheriger Erfahrung alle *Folgeerkrankungen von traumatischen Ereignissen* sein. Dies betrifft sowohl die Einzeltraumatisierungen im Erwachsenenalter, wie Gewalt- oder Unfallopfer (für die sich die EMDR-Methode nach bisherigen Studien als sehr geeignet gezeigt hat), als auch komplexe Traumaerkrankungen, wie Traumatisierungen durch Misshandlungen in der Kindheit, bei Kriegsveteranen oder Patienten mit *dissoziativen Störungen*. Durch die hohe *Komorbidität* können besonders komplex traumatisierte Patienten (s. Kap. 7 und 8) auch eine depressive Störung, eine Angststörung (außer PTBS) oder eine Somatisierungsstörung als klinische Hauptdiagnose haben. Nach bisherigen Erfahrungen kann nach Ausschöpfung anderer Therapiemöglichkeiten (z.B. Medikamente) ein gezieltes Angehen einer deutlich umschriebenen oder im Verlauf einer Stabilisierungsphase in der Therapie eingegrenzten posttraumatischen Symptomatik mit EMDR auch bei komplexeren Krankheitsbildern deutliche klinische Fortschritte bewirken.

Risiken und Nebenwirkungen

Wie jede andere wirksame Behandlungsmethode hat EMDR auch einige Risken und Nebenwirkungen (Kaplan u. Manicavasagar 1998). Einige der wichtigsten Nebenwirkungen ist die Gefahr, die für alle traumakonfrontativen Methoden gilt:

Gefahr emotionaler Überflutung während der Wiederbegegnung mit der belastenden Erinnerung. Diese mögliche Nebenwirkung ist auch der Hauptgrund, wegen dem die EMDR-Methode nur an ausgebildete Psychotherapeuten vermittelt werden darf. So gibt es bereits auch aus Deutschland Berichte, nach denen in Folge einer unsachgemäßen Anwendung der EMDR-Methode psychische Dekompensationen auftraten, die auch einen stationären Aufenthalt erforderlich machten.

Körperliche oder psychosomatische Beschwerden. In derartig emotional belastenden Situationen können auch körperliche oder psychosomatische Beschwerden auftreten, die für die Person unter Belastung typisch sind (Trancezustände, Herzrhythmusstörungen, passagerer Tinnitus etc.). Gerade diese Nebenwirkung lässt besondere Umsicht bei medizinisch vorbelasteten Patienten angeraten erscheinen (s. oben, „Indikationen").

Glücklicherweise sind diese Nebenwirkungen vor allem durch die gut strukturierte Ausbildung und die angewandten Vorsichtsmaßnahmen der Therapeuten sehr selten.

EMDR ist nach den Erfahrungen von Kinder- und Jugendpsychotherapeuten schon sehr früh (Fälle sind ab dem ersten Lebensjahr dokumentiert) einsetzbar, dies sollte jedoch nur durch entsprechend mit der Arbeit mit *Kindern und Jugendlichen* erfahrene Therapeuten erfolgen (Hofmann u. Musäus-Schürmann 1997, Schubbe 1997, Tinker u. Wilson-Tinker 1998). Speziell gilt dies für den Einsatz der neueren ressourcenaktivierenden Protokolle von EMDR (Korn u. Leeds 2002).

Auch im Fall *akuter Traumatisierungen* (vor weniger als 3–4 Monaten geschehene psychische Traumatisierungen) bestehen bei Risikopatienten, selbst wenn aus erinnerungsphysiologischen Gründen das Vorgehen modifiziert werden muss, derzeit gute Behandlungschancen. Hier sind mehrere Forschungsgruppen aktiv und berichten über gute Behandlungserfolge (Shapiro 1995, Solomon 1998). Auf die speziellen Probleme dieser Population wird gesondert in Kapitel 6 eingegangen.

Für eine Reihe von Störungsbildern werden eine Reihe erfolgreich behandelter Fälle oder Fallserien berichtet (wie bestimmte *Panikstörungen, Phobien* und *Körperdysmorphophobien*). Bis zum Vorliegen ausreichender systematischer Studien sind diese Indikationen aus Sicht der systematischen Psychotherapieforschung jedoch als experimentell anzusehen (Brown et al. 1997, Chemtob et al. 2002, De Jongh et al. 1998 und 1999).

Im Bereich der *Suchterkrankungen* (mit komorbider posttraumatischer Symptomatik), bei *bestimmten Formen des Phantomschmerzes* und *bei forensischen Patienten* liegen die Indikationen noch weiter im experimentellen Bereich. Angesichts der gerade für viele dieser Patienten schwierigen Behandlungsaussichten erscheint ein weiteres Ausloten dieser neuen Behandlungsmöglichkeiten durch erfahrene Kliniker jedoch gerechtfertigt. In diesen Fällen befinden sich entsprechende EMDR-Manuale in Vorbereitung oder im Stadium der klinischen Erprobung (Datta u. Wallace 1994 und 1996, Schneider et al. 2005, Vogelmann-Sine et al. 1997, Wilson et al. 1997).

Kontraindikationen

Absolute Kontraindikationen bestehen für floride *Psychosen, hirnorganische Erkrankungen* sowie eine *eingeschränkte körperliche Belastungsfähigkeit* (z.B. eine instabile Koronarerkrankung oder eine nicht einstellbare Hypertonie), die zu Zwischenfällen im Fall einer Abreaktion führen kann. Absolute Kontraindikationen sind zudem *Augenerkrankungen* (wie drohende Netzhautablösungen), die die Stimulation durch Augenbewegungen verbieten. Im letzteren Fall kann aber auf andere Formen der Stimulation, wie taktile oder akustische Reize, ausgewichen werden.

Eine Kontraindikation zur EMDR-Therapie besteht auch dann, wenn der *Therapeut* – wie oben angesprochen – mit der Diagnosegruppe (z.B. dissoziative Störungen) keine ausreichende therapeutische Erfahrung hat und/oder in seiner EMDR-Fortbildung noch nicht entsprechend weit fortgeschritten ist.

Zu den relativen Kontraindikationen gehört in erster Linie eine *reduzierte Ich-Stärke* des Patienten. Wenn der Patient nicht stabil genug ist, den mit einer traumatischen Erinnerung verbundenen Affekt zu ertragen und zu verarbeiten (z.B. weil er noch schwer depressiv ist oder sozial ungeklärte Verhältnisse bestehen), ist kein aufdeckendes Psychotherapieverfahren indiziert, und eine Stabilisierungsphase (s. Kap. 7 und 8) sollte einer Traumabearbeitung mit EMDR unbedingt vorausgehen.

> Vorrangig gegenüber einer Bearbeitung traumatischer Erinnerung ist in jedem Fall die Behandlung von Suchterkrankungen, schweren depressiven Erkrankungen oder schwerer sozialer Probleme.

Sekundärer Krankheitsgewinn oder *reduzierte Therapiemotivation* sind – wie auch bei anderen Psychotherapieverfahren – relative Kontraindikationen, da ohne ihre adäquate Bearbeitung keine Form der Psychotherapie erfolgversprechend ist. Bemerkenswert ist vielleicht an dieser Stelle, wie wenige Traumapatienten, gerade wenn sie relativ früh nach der Traumatisierung entsprechend angesprochen, beraten und behandelt werden, derartige sekundäre Motivationen entwickeln. Aus der Erfahrung des Kölner Opferhilfeprojekts (KOM) zeigen sich derartige Verläufe meist nur, wenn es bereits zu einer Chronifizierung (nicht selten mitbedingt durch ein Versagen der entsprechenden Hilfssysteme) gekommen ist. Bezüglich einer reduzierten Therapiemotivation ist – abgesehen von den forensischen Patienten, auf die hier nicht gesondert eingegangen werden kann – zu berücksichtigen, dass es bei vielen Patienten mit psychischen Traumatisierungen auch ohne therapeutische Hilfe zu einem Abklingen der Symptomatik kommt. Gerade angesichts der sich erst andeutenden Forschungsergebnisse sollte bei akut Traumatisierten der Wunsch, jetzt keine Therapie durchführen zu wollen, eventuell trotz eines klaren schweren Traumas und eines entsprechenden Risikos, eine spätere Störung zu entwickeln, berücksichtigt werden (s. Kap. 9). Unerlässlich sind in einem solchen Fall aber die Weitergabe einer Kontaktmöglichkeit im Notfall (z.B. bei auftretenden Symptomen) und eine Wiederbestellung nach einiger Zeit zur Kontrolluntersuchung.

2.5 EMDRIA (EMDR International Association)

Weltweit sind derzeit über 70.000 Therapeuten und Forscher von Dr. Shapiro und dem von ihr gegründeten EMDR-Institut (Abb. 2.**4**) in der EMDR-Methode ausgebildet worden. Das Institut hat diese Trainings weltweit mit einem besonderen Schwerpunkt auf Krisengebieten durchgeführt und den Anstoß zur Übersetzung der Behandlungsprotokolle und zur Gründung jeweils nationaler und regionaler Ausbildungsangebote gegeben. Die internationale Entwicklung rund um EMDR ist jedoch seit einigen Jahren über ihren Ursprung, das EMDR-Institut in Pacific Grove, hinausgewachsen.

EMDRIA (Abb. 2.**5**), die 1995 gegründete internationale Fachorganisation für EMDR, die die Ausbildungsstandards und die Forschung über das EMDR-Institut hinaus erhalten und weiterfördern will, hat internationale Standards für die EMDR-Methode und ihre Ausbildung entwickelt und dazu beigetragen, dass EMDR mittlerweile an einer Reihe anerkannter Ausbildungsinstitutionen auch von qualifizierten, vom EMDR-Institut unabhängigen Ausbildern unterrichtet wird (De Jongh et al. 2002) (s. Anhang, Kap. 11).

Die Organisation verfügt vor allem in den USA, aber international, über eine Mitgliedschaft von über 5000 EMDR-Therapeuten. In Europa gibt es die Partnerorganisation von EMDRIA, die Fachgesellschaft EMDR-Europe, die derzeit über 2000 Mitglieder hat. EMDR-Europe reguliert die Qualitätskontrolle der EMDR-Methode vor allem durch Regelung der Standards für Ausbildungsgänge für EMDR und durch anspruchsvolle, standardisierte Zertifizierung der Ausbilder für diese Ausbildungsgänge (ob ein jeweiliger Ausbilder tatsächlich diese Zertifizierungskriterien erfüllt hat, können Sie jederzeit auf der Trainerliste von EMDR-Euro-

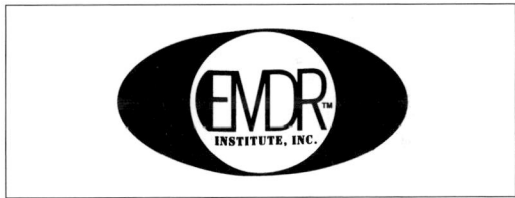

Abb. 2.**4**   Logo des EMDR-Instituts von Dr. F. Shapiro.

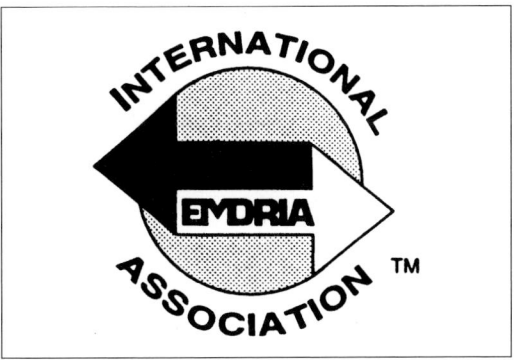

Abb. 2.**5**   Logo der internationalen Fachorganisation für EMDR (EMDRIA).

pe erfahren: www.EMDR-Europe.org). EMDRIA-Deutschland, der deutsche Zweig von EMDR-Europe, hat derzeit über 900 Mitglieder und verfügt über eine im Internet zugängliche Liste der Mitglieder, die die Kriterien als „EMDR-Therapeuten" erfüllen (www.EMDRIA.de).

In den nichtenglischsprachigen Ländern wurde auf eine zungenbrecherische Übersetzung des Namens EMDR verzichtet, zumal mittlerweile bekannt ist, dass weder die Augenbewegungen noch die Desensibilisierung als essenziell für die Methode angesehen werden können. Auch aus Gründen der internationalen Bekanntheit und zur Unterstützung von Standardisierung und Qualitätssicherung wurde die Benennung „EMDR" beibehalten. Ziel ist dabei, dass ein potenzieller Patient, wenn er etwas über EMDR gelesen hat und zu einem Psychotherapeuten geht, der EMDR anbietet, auch sicher sein kann, mit der EMDR-Methode behandelt zu werden.

Die Qualitätssicherung bezüglich der EMDR-Methode wird international für umso wichtiger gehalten, als eine zunehmende Anzahl von „Augenbewegungsmethoden" in zum großen Teil problematischen Kontexten, teilweise auch von psychotherapeutische Laien, unterrichtet und Hilfe suchenden Patienten angeboten wird. Angesichts der bisher lediglich für wenige Störungsbilder durch manualisierte EMDR-Protokolle in kontrollierten Studien gesicherten Effizienz der EMDR-Methode soll auch die weitere Entwicklung von EMDR durch Ausbildung im jeweiligen Gesundheitssystem anerkannter erfahrener Therapeuten, systematische Begleitforschung sowie ein für Patienten verlässliches und sicheres therapeutisches Vorgehen gekennzeichnet sein. Diesem Ziel haben sich EMDRIA und EMDR-Europa verpflichtet (s. Empfehlungen für Patienten im Anhang, Kap. 11).

3 Phasen der EMDR-Behandlung I: Grundlagen, Diagnostik und Behandlungsplanung

3.1 Einleitung

Das therapeutische Vorgehen bei der EMDR-Methode wird in acht Schritte unterteilt, die es ermöglichen, auch komplexere psychische Traumatisierungen zu erfassen und in einzelnen Schritten durchzuarbeiten, ohne den Patienten über ein gewisses Maß hinaus zu destabilisieren und seine Funktionsfähigkeit im Alltag oder auf Station zu gefährden (Shapiro 1995 und 1998).

3.2 Acht Phasen der EMDR-Behandlung

- Anamnese und Behandlungsplanung
- Stabilisierung und Vorbereitung des Patienten
- Bewertung des Traumas
- Desensibilisierung und Prozessieren
- Verankerung
- Körpertest
- Abschluss
- Nachbefragung

Die EMDR-Methode beruht dabei auf dem differenzierten Einsatz aller acht Phasen und kann erheblich an Wirksamkeit verlieren, wenn nicht alle Phasen angemessen in die Behandlung eingeplant werden.

Da im deutschsprachigen Raum derzeit nicht die gleichen Kenntnisse wie im angloamerikanischen Raum über grundsätzliche diagnostische und therapeutische Möglichkeiten bei der Behandlung seelisch traumatisierter Menschen vorausgesetzt werden können, werden diese Informationen im Folgenden im Zusammenhang mit der entsprechenden von Shapiro in ihrem Manual beschriebenen Phase der EMDR-Behandlung angesprochen. Dennoch genügt die Lektüre dieses Buches allein keineswegs, um für eine Behandlung ausreichende Kenntnisse im Bereich der Psychotraumatologie zu erwerben. Hierzu sei auf die entsprechende Literatur (s. Anhang, Kap. 11) verwiesen. Auch kann die Lektüre psychotraumatischer Fachartikel oder Bücher nicht die eigene Erfahrung in der (supervidierten) Behandlung derartiger Patienten oder eine Fortbildung in traumabearbeitenden Psychotherapieverfahren und EMDR ersetzen. Dazu ergeben sich zu viele Risiken und mögliche Nebenwirkungen beim Einsatz der EMDR-Methode (Hase u. Hofmann 2005).

Die professionelle Anwendung der EMDR-Methode setzt daher neben den grundlegenden Kenntnissen in Psychotraumatologie auch eine intensive und gut strukturierte Fortbildung in EMDR in entsprechenden (von der internationalen EMDR-Fachgesellschaft anerkannten) Fortbildungsseminaren voraus.

Die EMDR-Methode sollte, gerade wegen der nicht selten bei ihrer Anwendung beschleunigt ablaufenden Therapieprozesse, auch nur mit dem Hintergrund entsprechender klinischer Erfahrung (mit der jeweiligen Patientengruppe) angewandt werden. So genügt es in den meisten Fällen nicht, einen Patienten mit einem Autounfall mit EMDR erfolgreich behandelt zu haben, um sicher zu sein, auch einen schwer dissoziativen, in der Kindheit misshandelten Patienten oder ein Opfer von jahrelanger Folter, das gerade Asyl in Deutschland beantragt hat, erfolgreich behandeln zu können. Alle drei Patienten mögen ein Vollbild einer PTBS haben, die Behandlung wird dennoch einige wichtige zusätzliche Faktoren berücksichtigen müssen.

Der Einfachheit halber wird die folgende Darstellung der acht Behandlungsphasen daher auch nicht von den extremen Formen traumatischer Erfahrungen ausgehen, sondern sich überwiegend auf die häufig nach Leonore Terr als Typ I beschriebenen Formen einmaliger Traumatisierungen im Erwachsenenalter sowie die weniger komplexen Formen der Typ-II-Traumatisierungen (länger andauernd, wiederholt und meist in der Kindheit beginnend) beziehen (Terr 1989). Die Behandlung komplexer oder akut Traumatisierter mit der

EMDR-Methode wird detaillierter in den entsprechenden speziellen Kapiteln dieses Buches dargelegt werden (s. Kap. 7–9).

3.3 Grundlagen der Behandlung psychisch Traumatisierter

▪ Tragfähige therapeutische Beziehung

Eine tragfähige therapeutische Beziehung ist die Grundlage jeder psychotherapeutischen Behandlung und sicher einer der wesentlichen Wirkfaktoren in der Behandlung mit EMDR. Trotz einiger technischer Besonderheiten von Traumabehandlungen ist der Aufbau einer guten, tragfähigen therapeutischen Beziehung, die eine offene Abklärung von Erwartungen sowie eine zügige Klärung eventuell auftretender störender Übertragungen (wie z.B. einer traumatischen Übertragung oder Gegenübertragung) ermöglicht, gerade in einer Traumabehandlung unverzichtbar. Es sind häufig gerade Verkennungen solcher traumabedingter Wahrnehmungsverzerrungen der therapeutischen Beziehung, die auch ansonsten gut angelegte und wohlmeinende Therapiebemühungen scheitern lassen (Scharrelmann 1997). Wesentlich scheint auch die Einsicht, dass heftige Übertragungsphänomene durchaus auch durch Traumatisierungen im Erwachsenenalter verursacht sein können und nicht immer ihre Ursachen in der Kindheit haben müssen (Fischer u. Riedesser 1998, Lindy 1993).

Die *Grundhaltung* eines Therapeuten, der Traumapatienten behandelt, sollte dabei keinesfalls im Sinne einer systemischen oder analytischen „Neutralität" bestehen, da dies speziell von Patienten mit psychischen Traumatisierungen, die ja meist die Situation des Ausgeliefertseins ohne Hilfe kennen, fast regelhaft als uneinfühlsam und oft auch im Sinne einer Retraumatisierung erlebt wird (was nicht heißt, dass systemische oder analytische Ansätze nicht auch wertvolle Aspekte in einer Traumatherapie haben können, hier geht es lediglich um die Grundhaltungen den Patienten gegenüber).

Im Sinne von Fischer u. Riedesser (1998) lässt sich eine förderliche therapeutische Haltung am ehesten mit der Haltung der „*parteilichen Abstinenz*" kennzeichnen. „Parteilich" meint hierbei, dass der Therapeut sich im umfassenden Sinne als „auf der Seite des Opfers stehend", das Opfer unterstützend versteht, „Abstinenz" meint die professionell nüchterne Grundhaltung, die ein gegenseitiges Ausnutzen in erster Linie von Seiten des Therapeuten, aber auch von Seiten des Patienten ausschließt. Die therapeutische Beziehung sollte von Ehrlichkeit und (häufig erst langsam) wachsender Offenheit geprägt sein, sodass sich darauf ein Arbeitsbündnis etablieren lässt, das es ermöglicht, psychische Traumatisierungen fokussiert und zügig zu bearbeiten und dass entstehende, z.B. übertragungsbedingte, Probleme (z.B. dass der Therapeut sich durch das Verhalten des Patienten in die Rolle des dauernd überwachenden Kontrolleurs gedrängt fühlt) zügig aus dem Weg geräumt werden können und die therapeutische Beziehung nicht dauerhaft belasten.

Ein weiterer wichtiger Aspekt beim Aufbau einer tragfähigen therapeutischen Beziehung mit traumatisierten Patienten ist die erhöhte Berücksichtigung der Individualität und der Wiederermächtigung („Empowerment") des Patienten. Zuerst wurden diese Prinzipien von Ochberg (1993) beschrieben, der sich mit den speziellen psychischen Vorgängen bei Opfern befasst hatte. Beides ist insofern nachvollziehbar, als fast jede Opferwerdung ein Stück Entindividualisierung bedeutet. Ein Vergewaltigungsopfer wird auf sein „Sexualobjekt sein", ein Überfallopfer auf sein „reich sein", ein Unfallopfer auf sein „Autoinsasse sein" reduziert. Das Ringen mit dieser Reduktion („Warum gerade ich als Person?" oder auch „Warum habe gerade ich überlebt?") – im Sinne eines Überlebensschuldgefühls verstanden – sind Fragen, die Opfer lange beschäftigen und die am besten von der therapeutischen Grundlage einer erhöhten Berücksichtigung der besonderen Individualität des Opfers und seiner speziellen Situation aus angegangen werden können. Dieses in Therapien traumatisierter Menschen wichtige Prinzip passt auch gut zu der Tatsache, dass es im Spektrum traumatischer Prozesse bei verschiedenen Altersgruppen durch verschiedene Typen der Traumatisierungen ausgelöste Gesundheits- (und Sozial-)Probleme gibt, die ohnehin eine sehr große Variabilität der Probleme und Verläufe entstehen lassen und die erhöhte Aufmerksamkeit des Therapeuten erfordern. Gerade die Berücksichtigung dieser Individualität der Opfer ermöglicht den Opfern, sich mit dem schmerzhaften Gefühl der Entindividualisierung auseinander zu setzen und sich nicht auch in der therapeutischen Situation als „nur technisch" behandelt zu fühlen und damit in nicht wenigen Fällen das Trauma auch erneut zu erleben.

An dieser Stelle liegt auch eine besondere Gefahr der EMDR-Methode: Gerade weil EMDR das zügige Durcharbeiten auch schwerer traumatischer Erinnerungen in kürzerer Zeit ermöglicht, kann es dazu führen, die EMDR-Methode „nur technisch" mit Traumaopfern einzusetzen. Nach aller Erfahrung kann aber auch ein solcher, gelegentlich nur 1–5 Stunden dauernder Einsatz der EMDR-Methode (z.B. bei einem während eines Katastropheneinsatzes traumatisierten Helfer) durchaus eher „individualisierter" oder „technisch neutraler" durchgeführt werden. Und ich bin überzeugt davon, dass die meisten Traumaopfer den Unterschied zwischen den beiden Vorgehensweisen deutlich wahrnehmen. Selbst wenn ein traumatisierter Helfer in der Regel nicht gleich durch ein Vorgehen, das ich hier als rein technisch charakterisiert habe, klinisch auffällig werden wird, ist dies nicht die Situation vieler chronisch Traumatisierter. Viele von diesen Patienten haben ohnehin gute Gründe, mit anderen Menschen vorsichtig zu sein. Eine lediglich therapeutisch, (behandlungs-)technisch verstandene Hilfe, wie sie in den Augen mancher Kollegen das Konzept einer beschleunigten Traumabearbeitung mit EMDR nahe legen mag, greift allermeist – auf jeden Fall aber bei den chronisch traumatisierten Patienten – eindeutig zu kurz.

Ein sehr wichtiges therapeutisches Prinzip ist auch das der Wiederermächtigung („Empowerment"). Diese auf den psychischen Vorgängen nach einer Traumatisierung basierende Grundstrategie stellt einen bewussten Kontrast zur traumatischen Situation dar, in der fast alle Opfer von heftigen Gefühlen der Hilflosigkeit und des Kontrollverlusts überflutet wurden. Eine therapeutische Situation, in der ein Therapeut (oder eine Klinik) einem Traumapatienten wiederum die Kontrolle über seine Situation entzieht, ist nicht nur potenziell retraumatisierend, sondern beraubt auch die Behandlung dieses Patienten eines wesentlichen Wirkfaktors. Dies ist auch für eine Traumabehandlung mit EMDR wichtig, da bei den Psychotherapien Traumatisierter davon ausgegangen werden kann, dass spezifische Wirkfaktoren der Psychotherapie (wie Traumabearbeitung mit z.B. Augenbewegungen bei EMDR) und unspezifische Wirkfaktoren (wie z.B. die in diesem Abschnitt genannten Prinzipien zu einer therapeutischen Beziehung) eng zusammenwirken. Aus der bisherigen Psychotherapieforschung ist gerade auch die Wichtigkeit dieser so genannten unspezifischen Faktoren beim Gelingen einer psychotherapeutischen Behandlung belegt (Wallerstein 1986 und 1989). Auch die mittlerweile z.B. von Grawe (1998) diskutierten fünf Wirkfaktoren psychotherapeutischer Behandlungen (Therapiebeziehung, Klärung, Ressourcenaktivierung, Problemaktualisierung und Problembewältigung) lassen sich gut mit dem in der EMDR-Methode vorgeschlagenen Vorgehen zusammenbringen.

Praktisch bedeutet dies in der Behandlung, dass trotz des oft fokussierenden therapeutischen Arbeitens der Patient eine wesentliche mitsteuernde Funktion in der Therapieplanung und im therapeutischen Ablauf hat:

Kontrolle über die Gefühle des Kontrollverlusts. Eine zentrale Entscheidung, z.B. wann in einer Traumatherapie mit der konkreten Bearbeitung einzelner Traumata begonnen wird, vor allem aber wann nicht begonnen wird, sollte immer bei dem Patienten liegen. Gerade die Kontrolle über die Gefühle des Kontrollverlusts, die während des erneuten Erinnerns an das Trauma aktiviert werden, muss in einer therapeutischen Behandlung in der Hand des Patienten bleiben.

Distanzierungstechniken. Das frühe und gezielte Erlernen von Distanzierungstechniken (s. Kap. 7 und 8) ist ebenfalls ein wesentlicher Beitrag dazu, dem Patienten die Kontrolle über seinen Alltag und den Umgang mit der traumatischen Erinnerung wiederzugeben.

Verhandeln des therapeutischen Behandlungsrahmens. In weitere wichtige Elemente der Therapie, wie das Verhandeln des therapeutischen Behandlungsrahmens (Stundenfrequenz, stationäres, halbambulantes oder ambulantes Setting, Medikation etc.) sollte der Patient ebenfalls gerade unter diesem Gesichtspunkt ganz entscheidend einbezogen sein. (Gelegentlich kommt, wenn man mit vielen Traumapatienten Kontakt hat, der Eindruck auf, dass der häufig späte Kontakt dieser Patienten mit dem Gesundheitssystem gerade auch mit einer gewissen *Neigung zur Entmächtigung* dieser sensiblen Patientengruppe *durch unsere medizinischen Settings* zu tun hat. In der Folge kommen viele traumatisierte Patienten erst, „wenn es gar nicht mehr anders geht" in klinisch desolaten Zuständen in eine psychotherapeutische, psychosomatische oder psychiatrische Behandlung.)

Dies heißt nicht, dass der Therapeut nicht auch seine Individualität einbringen kann (was er meint, was möglich, nicht möglich oder gefährlich ist, was bei ihm in der Behandlung möglich ist oder nicht etc.). Auch dies führt im Sinne der Berücksichtigung der Individualität von Patient und Therapeut zu einem echten *Dialog*, in dem die Patienten sich als Personen wahrgenommen und respektiert erleben.

Klima der Zuverlässigkeit und Vorhersagbarkeit. Grundlage einer solchen Beziehung ist auch die Erklärung aller wesentlichen Elemente der psychotherapeutischen Behandlung. Es ist dabei besonders wichtig, ein Klima der Zuverlässigkeit und Vorhersagbarkeit entstehen zu lassen, das gerade für schwer chronisch Traumatisierte in einer therapeutischen Behandlung unerlässlich ist. Nur so kann die häufige Erfahrung während des Traumas, dass die Welt ein unkalkulierbarer und gefährlicher Platz ist, im Laufe einer Therapie – unabhängig davon, ob ein Patient eine Traumabearbeitung durchführen kann oder nicht – relativiert werden. In besonders komplexen Fällen schwerer chronischer Traumatisierungen in der Kindheit wird von den entsprechenden Fachgesellschaften auch das Abschließen eines Therapievertrags, der eine gemeinsam abgesprochene klare Struktur hat, empfohlen (ISSD 1997).

Normalisierung. Ein letztes, in den meisten traumatherapeutischen Ansätzen betontes allgemeines Prinzip ist das der Normalisierung (Fischer 1998, Ochberg 1993). Dies deutet die bereits im Anfangskapitel angesprochene Richtung einer „*neurophysiologischen Empathie*" bzw. Selbstempathie an. Die meisten neurophysiologischen Phänomene, die im Rahmen einer starken psychischen Traumatisierung auftreten, sind für die Patienten irritierend und erschreckend (z. B. Intrusionen oder Übererregung), aber sie sind nachvollziehbare, verständliche Schutzmechanismen oder Phänomene, die mit seelischen Verarbeitungsversuchen zusammenhängen. Dies kann dem Patienten im Laufe einer frühen Therapie in seiner eigenen Sprache meist durchaus verständlich gemacht werden und stellt in der Regel eine deutliche Entlastung dar („Ich bin/werde nicht verrückt"). Viele erfolgreiche so genannte psychoedukative Maßnahmen bei Traumapatienten haben diese oder eine ähnliche Grundlage.

Dieser Aspekt ist dem der Rückgabe der Kontrolle durch Wiederermächtigung verwandt und ist besonders bei EMDR-Therapien wesentlich. Im Verlauf des Reprozessierens einer traumatischen Erinnerung kann es gerade bei der EMDR-Methode durch die beschleunigte Verarbeitung, die nach ganz eigenen, der bewussten Kontrolle nicht zugänglichen Mustern abläuft, zu einer erheblichen Angst vor Kontrollverlust kommen. Es ist daher gerade bei EMDR-Therapien besonders wichtig, die Methode in allen Schritten ausführlich zu erklären, die Arbeitsweise der Methode zu erläutern und dem Patienten die Möglichkeit des Unterbrechens zu jedem Zeitpunkt der Behandlung – und die dadurch entstehenden Nachteile – verständlich zu machen (Stopsignal) und ihm so im Verlauf des Prozesses soviel Gefühl der Normalität wie auch der Kontrolle wie möglich zu vermitteln. Ein ähnliches Ziel verfolgt auch die Phase 8 der EMDR-Behandlung. In dieser Phase der Nachbesprechung kann ein Patient noch einmal den Ablauf der letzten Sitzung im Gespräch reflektieren und die manchmal überraschend schnell ablaufenden Erlebnisse während des Prozessierens weiter verarbeiten und in sein Bild von der Welt und sich selbst, aber auch in den bisherigen Therapieverlauf, weiter integrieren.

Viele der auf die therapeutische Beziehung bezogenen Behandlungsprinzipien, die hier aufgeführt sind, sind im Manual von Shapiro explizit und implizit angesprochen (Shapiro 1995, 1998). Die systematische Aufführung und Einbettung dieser Prinzipien in die Erkenntnisse der internationalen Forschungsarbeiten zur Psychotraumatologie erscheint aber gerade im deutschsprachigen Raum, der sich den speziellen Problemen dieser Patienten in den letzten Jahren zunehmend öffnet, als wesentlich. Leider sind bisher nur wenige dieser nicht auf die spezielle Phase der Traumabearbeitung ausgerichteten Behandlungsprinzipien ausreichend manualisiert und in entsprechenden Studien systematisch erforscht worden. Die Vorlage von Therapiemanualen, wie dem der *psychodynamisch imaginativen Traumatherapie (PITT)* (Reddemann 2004), stellen daher einen wichtigen Schritt in der weiteren Entwicklung umfassender Konzepte von Behandlungen traumatisierter Patienten dar.

Phasenbezogene Behandlung

Der Forscher, der die heute als Standard geltenden Phasen in der Therapie psychisch Traumatisierter zuerst deutlich formulierte, war Pierre Janet, der zu seiner Zeit wenig aufgenommen wurde, dessen Ergebnisse aber vor allem durch die Arbeiten von van der Kolk und van der Hart in ihrer Reichweite wieder erschlossen wurden (Janet 1919 und 1925, van der Hart u. Friedman 1989, van der Kolk u. van der Hart 1989, van der Kolk et al. 1996).

Janet beobachtete, dass die Behandlung Traumatisierter dann Erfolge zeigte, wenn sie in folgenden drei Phasen ablief:
- Stabilisierung
- Bearbeitung des Traumas
- Re-Integration in das Lebensumfeld

Diese drei Phasen finden sich in fast allen neueren Ansätzen der Traumabehandlung wieder, und dies ist auch sinnvoll. Ein Patient muss ausreichend stabil sein, um die Konfrontation mit der belastenden Erinnerung ertragen zu können. Auf der anderen Seite zeigen Studien, dass diejenigen Patienten die besten Ergebnisse nach Traumabehandlungen aufwiesen, die sich zu einem Zeitpunkt in der Therapie in einer strukturierten Weise im Schutz des therapeutischen Settings wieder mit ihren traumatischen Erinnerungen konfrontierten und eine neue Einstellung zu ihnen finden konnten. Selbst wenn dann ein traumatisches Erlebnis bearbeitet wurde, ist in nicht wenigen Fällen noch eine weitere Phase der Therapie notwendig: die Re-Integration.

Nicht selten hinterlässt ein Trauma auch Folgen, die nicht wieder gut zu machen, und „Narben", die nicht nur seelisch sind. Diese erfordern einen meist auch schweren Trauer- und Umorientierungsprozess, der über die Auseinandersetzung mit dem konkreten traumatischen Ereignis hinausgeht (z.B. der Tod von Angehörigen oder Freunden bei einem Unfall, den man selbst überlebte, oder bleibende – sichtbare – Narben nach einem Gewaltverbrechen). Auch wenn die traumabearbeitenden Verfahren oft im Mittelpunkt therapeutischer Aufmerksamkeit (auch von Seiten der Patienten) stehen, weil sie der Schlüssel zu einer erfolgreichen Therapie Traumatisierter sind, ist es doch wesentlich festzuhalten, dass im strukturierten Vorgehen der Stabilisierungsphase und der Re-Integrationsphase ebenso wichtige therapeutische Arbeit geleistet werden muss, wenn der Patient von einer Behandlung profitieren soll.

Auch bei der EMDR-Methode kann man die drei Therapiephasen in den acht von Shapiro (1995) beschriebenen Phasen der EMDR-Behandlung wiederfinden:

Die ersten drei Phasen der EMDR-Behandlung (*Anamnese*, *Vorbereitung* und *Bewertung*) stellen dabei eine gezielte Diagnostik sowie eine Stabilisierung und Vorbereitung der Traumabearbeitung dar.

Die Phasen 4, 5 und 6 (*Desensibilisierung* und *Prozessieren*, *Verankerung* und *Körpertest*) stellen sinnvolle Abschnitte der erneuten strukturierten Konfrontation mit der traumatischen Erinnerung und den aus ihr erwachsenen Folgen für Selbstbild und Wahrnehmung dar. (Ein für EMDR spezifisches Vorgehen besteht z.B. darin, dass in der Phase der Traumabearbeitung auch positiv bewertete Selbstbilder und Wahrnehmungen verstärkt werden können. Dies geschieht in der Phase 5, in der die positiven Kognitionen während der Verankerung noch einmal überprüft und verstärkt werden.) Der Grundvorgang aller 3 Phasen dieses Abschnitts der Behandlung wird in der EMDR-Therapie im Sinne von Shapiro „Reprozessieren" genannt, ein Begriff der im Deutschen kein richtiges Äquivalent hat. Zentral sind dabei die Stimulation durch Augenbewegungen oder äquivalente Stimuli und der dadurch erreichte überwiegend subkortikale Verarbeitungsvorgang.

Die Phasen 7 und 8 (*Abschluss* und *Überprüfung*) stellen die Absicherung einer jeweiligen Behandlungsstunde dar. Dabei ist die Phase der Überprüfung auch diejenige, in der die jeweils abgeschlossene Traumabearbeitung in den Kontext der gesamten Therapieziele und der gemeinsam mit dem Patienten entwickelten Therapieplanung gesetzt wird. Hier kommt es dann auch zur Integration psychischer Veränderungen mit den äußeren (z.B. sozialen) Realitäten des Patienten.

3.4 Phase 1: Anamnese und Behandlungsplanung

In dieser ersten Phase der EMDR-Behandlung geht es darum, die oben im Detail beschriebene tragfähige therapeutische *Beziehung* aufzubauen und ein möglichst differenziertes diagnostisches *Bild der Gesamtsituation* (ICD-/DSM-Diagnostik, Diagnostik der sozialen und persönlichen Situation) sowie der *speziellen psychotraumatischen Problematik* (traumatischer Prozess, spezielle Diagnoseinstrumente) eines bestimmten Patienten zu erhalten.

Auf diesem Fundament aufbauend wird ein *Behandlungsplan gemeinsam mit dem Patienten* entwickelt, der im Verlauf der Behandlung immer wieder gemeinsam evaluiert, modifiziert und dem

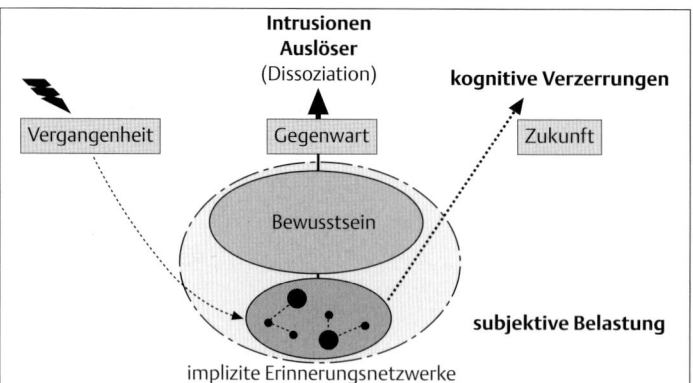

Abb. 3.1 Das EMDR-Modell von Traumafolgestörungen und ihrer Ursachen.

sich entwickelnden Therapieverlauf angepasst werden kann.

Die Grundlagen des EMDR-Modells sind in Abb. 3.1 dargestellt.

Traumaspezifische Anamnese

Zur Erhebung der Vorgeschichte bei psychisch Traumatisierten gehört es, sich zusätzlich zur üblichen Anamnese ein umfassendes Bild zu machen über:
- die *Symptomatik* vor und nach einer schweren Traumatisierung unter Berücksichtigung des traumatischen Prozesses;
- den *psychischen Befund*, der die speziellen Traumafolgen sowie Ressourcen, die Motivation und die psychische Stabilität berücksichtigt;
- die Erfassung der zu diesem Zeitpunkt erinnerlichen, eventuell auch früher gelegenen, psychischen Traumata (*Traumaanamnese*);
- die Verbindungen dieser Traumata zur aktuellen Symptomatik sowie gegenwärtigen *Auslösern* und *Vermeidungsmustern*;
- den Ausschluss wesentlicher körperlicher Störungen als Ursache der Symptomatik;
- die *testpsychologische Erfassung* der Intensität und Struktur der derzeitigen Symptomatik (wenn möglich);
- die Erfassung aller relevanten komorbiden Störungen (*ICD-/DSM-Diagnostik*).

Kriterium traumatisches Ereignis

Im Fall eines typischen psychotraumatischen Belastungssyndroms (im engen Sinne der „Post"-traumatic Stress Disorder) ist die Definition eines traumatischen Ereignisses relativ klar festgelegt:

> „Die Betroffenen sind einem kurz oder lang anhaltenden Ereignis oder Geschehen von außergewöhnlicher Bedrohung oder katastrophalem Ausmaß ausgesetzt, das nahezu bei jedem tiefgreifende Verzweiflung auslösen würde" (ICD-10, A-Kriterium F 43.1).

Im DSM IV (309.81) heißt es:

> „Die Person erlebte selbst, wurde Zeuge oder wurde konfrontiert mit einem Ereignis oder Ereignissen, die tatsächlichen Tod oder eine Todesdrohung oder ernsthafte Verletzungen beinhaltete oder eine Bedrohung für die eigene physische Integrität oder die Integrität anderer darstellte."

Beides umschreibt den derzeitigen Stand des Wissens über das, was die in Kapitel 1 ausführlich dargestellten, physiologisch verankerten, fragmentierten und jahrelang Symptome verursachenden Erinnerungen verursachen kann. Die Beschreibung dessen, was als Trauma definiert ist, hat sich jedoch immer auch mit der Tatsache auseinandersetzen müssen, dass es letztlich nur ein Teil der betroffenen Menschen ist, der eine solche (typisch posttraumatische) Störung auf ein solches Ereignis hin entwickelt. Auf der anderen Seite gibt es Menschen, die eine ähnliche Symptomatik auf Ereignisse hin entwickeln, die dieses obige Kriterium kaum erfüllen. So hat z.B. die Einbeziehung der „Diagnose einer lebensbedrohlichen Erkrankung", die ja durchaus nicht sehr selten oder außergewöhnlich ist, in den Kreis der zum Teil eine posttraumatische Belastungsstörung (PTBS) verursachenden Traumata lange und heftige Diskussionen ausgelöst. Bekannt ist aber mittlerweile, dass etwa 20% aller Tumorpatienten die Kriterien für eine PTBS erfüllen, auch wenn nicht auf alle das Kriterium A im engeren Sinn zutrifft. Da auch diese Patienten signifikant von psychotherapeutischer Unterstützung profitieren, erscheint auch die Einbeziehung mancher Anpassungsstörungen in diese Diskussion sinnvoll.

Derartige Fragen können im Rahmen eines Buches über die Anwendung der EMDR-Methode nicht ausreichend beleuchtet werden, aber es scheint mir wichtig, einen Punkt darzustellen: Es ist nicht sinnvoll, den Begriff des Traumas zu sehr aufzuweichen und damit als diagnostisches Kriterium für eine klassische PTBS zu entwerten. Im Rahmen von EMDR-Behandlungen ist es daher im Rahmen der Diagnostik sinnvoll, einen *engen Traumabegriff* im Sinne der obigen Definitionen im Sinne einer *Extremtraumatisierung* von einem durchaus sinnvollen weiteren Traumabegriff zu unterscheiden. Denn unbestritten ist, dass es Patienten gibt, die eine der PTBS ähnliche Physiologie auch auf jahrelange belastende Beziehungen in der Kindheit und andere nicht als klassische Extremtraumatisierungen zu bezeichnende Erlebnisse entwickeln (Scott u. Stradling 1994). Das Entscheidende ist aber dabei, dass die schweren Folgen solcher Erfahrungen – speziell belastenden Beziehungserfahrungen („Beziehungstrauma") – in ähnlicher Weise auf psychotraumatologische Therapieansätze und eine Therapie mit EMDR anzusprechen scheinen (Blore 1997, Brisch u. Hellbrügge 2003, Brown et al. 1997, Manfield 1998, Shapiro 1991, 1993, 1994, 1995 und 1998, Shapiro u. Silk-Forrest 1998).

Der *erweiterte Traumabegriff* berücksichtigt die aus der ähnlichen Physiologie und Behandelbarkeit erwachsenden therapeutischen Implikationen, sollte aber nicht dazu führen, dass in diagnostischer Unklarheit alle derartigen Ereignisse als Traumata im Sinne einer Extremtraumatisierung verstanden und bewertet werden. Eine klassische Definition dieses Traumabegriffs beschrieb Freud, als er die *Aufarbeitungsmöglichkeiten eines Individuums* in seinen ursprünglichen Traumabegriff einbezog:

> „Wir nennen (traumatisch, Anm. d. Verf.) ein Erlebnis, welches dem Seelenleben innerhalb kurzer Zeit einen so starken Reizzuwachs bringt, dass die Erledigung oder Aufarbeitung desselben in normalgewohnter Weise missglückt, woraus dauernde Störungen im Energiebetrieb resultieren müssen" (Freud 1920).

Eine weitere Definition des Traumabegriffes findet sich bei Fischer und Riedesser (1998):

> „Ein psychisches Trauma ist ein vitales Diskrepanzerlebnis zwischen bedrohlichen Situationsfaktoren und den individuellen Bewältigungsmöglichkeiten, das mit Gefühlen von Hilflosigkeit und schutzloser Preisgabe einhergeht und so eine dauerhafte Erschütterung des Selbst- und Weltverständnisses bewirkt."

In der Diagnostik ist es durchaus sinnvoll zu unterscheiden zwischen dem (eng verstandenen) Extremtrauma, das häufig zu den klassischen, in DSM und ICD beschriebenen Traumasyndromen führt, und dem weiter verstandenen seelischen Trauma, das aber – auch ohne das Vollbild einer PTBS auslösen zu müssen – zu einem traumatischen Prozess (der mit traumatherapeutischen Methoden behandelbar ist) führen kann.

Eine solche Unterscheidung ermöglicht es z.B., eine Mitteilung vom Tod eines Elternteils bei einem bestimmten Patienten als seelische Traumatisierung zu verstehen, die einen traumatischen Prozess auslösen kann, ohne versuchen zu müssen, dieser Mitteilung alle Kriterien einer Extremtraumatisierung anzuheften. Eine entstehende Symptomatik kann in diesem Sinne durchaus z.B. als Traumatisierung des Bindungssystems – ein Bindungstrauma – verstanden und als pathologische Trauerreaktion (eine Anpassungsstörung, die mit oder ohne PTBS auftreten kann) diagnostiziert werden, eine Behandlung kann aber auch Elemente einer Traumabehandlung, wie die EMDR-Methode (s. Kap. 10), beinhalten.

Symptomatik und psychischer Befund

Viele der durch ein im engeren oder weiteren Sinne zu verstehendes traumatisches Erlebnis verursachten Symptome sind – wahrscheinlich aus den im ersten Kapitel aufgeführten neurophysiologischen Gründen – in den Symptomlisten von ICD-10 und DSM-IV zu finden. Es sollte in jedem Fall bei einer Anamnese gezielt nach derartigen Symptomen gefragt werden. Selbst wenn derzeit kein Voll- oder Teilbild einer PTBS vorliegen sollte, kann doch eine derartige Symptomatik Hinweise auf die Neurophysiologie eines traumatischen Prozesses geben, an dem die EMDR-Methode gezielt ansetzen kann.

Kriteriumgruppe B der PTBS

Das traumatische Ereignis wird in spezifischer belastender Weise wiedererlebt. Diese als Intrusionen, Nachhallerinnerungen oder in schweren Fällen als Flashbacks bezeichneten Symptome können sehr unterschiedliche Gestalt annehmen:

Bilder: Es können Bilder oder filmartige Abschnitte der Erinnerung auftauchen.

Erinnerungsfragmente: Es können andere Wahrnehmungen (im Sinne der in Kapitel 1 beschriebenen Erinnerungsfragmente) an das traumatische Ereignis auftreten. Diese Wahrnehmungen können das Hören von Geräuschen oder Tönen (Schrammen eines Autos beim Zusammenstoß, Schreie von Verletzten etc.), Gerüche (wie Brand- oder Alkoholgeruch) und/oder taktile Erinnerungsfragmente (das erlebte Festhalten z. B. an einem Arm wird gespürt) beinhalten.

Träume: Es können belastende Träume von dem Ereignis auftreten. Diese Träume können dabei über Jahre immer wieder das gleiche Bild bzw. die gleiche Szene zeigen, ähnlich wie dies bei anderen Formen der Intrusionen der Fall sein kann – besonders bei Kindern können übrigens diese (Angst-)Träume auftreten, ohne dass das Kind sich an den Inhalt erinnern kann.

Gefühlte Wiederholung des Ereignisses: Es können Situationen auftreten, in denen der Patient so fühlt und handelt, als ob das Ereignis gerade wieder passiert. Dies beinhaltet das intensive Gefühl (meist der Angst und Hilflosigkeit), das während des Ereignisses bestand. Dies kann z. B. in dissoziativer Trance mit gleichzeitig ablaufenden Erinnerungsbildern (z. B. eines während eines Unglücks verstorbenen Kollegen) auftreten, während der Patient Schwierigkeiten hat, die Vergangenheit von der Gegenwart zu unterscheiden und z. B. versuchen kann, den vermeintlich im Raum befindlichen Kollegen anzusprechen oder mit ihm Kontakt aufzunehmen. In einem solchen Fall würde man diagnostisch von einem Flashback mit situativem Verlust der Realitätsorientierung sprechen, ohne dass ein im engeren Sinne psychotischer Prozess zugrunde liegen würde. Derartige Flashbacks können selbstverständlich auch ohne einen derartigen Realitätsverlust auftreten. Da dieser Verlust der Alltagsorientierung – ebenso wie alle von dem Patienten als Zeichen einer „Psychose" („Ich werde verrückt") befürchteten Traumasymptome – mit starken Schamgefühlen belegt ist, sollte man in der Anamnese vorsichtig danach fragen, z. B.: „Während Sie diese Erinnerungsbilder bemerkten und diese Gefühle auftraten, gab es da auch Momente, in denen es schwer für Sie war, die Vergangenheit und das, was Gegenwart ist, auseinander zu halten?" Diagnostisch ist es übrigens gerade für derartige Patienten wichtig, die halluzinatorischen Phänomene, die während derartiger Erlebnisse auftreten, klar als Pseudohalluzinationen zu kennzeichnen. Die Befürchtung, wenn diese Phänomene als klassische Halluzinationen gekennzeichnet und z. B. in einem Arztbrief als solche beschrieben werden, als „psychotischer Patient" verstanden zu werden, ist leider derzeit in Deutschland noch nicht ganz unbegründet. Bei Kindern werden übrigens derartige flashbackartige Gefühls- und Handlungsweisen nicht selten als regelrechte Neuinszenierungen traumatischer Situationen beschrieben (ein Phänomen, das den Diagnostiker auch an die von Argelander, 1970, beschriebene „szenische Diagnostik" Erwachsener denken lässt).

Bemerkenswert bei der Auslösung derartiger Erinnerungsphänomene ist die Rolle der so genannten *Auslöser, Hinweisreize* oder *Trigger*. So kann eine Konfrontation mit derartigen inneren (z. B. Gefühlszustände) oder äußeren (z. B. Gegenstände oder Personen) Auslösern, die an einen bestimmten Aspekt des traumatischen Ereignisses erinnern oder mit ihm – vielleicht auch nur symbolisch – in Zusammenhang stehen, eine intensive psychische Belastung auslösen. Diese Belastung muss aber nicht allein als Gefühlssymptom wahrgenommen werden, sie kann auch als körperliches Symptom auftreten (z. B. blass werden), eventuell auch ohne das Auftreten einer verstärkten seelischen Symptomatik. Im Rahmen einer EMDR-Therapie sind *Auslöser wertvolle Zugänge zu den mit ihnen verbundenen Traumaschemata und den aus ihnen entstandenen Netzwerken assoziativer Verbindungen (Traumanetzwerke)*. Sie sollten im Verlauf der weiteren Behandlung systematisch dokumentiert werden, da sie einen wichtigen Schlüssel zu der durch das Trauma entstandenen Lebenseinschränkung darstellen. Sie stellen sozusagen einen Spiegel dar, in dem sich zeigt, wie weit sich das Traumaschema schon in weitere, bisher neutrale Bereiche des Alltags und der Erinnerung durch Assimilation ausgebreitet hat und wo Beeinträchtigungen drohen oder vorliegen. Aus Sicht der Verhaltenstherapie lassen sie diese Prozesse als Konditionierungen zweiter Ordnung beschreiben. Im *EMDR-Standardprotokoll* ist daher ein eigener Abschnitt vorgesehen, in dem Auslöser systematisch bearbeitet werden und in dem auch der Bereich, in den sich das Traumanetzwerk hinein ausgebreitet hat, wieder freigesetzt werden kann.

Kriteriumgruppe C der PTBS

Wahrscheinlich in zeitlicher Folge zur intrusiven Symptomatik beginnt der Patient, die Auslöser, die die belastenden Erinnerungen oder Erinnerungsfragmente wieder hervorrufen, zu vermeiden. Diese Vermeidung kann sehr unterschiedliche Formen und Ausprägungsgrade annehmen. Auf folgende *Vermeidungsstrategien* sollte in diesem Abschnitt der Anamnese geachtet werden:
- Gespräche, Gedanken und Gefühle, die mit dem Trauma in Verbindung stehen, werden vermieden.
- Orte, Aktivitäten und Menschen, die an das Trauma erinnern, werden vermieden.
- Es kann ein deutlich vermindertes Interesse oder eine verminderte Teilnahme an (vor dem Trauma) wichtigen Aktivitäten bestehen.

Einige der unter der Kategorie „Vermeidung" beschriebenen Symptome kann man ebenso gut dem Bereich *dissoziativer Symptomatik* zuordnen – einer Symptomatik, die festzustellen für eine EMDR-Therapie besonders wichtig ist:

Gefühlseinschränkung. Es kann zu einer Einschränkung der Bandbreite des Affekts (z.B. Unfähigkeit, zärtliche oder andere Gefühle zu empfinden) kommen – eine Symptomatik, die sich im Sinne des BASK-Modells von Braun (1988) gut als dissoziativ begründet verstehen lässt. Derartige Symptome im Bereich der Gefühlseinschränkung festzustellen, ist deshalb besonders wichtig, weil die im Extremfall auftretende Abkopplung zu vieler Affekte von der Erinnerung ein Prozessieren der traumatischen Erinnerung mit EMDR erschweren bis zeitweise unmöglich machen kann. So kann eine Erinnerung an ein traumatisches Ereignis manchmal nur als kognitive Erinnerung bestehen. Der Patient sagt dann *z.B.* „Ich weiß, dass es passiert ist, es muss schrecklich gewesen sein, aber mit einem Gefühl kann ich es im Moment nicht verbinden." Es gibt meist gute Gründe, warum dies derzeit so ist, aber wichtig ist es, diese Einschränkung festzustellen.

Dissoziativen Amnesie. In ähnlicher Weise ist die Unfähigkeit, sich an einen wichtigen Aspekt des Traumas zu erinnern, also die Beschreibung einer dissoziativen Amnesie, die in manchen Fällen auch das gesamte Ereignis umfassen kann, eine wesentliche Feststellung, die wichtige Folgen für eine EMDR-Therapie hat (Elliott 1997, Elliott u. Briere 1995, Hofmann 2004). In der ICD-10 ist dieses Symptom ein D1-Symptom und nicht in der Vermeidungskategorie B eingeordnet.

Abstumpfen. Alternativ kann es insgesamt zu einem allgemeinen Abflachen der Reagibilität kommen (Abstumpfen) – ein Symptom, das einer Vermeidung aller Reize entspricht.

Der gesamte Bereich der dissoziativen Symptomatik wird wegen seiner Wichtigkeit und wegen der bei EMDR-Behandlungen möglicherweise auftretenden Komplikationen noch detaillierter in einem eigenen Abschnitt dieses Kapitels und bei den komplexen Traumastörungen (s. Kap. 7 und 8) angesprochen.

Zwei weitere Symptome der C-Kategorie zeigen schon die weitergehenden Folgen eines traumatischen Ereignisses sowie den Beginn der Bildung und Strukturierung eines Traumanetzwerkes auf:
- Es kann ein Gefühl der Losgelöstheit oder *Entfremdung von anderen Menschen* entstehen (das manchmal schon früh nach einem Trauma auftritt).
- Es kann zu einem *Gefühl der eingeschränkten Zukunft* kommen (z.B. eine Patientin erwartet nicht, Karriere, Ehe, Kinder oder ein normal langes Leben zu haben); dieses Gefühl tritt am eindrucksvollsten im traumatischen Prozess längerer schwerer Traumatisierungen auf.

Kriteriumgruppe D der PTBS

Es handelt sich um anhaltende Symptome der Übererregung und Sensitivität (die vor dem traumatischen Ereignis nicht vorhanden waren). Es besteht eine mehr oder weniger latente sympathikotone Überaktivierung. Der Körper ist sozusagen noch dauernd im *„Alarmzustand"*:
- *Schlafstörungen* (Ein- und Durchschlafstörungen);
- Reizbarkeit und Wutausbrüche (reduzierte *Impulskontrolle* scheint dabei ein nicht seltenes Problem in der Folge chronisch anhaltender

Traumatisierungen, vor allem in der Kindheit, zu sein);
- *Konzentrationsschwierigkeiten* (hier besteht ein deutliches differenzialdiagnostisches Problem in Bezug auf das Aufmerksamkeitsdefizit-Hyperaktivitäts-Syndrom; möglicherweise werden hier zurzeit auch – durch mangelnde Zeit für eine differenzierte Diagnostik – viele Fehldiagnosen gestellt);
- *Überwachheit (Hypervigilanz)* – dies kann z. B. dazu führen, dass eine deutlich feststellbar erhöhte Hörfähigkeit besteht; eine schwer chronisch traumatisierte Patientin konnte so z. B. durch eine Wand hindurch, durch die ich und Kollegen lediglich das leise Raunen von Stimmen im Nebenraum hören konnten, diese Stimmen zumindest teilweise unterscheiden und verstehen;
- eine übertriebene Schreckreaktion; die *Schreckreaktion* ist ein standardisiert messbares Phänomen, das bei plötzlichen Konfrontationen mit möglichen gefährlichen Reizen auftritt (z. B. wenn jemand sich anschleicht und von hinten „buh" ruft); diese Reaktion ist bei Traumatisierten im Sinne der physiologischen Traumafolgen deutlich verändert, und nicht selten wird die Schreckhaftigkeit auch eher von der Umgebung als vom Opfer selbst bemerkt.

Die Symptome der von Herman beschriebenen und in den Feldstudien für das DSM-IV festgestellten *komplexen Traumastörung* (oder in der Sprache des DSM: *DESNOS*, Disorder of extreme Stress not otherwise specified; Herman 1993 und 1999, van der Kolk u. Fisler 1994) sollen hier aufgezählt werden, da sie in der Anamnese erfasst werden sollten und für die Behandlungsplanung *als Ansatzpunkte für eine EMDR-Behandlung in Frage kommen können*. In ihrer Gesamtproblematik als Folge einer komplexen Traumatisierung sollen sie in den Kapiteln 7 und 8 detaillierter behandelt werden. Sie entsprechen den längerfristigen Veränderungen, die im Laufe eines oft langjährigen traumatischen Prozesses (speziell dann, wenn die Traumatisierung in der Kindheit begann) entstehen und die meist auch selbst Hindernisse in der Behandlung darstellen.

Störungen der Affektregulation

- Anhaltende Dysphorie (die manchmal auch als komorbide *Depression* imponieren kann) – ein Symptom, das bei Mädchen und Frauen häufiger zu sein scheint (Werner u. Smith 1992);
- chronische Suizidgedanken – das Risiko eines Suizidversuchs beträgt bei PTBS-Kranken 19 % (Davidson u. Foa 1993); Suizidversuche sollten in der Anamnese – ebenso wie kritische Magersuchtsphasen oder „stiller Suizid" durch Suchtmittel – erfragt werden;
- *Selbstverletzungen (unbedingt bei chronisch Traumatisierten aktiv erfragen!)*;
- aufbrausende oder extrem unterdrückte Wut (eventuell alternierend); dieses Symptom scheint besonders bei traumatisierten Jungen und Männern zu Problemen und wahrscheinlich auch zu bestimmten Formen der Delinquenz zu führen (Werner u. Smith 1992);
- zwanghafte oder extrem gehemmte Sexualität (eventuell alternierend).

In der EMDR-Anamnese dieser Störungen sollte unbedingt die konkrete Situation, in der Wut, Depression, Suizidgedanken oder sexualisiertes Verhalten auftreten, erfragt werden. Häufig tritt die mit der Energie des Traumanetzwerkes (situationsinadäquat) „geladene" Affekt- bzw. Verhaltensproblematik nämlich auf bestimmte *Auslöser* hin auf. Diese und die nicht selten sekundenschnell und anfangs manchmal an der Grenze des Bewusstseins ablaufende Reaktion im Patienten sind häufig ein Schlüssel zu einer erfolgreichen Behandlung. So können vor einem Wutausbruch der kurze Gedanke, sich schützen zu müssen, und ein Gefühl der Verzweiflung auftreten, das sich lohnt anzuschauen – wenn der Patient dies nicht noch zu heftig abwehren muss – und auf seine Brauchbarkeit als Ansatz für eine EMDR-Behandlung hin zu prüfen.

Bewusstseinsveränderungen (meist dissoziative Symptomatik)

- Amnesie oder Hypermnesie bezüglich traumatischer Ereignisse,
- dissoziative Phasen,
- Depersonalisation/Derealisation,
- Wiederholung des traumatischen Geschehens auch als grüblerische Beschäftigung da-

mit (meist kann der Patient die dabei durch den Kopf gehenden Gedanken recht präzise angeben, sie sollten dokumentiert werden).

Gestörte Selbstwahrnehmung

- Ohnmachtsgefühle, Lähmung jeglicher Initiative;
- Scham- und Schuldgefühle, Selbstbezichtigung;
- Gefühl von Beschmutzung bzw. Stigmatisierung;
- Gefühl, sich von anderen Menschen grundlegend zu unterscheiden; dies kann bis zur Annahme einer nichtmenschlichen Identität gehen.

Meist lassen sich diese gestörten Selbstwahrnehmungen gut gemeinsam mit dem Patienten in einem längeren oder kürzeren Prozess erarbeiten und verbalisieren. Für die EMDR-Behandlung ist dabei *ein kurzer Satz, der die Selbstwahrnehmung erfasst*, wie z. B. „Ich bin wertlos" oder „Ich bin schuld", wesentlich. Derartige Sätze stellen praktisch die narzisstische Verletzung als Folge eines Traumas dar. Ihre Einbeziehung in den Verarbeitungsprozess als *negative Kognition* stellt ein zentrales Element einer EMDR-Behandlung dar.

Gestörte Wahrnehmung des Täters

- ständiges Nachdenken über die Beziehung zum Täter (dabei auftretende Rachegedanken sind schon ein gewisser Fortschritt gegenüber den in den Frühphasen der Behandlungen häufigen Ohnmachtsgefühlen – auch wenn sie immer noch eine Form der Bindung darstellen);
- unrealistische Einschätzung des Täters (wobei Judith Herman darauf hinweist, dass das Opfer nicht selten die Machtverhältnisse eventuell realistischer einschätzt als ein Therapeut); diese Wahrnehmungsstörungen sind meist auch mit einer – anfangs oft versteckten – negativen Selbstwahrnehmung verbunden, die sich erarbeiten und als Ziel im EMDR-Prozess anvisieren lässt;
- Idealisierung oder paradoxe Dankbarkeit gegenüber dem Täter;
- Gefühl einer besonderen oder „übernatürlichen" Beziehung zum Täter;

- Übernahme des Überzeugungssystems oder der Rationalisierungen des Täters (Identifikation).

(Die drei letzten Wahrnehmungsstörungen sind deutlich komplexer aufzulösen.)

Beziehungsprobleme

- Isolation und Rückzug aus sozialen Beziehungen,
- gestörte Intimbeziehungen (Beziehungsabbrüche oder Probleme beim Aufbau von Beziehungen),
- Suche nach einem Retter (eventuell alternierend mit Isolation und Rückzug),
- anhaltendes Misstrauen gegenüber anderen.

Die Symptomatik gestörter (naher) Beziehungen ist mit der häufigste Grund, weswegen traumatisierte Patienten überhaupt in Behandlung kommen. Alle Behandlungsmöglichkeiten psychodynamischer oder behavioraler Orientierung sind hier notwendig, um diese häufig komplexe Problematik aufzulösen und den Patienten das Erleben erfüllter menschlicher Beziehungen (wieder) zu ermöglichen. Der Beitrag von EMDR in der Behandlung dieser Problematik ist sehr spezifisch: Warum ein Mensch vor nahen Beziehungen (bewusste oder nicht bewusste) Ängste hat, ist meistens sehr gut begründet. Die Erfahrungen, die dieser Vorsicht zugrunde liegen, können – wenn im Verlauf des therapeutischen Prozesses der Zugang zu ihnen gelingt – mit Hilfe von EMDR gezielt angegangen und prozessiert werden. In vielen Fällen ist aber auch nach Aufhebung der *Beziehungsblockade* noch weitere Therapie erforderlich, um das seit der Entstehung der (Beziehungs-)Blockade entstandene „*Entwicklungsdefizit" im Bereich Beziehung* im Schutz einer therapeutischen Beziehung zumindest teilweise nachholen zu können. Die im EMDR-Verfahren eingesetzten Zukunftsprojektionen, die derartige mögliche belastende zukünftige Situationen in sensu vorwegnehmen, bieten hier eine Möglichkeit, diese Entwicklung zu fördern und Entwicklungshindernisse früh zu erfassen und zu bearbeiten (häufig handelt es sich um mit dem Trauma zusammenhängendes Erinnerungsmaterial, das als Konditionierungen zweiter Ordnung weiter generalisiert ist).

Veränderungen des Wertesystems

- Verlust fester Glaubensinhalte,
- Gefühl der Hoffnungslosigkeit oder Verzweiflung.

Dieser Bereich wird von Überlebenden schwerer Kindheitstraumatisierungen in den angloamerikanischen Ländern in seiner Wichtigkeit, vor allem in der Integrationsphase der Behandlung, sehr betont. Wichtig ist aber, gerade hier dem Patienten keine von außen kommenden „Glaubenssysteme" aufzudrängen, sondern dem *Patienten selbst in aller Freiheit seinen persönlichen (spirituellen) Weg finden zu lassen.* Viele Probleme in diesem Bereich (der von vielen Patienten als Gegengewicht zu starken Suizidimpulsen stehen kann!) bessern sich im Übrigen bereits, wenn die Probleme rund um ihre Depressivität und (Objekt-)Beziehungsprobleme in der Therapie gezielt angegangen werden. Zudem gilt, dass bei nicht wenigen Überlebenden schwerer Kindheitstraumatisierungen der Therapeut häufig die erste „normale" Beziehung darstellt, die der Patient eingeht. Die Patienten nehmen dabei sehr genau wahr, was wir selbst für Überzeugungen haben, leben und in die therapeutische Beziehung schon in der Art, wie wir sie gestalten, einbringen. Und darin echt und ganzheitlich zu sein – ohne viele Worte –, ist mit das beste, was wir als Therapeuten den Patienten für ihr eigenes Wertesystem mitgeben können.

Erfassung früherer Traumatisierungen

Am Ende einer Anamnese sollte eine „Landkarte" früherer Traumatisierungen und Erinnerungslücken stehen, mit der der Therapeut die weitere Behandlung und den gezielten Einsatz von EMDR planen kann (Abb. 3.2).

Neben einer Reihe systematischer Instrumente gibt es eine – von Shapiro beschriebene – Methode, bei chronisch traumatisierten, nicht ausgeprägt dissoziativ gestörten Patienten, eine Liste der wichtigen Traumata zu erstellen. Man bittet dazu den Patienten, die fünf oder zehn belastendsten Ereignisse (möglichst „vom Kopf her") auf eine Liste zu schreiben. Da schon bei dieser Frage eine Triggerung problematischer Gefühle auftreten kann, sollte man entsprechend vorsichtig vorgehen. Diese *Liste der belastendsten Erinnerungen*, die auch in einer Behandlungsstunde erstellt werden kann, bespricht man mit dem Patienten. Als

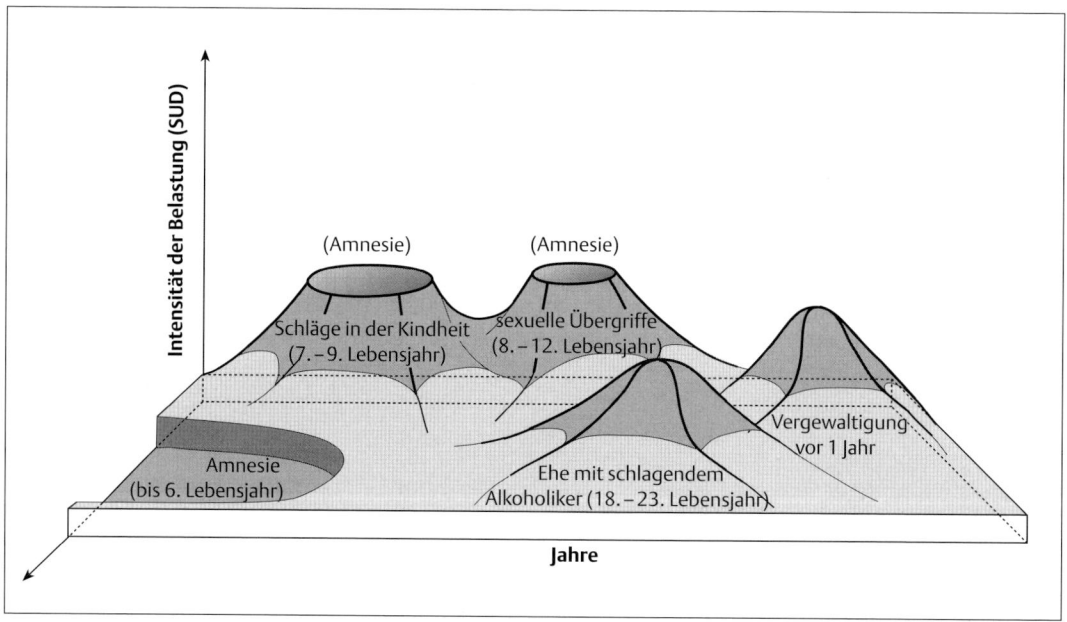

Abb. 3.2 Potenziallandschaft als Metapher für die idealtypische Clusterung von Traumata bei einer komplex traumatisierten Patientin. SUD = subjektive Belastung

nächsten Schritt versucht man, die Liste nach dem Alter, in dem der Patient war, als die Ereignisse geschahen, zu ordnen (schon diese Maßnahme strukturiert nicht selten das Trauma für manche Patienten in entlastender Weise und macht es mehr fassbar und umschrieben – Wirkfaktor „Klärung"). Zusätzlich zu dieser Liste der schwierigsten Belastungen hat sich eine zuerst erstellte und genauso lange Liste von besten Erinnerungen bewährt. Hier bekommt man einen Einblick in die Ressourcen des Patienten, die eine wichtige Vorraussetzung für die Bearbeitung der Belastungen darstellen.

Bei emotionaler Destabilisierung durch das Erfragen der Erinnerungen muss man entsprechende Stabilisierungsmaßnahmen einplanen (z.B. kurze Abschnitte, in denen man über das Thema Traumata spricht, längere Abschnitte, in denen man über nicht mit den Traumata verbundenen Themen spricht, Abschluss der Stunde mit einer Übung wie dem „sicheren Ort" etc.). Aber auch so eine *emotionale Destabilisierung im Rahmen der Anamneseerhebung* ist ein wichtiger Teil der Befunderhebung. Sie zeigt nämlich, dass der Patient derzeit noch wenig in der Lage ist, mit den Gefühlen, die mit den Erinnerungen verbunden sind, angemessen umzugehen. Auch in der Art, wie wir – schon in der Anamnese – dem Patienten helfen, die Situation zu kontrollieren („Sense of Mastery" entwickeln) und sich emotional (z.B. durch Distanzierungsübungen) wieder zu stabilisieren, können wir einen für diese Patienten wichtigen *Therapieschritt* fördern: die *Entwicklung von Affekttoleranz*.

Als nächster Schritt wird jedes Ereignis der Liste mit einem Grad der Belastung, den die Erinnerung *heute* bei dem Patient auslöst, versehen. Bei dieser Skala hat sich Shapiro an der von J. Wolpe (1990) entwickelten *SUD-Skala*, die Subjective Units of Discomfort (den Grad der Belastung) erfasst, orientiert. Statt einer Einteilung von 0 bis 100 schlägt sie aber eine etwas übersichtlichere Einteilung von 0 bis 10 vor. *0 bedeutet dabei „Ich weiß, es ist passiert, aber es belastet mich nicht mehr", 10 bedeutet „Die schlimmste Belastung, die ich mir vorstellen kann".* Auch wenn diese Skala sehr subjektiv ist (abhängig von den Belastungen, die sich ein Patient vorstellen kann), stellt sie doch eine deutliche Hilfe in der Strukturierung der Behandlung – später auch des Prozessierens der Erinnerungen – dar.

Sind mehrere Erinnerungen von ähnlicher Art (z.B. Gewalt durch einen Bruder) vorhanden, sollten sie, wenn die Ähnlichkeit groß genug ist (was der Patient in der Regel selbst gut feststellen kann), zusammen in einem so genannte *Cluster* gruppiert werden. Behandlungstechnisch zeigt sich, dass von derartigen Clustern ähnlicher Traumatisierungen (z.B. die mehreren Hundert sexuellen Übergriffe des Stiefvaters, der abends betrunken heimkommt und auf das Zimmer der Stieftochter geht) nicht jedes einzelne Ereignis prozessiert werden muss. Es ist daher eine Hilfe, derartige ähnliche Ereignisse, deren Traumaschemata, wenn sie länger zurückliegen, aneinander assimilieren, zusammen zu erfassen. Meist geschieht dies, indem man das erste, das schlimmste und das letzte Ereignis erfragt. Therapeutisch kann ein solches Cluster ähnlicher traumatischer Erfahrungen häufig durch *das Prozessieren eines einzigen „repräsentativen" Ereignisses aus einem Cluster* entscheidend abgeschwächt werden. Manchmal ist der *Generalisierungseffekt im Cluster* so stark, dass ein weiteres Prozessieren einer anderen Erfahrung aus diesem Cluster nicht mehr nötig ist. In der systematischen

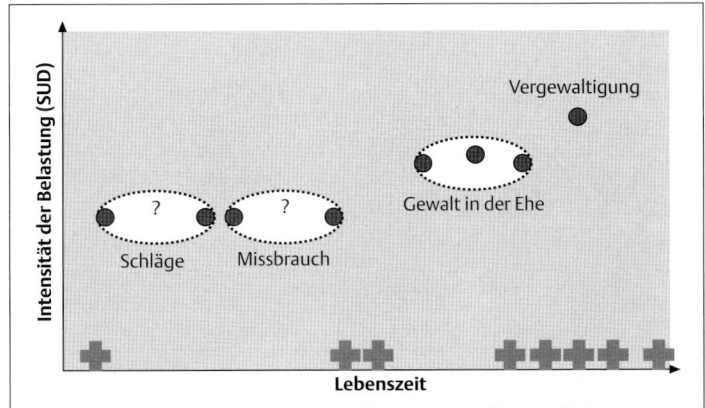

Abb. 3.3 Die Traumalandkarte der Patientin aus Abb. 3.2, schematisiert (Cluster sind durch Ringe gekennzeichnet, positive Erinnerungen können auf der Grundlinie eingefügt werden). SUD = Subjektive Belastung

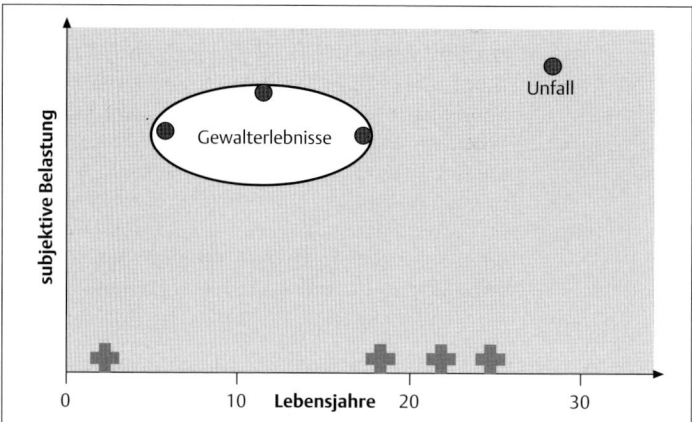

Abb. 3.**4** Erfassung von negativen und positiven Erlebnissen eines zweiten Patienten in einer zweidimensionalen Traumalandkarte.

Erfassung der Cluster werden immer die erste, die schlimmste(n) und die letzte Erinnerung erfragt und in ihrer Belastung (SUD) erfasst. Ist nun die erste Erinnerung komplett bearbeitet (SUD = 0), prüft man, ob die anderen beiden erfassten Erinnerungen ebenfalls in ihrer Belastung (SUD) abgesunken sind. Ist dies der Fall, kann von einer guten Generalisierung des Behandlungseffekts in diesem Cluster ausgegangen werden. Es lohnt sich daher auch, nach derartigen Möglichkeiten schon in der Erhebung der Vorgeschichte der Patienten zu suchen.

Ziel der systematischen Erfassung der wesentlichen Traumatisierungen ist es, eine „Landkarte der Traumatisierungen" zu erhalten, die eine *systematische, geplante Bearbeitung einzelner Traumata oder Trauma-Cluster* ermöglicht (Abb. 3.**3**, 3.**4**). Eine derartige grafische Übersicht ermöglicht es, auch in komplexen Situationen den Überblick behalten zu können und die für die Wirksamkeit der EMDR-Methode wichtige Präzision der Fokussierung einzuhalten (Maxfield u. Hyer 2002, Sack et al. 2001).

Dissoziative Diagnostik

Von besonderer Wichtigkeit ist bei einer Behandlung mit EMDR die Erfassung der klinisch häufig eher stillen oder nicht primär ins Auge fallenden dissoziativen Symptome. Grund dafür ist, dass *EMDR ein sehr starkes Instrument zur Auflösung dissoziativer Barrieren* darstellt und so – im Verlauf einer Behandlungsstunde – zum *Auftauchen der nicht selten sehr heftigen Affekte, die hinter der Amnesiebarriere lagen*, führen und so schwere Dekompensationen hervorrufen kann.

Beispielsweise bearbeitete eine Patientin in einer Stunde die Folgen eines Überfalls, bei dem Verbrecher versucht hatten, in ihre Wohnung einzubrechen. Danach war sie mit heftigen Ängsten, die sie sich nicht hatte erklären können, in die Behandlung gekommen. Wir stellten lediglich fest, dass die Ängste ungewöhnlicherweise erst in dem Moment des Überfalls (Auslöser!) aufgetreten waren, als die Verbrecher das Licht – durch Entfernen der Sicherungen – ausgemacht hatten und es dunkel geworden war. In einer EMDR-Sitzung, die auf den Überfall fokussierte, tauchte während der Phase der Stimulation und des Prozessierens (Phase 4) plötzlich eine völlig vergessene und in der vorherigen Sitzung erstmals schattenhaft angedeutete Erinnerung an einen frühen sexuellen Übergriff in einem dunklen Keller auf. Die Patientin wurde von den damit verbundenen Gefühlen so überflutet, dass – es war unglücklicherweise kurz vor einem Wochenende – eine längere psychotherapeutische, aber auch medikamentöse Stabilisierung erforderlich wurde. Die Bearbeitung der Erinnerung half der Patientin in ihrer Behandlung deutlich weiter. Aber auch wenn diese Art der Erfahrung mit EMDR nicht immer vermeidbar ist, sollte doch soweit wie möglich nach derartigen Erinnerungslücken und ungewöhnlichen Auslösern schon in der Anamnese gefahndet werden, um derartige Überraschungen zu vermeiden.

Systematisch empfehlen sich
- eine gezielte Anamnese mit Suche nach größeren amnestischen Lücken,
- ein Suchtest, der nach allgemeinen dissoziativen Symptomen fragt (FDS, s. unten).

Suche nach Amnesien

Ein Haupthindernis bei der Suche nach Amnesien ist die Tatsache, dass Amnesien den Patienten meist nicht bewusst sind. Auf die Frage „Haben sie eine Erinnerungslücke?" werden die meisten Patienten – auch die, die eine Amnesie haben – antworten „Nein" bzw. wenn sie vorsichtig sind „Mir ist keine Amnesie bewusst". Dieses Phänomen heißt *Amnesie für die Amnesie* und stellt ein wichtiges Hindernis in der Erfassung dieser wichtigen Problematik dar.

Amnesien müssen anders, in der Regel aktiver, erfragt werden. *Man fragt dabei nach spezifischen Erinnerungsinhalten* aus den verschiedenen Lebenszeiten und -bereichen, an die sich viele andere (Kinder) erinnern würden. Auch wenn die Schwankungsbreite mit dieser Methodik immer noch sehr hoch ist, verringert sie doch deutlich das Risiko, eine signifikante Amnesie (und damit das meist dahinterstehende Traumaschema mit seinen belastenden Affekten) zu übersehen. Derartige Fragen können z.B. sein:
- Erinnern Sie sich an ein Wohnzimmer einer Wohnung, in der sie als Kind gelebt haben? An die Küche? An ein eigenes Zimmer?
- Wie haben Sie Weihnachten in der Familie erlebt als Kind? Wie wurden Ihre Geburtstage gefeiert?
- Erinnern Sie sich an Ihre ersten Schulklassen? Wie war Ihr Klassenlehrer/Ihre Lehrerin? Wie kamen Sie mit Ihren Klassenkameraden zurecht?
- Waren Sie als Kind im Krankenhaus? Welche Erinnerungen haben Sie daran? (Nicht selten ist dies ein wichtiger Vergleichspunkt, wenn im häuslichen Bereich größere Erinnerungslücken auffällig sind.)

Suchtest für dissoziative Störungen (FDS)

Der beste Suchtest zur Erfassung aktiver dissoziativer Symptomatik ist der DES (Dissociative Experience Scale), der von Bernstein und Putnam (1986) entwickelt wurde. Die Skala besteht aus 22 Items und ergibt einen *Prozentwert*, indem der Patient das Auftreten dieser Symptome beschreibt. Der Test existiert in mehreren Übersetzungen in der 22-Item-Version, die autorisierte Übersetzung, der FDS (Fragebogen für dissoziative Erlebnisse), wurde von Freyberger et al. (1999) auf 44 Items (vor allem im Bereich der Konversionssymptomatik) erweitert. Sie ist im deutschsprachigen Bereich an über 1000 Patienten und Probanden validiert (Spitzer et al. 1998). Die deutsche und die englische Version erfüllen die Testkriterien gut, es darf bei der Anwendung jedoch nicht übersehen werden, dass etwa 20% der schwer dissoziativ gestörten Patienten unterhalb des Cut-off-Wertes (von 25%) angesiedelt sind. Die (Ausschluss-)Diagnose einer dissoziativen Störung sollte daher ausschließlich klinisch, am besten mittels eines diagnostischen Interviews, gestellt werden.

> Vor jeder EMDR-Therapie, besonders mit chronisch und komplex Traumatisierten, ist die Durchführung eines FDS unbedingt anzuraten.

Bei schwereren dissoziativen Störungen oder Behandlungsproblemen, die im dissoziativen Bereich liegen, wird eine weitere Diagnostik, z.B. mit Hilfe des SKID-D (Gast et al. 1999), empfohlen. Weitere Informationen für diesen besonderen Bereich finden sich in speziell dieser Patientengruppe gewidmeten Veröffentlichungen (Gast et al. 2005, Reddemann al. 2004).

Angstausbreitung

Bei einer Reihe von Patienten breitet sich das Vermeidungsverhalten nach einer psychischen Traumatisierung so weit aus, dass eine eigenständige Angststörung (z.B. eine Phobie, eine Panikstörung oder seltener eine generalisierte Angststörung) entstehen kann. Diese gelegentlich auch vom Patienten nicht mehr mit dem Trauma in Zusammenhang gebrachten Störungen erweisen sich in der EMDR-Behandlung dennoch als mit dem ursprünglichen Traumanetzwerk (assoziativ) verbunden und sollten gemeinsam mit dem Ursprungstrauma diagnostiziert und angegangen werden. Verhaltenstherapeutisch lässt sich dieser Vorgang auch zum Teil mit der Konditionierung zweiter Ordnung beschrieben. Eine Reihe dieser Patienten benötigen dabei jedoch mehr als das Standardprotokoll. Bei ihnen ist es zu einer eigenständigen Entwicklung der Angststörung gekommen, und der Einsatz entsprechender eigenständiger Protokolle (z.B. das Panikprotokoll von Shapiro) ist zu empfehlen. Ein Protokoll umfasst dabei ein manualiertes Ablaufschema, das den Einsatz von EMDR bei einem bestimmten Störungsbild genau beschreibt. Viele dieser Protokolle sind durch prospektive Studien gut validiert (wie z. B. das Standardprotokoll für eine einzelne belastende Erinnerung, das in den meisten Studien über die PTBS zum Einsatz kam). Die weiteren Protokolle zu Angststörungen zeigen in den bisherigen (zum Teil leider wieder mit erheblichen Mängeln behafteten) Studien noch keine so eindeutig positiven Ergebnisse wie das Standardprotokoll. Nach unserer Erfahrung sind sie aber klinisch in ähnlicher Weise hilfreich (s. Kap. 10).

Anpassungsstörungen

In den diagnostischen Kategorien des DSM-IV und der ICD-10 gibt es neben den in den Kapiteln 7 und 8 aufgeführten, in der Kindheit entstehenden Störungen eine weitere Gruppe von Störungen, die diagnostische Aufmerksamkeit verdient. Dies ist die Gruppe der Anpassungsstörungen.

> Anpassungsstörungen werden von einer identifizierbaren psychosozialen Belastung nicht außergewöhnlichen oder nicht katastrophalen Ausmaßes ausgelöst.

Während oder bis 3 Monate nach dieser Belastung, die offensichtlich die Kriterien „normalen Stresses" überschreitet, tritt zwar keine typische PTBS auf, doch es zeigen sich eine Reihe möglicher Folgen:
- Bei allen Anpassungsstörungen kommt es zu einer *bedeutsamen Beeinträchtigung* im sozialen oder beruflichen Leben.
- Kürzere oder längere *depressive Reaktion* (F 43.20, F 43.21): Nach Untersuchungen von McFarlane und Shalev kann diese Reaktion beim gleichen Stressor auftreten, bei dem eine andere Patientengruppe das Vollbild einer PTBS zeigt (McFarlane et al. 1997, Shalev u. Yehuda 1998). Die Unterscheidung nach der Qualität des Stressors allein erscheint daher von begrenztem Wert.
- *Angstsymptome*, die nicht die Kriterien einer anderen Angststörung erfüllen (manchmal mit depressiven Symptomen gemischt), sowie *Störungen im Bereich anderer Gefühle oder/und* (besonders bei Kindern!) *des Sozialverhaltens* – speziell in der ICD-10 werden folgende Symptome aufgeführt: Besorgnis, Anspannung und Ärger, bei Kindern Bettnässen und Daumenlutschen (Blore 1997).
- Das DSM-IV grenzt dabei die *pathologische Trauerreaktion* (Bereavement), das Auftreten derartiger Symptome nach dem Verlust einer nahestehenden Person, von der Kategorie der Anpassungsstörungen ab, während die ICD-10 sie einschließt. Für diese Patientengruppe hat Shapiro (1998) ein eigenes Protokoll geschrieben, das in einer prospektiven Studie nicht nur ausgezeichnete Effekte zeigte, sondern zügiger wirksamer war als die aus der konventionellen Verhaltenstherapie stammende Kontrollbedingung (Sprang 2001).
- Nach Definition klingt eine derartige Anpassungsstörung nach 6 Monaten, spätestens nach 2 Jahren (im Fall der längeren depressiven Reaktion), ab.

Vom Blickwinkel einer mehr ätiologischen Diagnostik her, wie sie in Kapitel 1 beschrieben wurde, sowie nach den Ergebnissen der Studien von McFarlane und Shalev, nach denen die (objektive) Schwere eines traumatisierenden Ereignisses nur teilweise ein unterscheidendes Kriterium zu sein scheint, muss eine andere Frage gestellt werden: Können nicht auch bei manchen der nicht katastrophalen Ereignisse bei manchen Menschen ein abgegrenztes, teils isoliertes Trauma-State und ein Traumaschema entstehen, das die Symptomatik einer Anpassungsstörung unterhalten? Dann aber stellte sich die Frage, ob es nicht auch derartige Störungen gibt, die nicht nach 2 Jahren abklingen. Als Beitrag dazu möchte ich von einer Patientin berichten:

> *Die Mitte 30-jährige Patientin war wegen einer anderen Störung in Behandlung gewesen und war zu einem Gespräch gekommen. Im Verlauf des Gespräches fragte ich sie (routinemäßig) nach belastenden Lebensereignissen. Sie berichtete daraufhin, als 5-Jährige allein in ein offenes Kanalrohr geklettert und darin steckengeblieben zu sein. Während die Patientin dies beschrieb, brach ihr der Schweiß aus und sie begann, leicht zu zittern (ein „isoliertes physiologisch steckengebliebenes Trauma" sagte ich mir; heute würde ich sagen „Symptome eines Trauma-States"). Sie beschrieb, dass sie etwa 15 Minuten darin steckengeblieben war, bevor sie gerettet wurde. Ich bot der Patientin an, eine Sitzung mit EMDR durchzuführen. Sie*

willigte ein. In der Sitzung trat unter EMDR-Stimulation eine mehrminütige Abreaktion auf, und das Bild der Situation wurde blasser, bis die Belastung von der Patientin auf 0 eingestuft wurde (SUD).

Wir waren am Ende der Stunde beide unsicher, was denn nun der „Behandlungserfolg" der Sitzung war, ich war mir lediglich sicher, ein klares Trauma-State prozessiert zu haben.

Am nächsten Morgen kam eine Notfallmeldung von der Patientin, und ein besonderes Gespräch musste eingeplant werden. Die Patientin klagte „Ich glaube, ich werde verrückt! Schon seit Jahren kann ich mir beim Schlafen die Decke nicht über den Kopf ziehen, weil das Ängste auslöst, und es löst jetzt keine Ängste mehr aus. Ich war beim Telefonieren in einer Telefonzelle und die Tür fiel zu. Dies ist ein Zustand, den ich normalerweise nicht ertragen kann, die Tür muss immer etwas offen bleiben! Diesmal habe ich das Zufallen der Tür aber gar nicht sofort, sondern erst beim Herausgehen bemerkt! Ich glaube, ich werde verrückt!" Ich konnte die Patientin in der Stunde beruhigen, dass der Wegfall der bisher von ihr nicht berichteten klaustrophobischen Symptomatik wahrscheinlich mit dem Ereignis im 5. Lebensjahr zusammengehangen hatte und dass sie keineswegs verrückt sei. Die Patientin schloss ihre Behandlung ohne ein Wiederauftreten der Klaustrophobie ab. Eine Nachbefragung nach über einem Jahr zeigte ebenfalls kein Wiederauftreten der Symptomatik.

Dieser Fall hat mein eigenes Bild von den Folgen einer „identifizierbaren psychosozialen Belastung nicht außergewöhnlichen oder katastrophalen Ausmaßes" verändert. Nach meiner heutigen Einschätzung sind derartige, bis auf das Zeitkriterium meist als Anpassungsstörungen einzustufende Störungen (als Folge eines im weiteren Sinne verstandenen Traumas) gerade durch die Umschriebenheit der Symptome für Therapeuten, die sich im Anfangsbereich ihrer Lernkurve für EMDR befinden, recht günstig. Die Ausbildungsseminare in EMDR zielen ja auch in der Auswahl der zu bearbeitenden Erinnerungen im Rahmen der Selbsterfahrung in einen ähnlichen Bereich: Folgen einer umschriebenen psychosozialen Belastung, die aber nur in einigen Fällen zur Ausbildung einer PTBS geführt hat.

Andere Störungen

Die Vielzahl der Störungen, die mittlerweile auch als mögliche Folgen von psychischen Traumatisierungen aufgeführt werden, soll hier nicht vollständig wiedergegeben werden, zumal in diesem Bereich von Seiten der Behandlungskonsequenzen derzeit sehr viel Diskussion durch relativ wenige solide Studien fundiert wird.

Dieses Buch möchte an dieser Stelle lediglich den Gedanken an eine *ätiologisch orientierte Traumadiagnostik* im Sinne der Suche nach dem traumatischen Prozess und seinen Substraten, den Traumanetzwerken, betonen.

Einige erfolgversprechende Ansätze und Protokolle, die den experimentellen Einsatz von EMDR über den Bereich der PTBS hinaus beschreiben, die aber derzeit noch nicht durch entsprechende kontrollierte Studien empirisch abgesichert sind, werden in Kapitel 10 genauer beschrieben.

Diagnostische Testinstrumente

Zur Diagnostik und laufenden Evaluation während einer Traumatherapie sollen im Folgenden vier Testinstrumente erläutert werden, die seit kurzem auch im deutschsprachigen Raum zur Verfügung stehen.

Im Bereich der *Gutachten* oder dann, wenn eine Diagnose ganz sicher gestellt werden muss, sollte die Diagnose einer PTBS mit Hilfe eines diagnostischen Interviews gestellt werden. Dafür stehen derzeit zwei Interviews zur Verfügung.

SKID-PTSD (strukturiertes Klinisches Interview für DSM)

Das SKID-PTSD gilt als ein diagnostisches Interview, mit dem eine PTBS sicher diagnostiziert werden kann.

Das SKID-PTSD ist ein von Spitzer et al. (1990) entwickeltes Interview, das in der Übersetzung von Wittchen auch in Deutsch vorliegt (Wittchen et al. 1990). Im Interview (das etwa 20–30 Minuten dauert) werden Fragen zu den zur PTBS im DSM-IV definierten Symptomkomplexen gestellt, die dann aber durch Nachfragen abklärbar sind. Das SKID hat nach amerikanischen Studien eine ausgezeichnete Übereinstimmung mit den Diagnosen erfahrener Kliniker (Kappa-Koeffizient:

0,93) sowie eine sehr gute Reliabilität und Validität. Die einzige Schwachstelle, die es mit den meisten anderen PTSD-Interviews teilt, besteht darin, dass bei einer Sensitivität von etwa 80 % doch einige PTSD-Diagnosen „übersehen" werden können. Wenn die anwendenden Kliniker aber darüber informiert sind, dies kritisch würdigen und eventuell im Grenzfall die Diagnose mit einem anderen Instrument überprüfen, ist das SKID-PTSD eines der einfachen und guten diagnostischen Interviews. Es wird von vielen Klinkern in den USA als „Golden Standard" für eine PTSD-Diagnose angesehen und häufig eingesetzt.

CAPS (Clinican administered PTSD Scale)

Die CAPS wurde 1990 von Blake und Mitarbeitern veröffentlicht. Deutsche Übersetzungen wurden von Schnyder und Moergeli (2002) angefertigt und an Unfallopfern erprobt. Die Korrelation mit der IES (Impact of Event Scale) ist gut, die Ergebnisse liegen aber derzeit noch nicht in Form einer Veröffentlichung vor. Die CAPS enthält in der vollständigen Version zusätzlich zu den 17 Items des DSM-IV noch 8 Items, die Schuldgefühle, Desillusionierung, Erinnerungsprobleme, Depressivität, Gefühle des Überwältigtwerdens und mörderische Gedanken in ihrer Intensität und Frequenz erfassen. Sie kann in etwa 45 Minuten durchgeführt werden und erfüllt in der amerikanischen Version die testpsychologischen Kriterien von Sensitivität und Spezifität gut. Nach Blake werden Häufigkeit und Schwere der Störung durch die CAPS tendenziell eher überschätzt, im Zweifelsfall ist eine Überprüfung durch erfahrene Kliniker empfehlenswert.

Im Bereich der klinischen Diagnostik und zur unbedingt zu empfehlenden Selbstevaluation genügt eines der 2 weiteren Instrumente, mit denen die unterschiedlichen Traumasymptome erfasst und in ihrem Verlauf während der Behandlung verfolgt und dokumentiert werden können.

IES (Impact of Event Scale)

Dieser Test ist der weitaus geläufigste und wurde, im Gegensatz zu vielen anderen der amerikanischen Instrumente, bei vielen verschiedenen Populationen von Traumapatienten angewandt. Er wurde 1979 von Horowitz und Mitarbeitern veröffentlicht und fragt in 15 Items nach Symptomen der Vermeidung/Betäubung und der Intrusion. Die Sensitivität ist mit 0,91 sehr gut, die Spezifität mit 0,61 etwas geringer. Das heißt die IES findet die Kranken gut heraus, aber nicht alle Patienten, die hohe IES-Werte haben, haben eine PTBS. Eine Übersetzung wurde von Hütter an mehr als 850 Patienten (mit einer Kontrollstichprobe von Medizinstudenten) validiert und entspricht in ihrer Auswertung etwa den amerikanischen psychometrischen Werten und Schwellenwerten (Hütter u. Fischer 1997).

IES-R

Die – entsprechend dem DSM-IV – um eine Übererregungsskala erweiterte *IES-R* (R=Revised) hat 22 Items (Weiss u. Marmar 1996). Sie scheint in den psychometrischen Werten zufriedenstellend zu sein. Eine von Maerker vorgelegte Übersetzung der IES-R wurde an 158 politisch Inhaftierten und Kriminalitätsopfern überprüft und in den psychometrischen Werten für gut befunden (Maerker u. Schützwohl 1998). Die Erfassung der PTBS-Diagnose ist mit einem Summen-Score (wie bei anderen Tests) nicht möglich. Eine Annäherung mit Hilfe einer Formel wird vorgeschlagen.

PTSS-10 (Post traumatic Stress Scale-10)

Die PTSS-10 ist ein aus lediglich 10 Fragen bestehender Fragebogen, der 1989 von Raphael und Mitarbeitern veröffentlicht wurde und nach allgemeineren Traumasymptomen – wie unter anderem Schlafstörungen, Alpträume, Stimmungsschwankungen, traumabezogene Ängste und Schreckhaftigkeit – fragt. Diese nicht rein PTBS-spezifischen Symptome lassen sich (was eines der Probleme spezieller PTBS-Skalen ist) recht gut mit der Diagnose einer PTBS in Zusammenhang bringen. Der Test wurde von Schade et al. (1997) in die deutsche Sprache übersetzt und an über 3000 Soldaten und Feuerwehrleuten validiert. Die Validität und die Spezifität sind für einen unspezifischen Test erstaunlich gut. Im Bereich der schwereren Symptomatik ist die Aussagekraft, bedingt durch die bisherige deutsche Stichprobe, derzeit noch etwas eingeschränkt.

Vorsichtsmaßnahmen

Wichtige Problembereiche, an die im Rahmen einer umfassenden Diagnostik vor Beginn einer Traumatherapie gedacht werden sollte, sind:

Temporallappenepilepsie: Dieses Krankheitsbild kann ein einer dissoziativen Störung sehr ähnliches Erscheinungsbild zeigen und sollte bei entsprechendem Verdacht von einem Neurologen ausgeschlossen werden.

Epileptische Erkrankung: Eine epileptische Erkrankung an sich ist – nach bisherige Berichten – bei gleichzeitigem Vorliegen einer traumabedingten Störung keine absolute Kontraindikation für eine EMDR-Behandlung. Auch wenn es bis zum jetzigen Zeitpunkt keine Berichte über durch EMDR ausgelöste Grand-Mal-Anfälle gibt, sollte die Krampferkrankung aber in jedem Fall (medikamentös) gut eingestellt sein und die Behandlung durch mit diesen Patienten erfahrene Therapeuten durchgeführt werden.

Floride Psychose: Die Differenzierung einer floriden Psychose von einer komplexen dissoziativen Störung ist gelegentlich schwierig. Mit Hilfe einer Reihe bewährter Instrumente (s. Kap. 7 und 8) lässt sich die Diagnose meist stellen. Einige wenige Patienten brauchen dennoch mehr Zeit, bevor sie sich – besonders wenn sie mehrere erfolglose Behandlungsversuche mit Neuroleptika hinter sich haben – wieder öffnen können. Einige Grenzfälle können meist durch eine qualifizierte Rorschach-Diagnostik gut differenziert werden.

Konzentrationsstörungen: Beim Vorliegen auffällig starker Konzentrationsstörungen sollten eine internistische und eine neurologische Diagnostik durchgeführt werden. Hier kann sowohl eine Komorbidität als auch ein eigenständiges, nicht primär psychotherapeutisch behandelbares Krankheitsbild (trotz eines traumatischen Ereignisses!) vorliegen.

Drogenabhängigkeit: Unter den Patienten, die – trotz Vorliegen einer Traumafolgestörung – auf eine EMDR-Behandlung überhaupt nicht oder negativ ansprachen, waren einerseits *Kokainabhängige*, die erst kurz vorher mit dem Gebrauch der Droge aufgehört hatten (Rothbaum 1992), andererseits ein *langjährig Amphetaminabhängiger*, der unter EMDR in einen Erregungszustand geriet und stationär aufgenommen werden musste (Shapiro 1995). Dies widerspricht nicht der Tatsache, dass zunehmend in Behandlungszentren für Suchtpatienten dem Traumaaspekt der Erkrankungen mehr Aufmerksamkeit gewidmet wird und es auch einige sehr vielversprechende Ansätze für die traumazentrierte Behandlung bestimmter Suchtpatienten (auch mit EMDR) gibt.

Starke innere Unruhe: Ähnlich sollte bei *starker innerer Unruhe* eine internistische Diagnostik, die zumindest einen chronischen Infekt und eine *Schilddrüsenerkrankung* ausschließt, erfolgen. Auch hier schließt das Vorliegen einer körperlichen Störung das Bestehen einer psychischen Traumafolgestörung keineswegs aus!

Herzerkrankung und Hypertonie: Im Rahmen körperlicher Diagnostik sind bei Patienten, bei denen eine Traumabearbeitung geplant ist, eine schwere *koronare Herzerkrankung* (die bei seelischer Belastung zum Herzinfarkt führen kann), eine *schlecht eingestellte Hypertonie* (die bei seelischer Belastung zum Schlaganfall führen kann) sowie eine *Herzinsuffizienz* (die zum Lungenödem führen könnte) auszuschließen. Bei schwereren körperlichen Erkrankungen sollte eine Behandlung in einem stationären Setting erwogen werden. *Das reine biologische Alter ist keineswegs ein Ausschlussgrund für eine EMDR-Behandlung!*

Wegen der mechanischen Augenbelastung bei der EMDR-Stimulation sollte zudem nach Augenerkrankungen, besonders nach *früheren Netzhautablösungen*, gefragt werden. Im Zweifelsfall lässt sich nach unserer Erfahrung das Problem auch sicherheitshalber mit einem Augenarzt besprechen, der dem Patienten eine entsprechende Erklärung gibt („Es bestehen keine Bedenken, eine psychotherapeutische Behandlung, die auch mit einer mechanischen Belastung der Augen verbunden ist, durchzuführen").

> *Das Auftreten von Augenschmerzen während der EMDR-Stimulation sollte immer Indikation zum Abbruch* (dieser Stimulationsform und eventuell auch des Reprozessierens) sein. Es gibt – aus naheliegenden mechanischen Gründen – eine reale Gefahr und zumindest einen Fallbericht einer Erblindung durch eine EMDR-Behandlung (durch einen nicht ausgebildeten Therapeuten) (Shapiro 1995).

Erhebung der Vorgeschicht: In die Erhebung der Vorgeschichte sollte ebenfalls das Erfragen juristischer Aspekte gehören. Wichtig ist dabei besonders im Bereich der akuten Traumatisierung, ob ein Verbrechensopfer z.B. noch einen *Täter identifizieren* muss. Dies kann in einem Teil der Fälle nach einer EMDR-Behandlung der traumatischen

Erinnerung deutlich schwerer werden (weil bei einem Teil der Patienten das *Bild des Täters* einfach *verblasst*). Bei einem anderen Teil der Patienten wird das Bild des Täters deutlicher. Es ist jedoch bisher unmöglich vorauszusagen, bei welchem Patienten was geschehen wird. Dies ist ein Umstand, über den ein Patient, bei dem ein entsprechender Strafprozess ansteht, unbedingt aufgeklärt sein sollte, bevor mit einer EMDR-Behandlung begonnen wird. Ebenso sollten auch anstehende *Entschädigungsverfahren, Opferhilfeanträge* oder *Rentenverfahren* besprochen und in ihrem möglichen Einfluss auf die Behandlung und eine mögliche Begutachtung diskutiert werden.

All dies kann – wie bei jeder anderen Form der Psychotherapie – einen Therapieerfolg auch bei sonst guter Ausgangssituation verhindern. In der Regel sollte ein Therapeut aber kein Gutachter (z. B. in einem Gerichtsverfahren) seines Patienten sein.

▪ Situation und Motivation

Wichtig ist, die derzeitigen Lebensumstände der Patienten zu berücksichtigen.

Sind genügend psychische und soziale Reserven für eine Traumabearbeitung vorhanden? Hat ein Patient ein *unterstützendes soziales Umfeld*, das es ihm ermöglicht, sich zusammen mit Freunden auch abzulenken oder mit ihnen zu reden (z. B. nach einer anstrengenden Therapiestunde)? Oder ist der Patient weitgehend isoliert und der Therapeut der stärkste soziale Kontakt?

Wie sieht der zeitliche Rahmen des Patienten aus? Ist er ein Entwicklungshelfer auf Heimaturlaub, für den die belastende Erinnerung an eine Entführung vor einem Jahr in 2 Monaten abgeschlossen sein sollte? Oder ist der Patient ein beruflich sehr engagierter Neurochirurg, der Erinnerungen an eine Traumatisierung in der Kindheit aufarbeiten will (dann sind hier z. B. Termine spät am Freitag zu empfehlen)? Auch der Beginn einer Traumabearbeitung kurz vor einem eigenen Urlaub oder einem längeren Urlaub des Patienten muss in die Abwägung der Situation einbezogen werden. *Eine einmal begonnene Traumabearbeitung ist nicht vollständig in ihrem Verlauf planbar, und etwas zeitlicher und energiemäßiger „Puffer" muss von Seiten der Patienten wie auch von Seiten des Therapeuten eingeplant sein.*

Auch sollte die Motivation zur Behandlung traumatischer Erinnerungen geklärt sein. Die Motivation zu erfahren, ob man in der Kindheit traumatisiert worden ist, die eigentlich eine Suche nach Erinnerungen beinhaltet, ist keine gute Grundlage einer EMDR-Therapie. *EMDR ist keine Methode zum Suchen traumatischer Erinnerungen,* und wie wir es für unsere Patienten formuliert haben: „Es gibt meist gute Gründe, warum einem Patienten bestimmte Teile seiner Erinnerung zu einem bestimmten Zeitpunkt noch nicht bewusst sind!" Dies heißt nicht, dass eine Psychotherapie in einer solchen Situation nicht indiziert sein kann. Eine gezielte Traumabearbeitung ist aber ohne zumindest wesentliche Teile von Erinnerungen nicht möglich.

▪ Psychische Stabilität

Da eine Traumabearbeitung in jedem Fall auch eine Belastung des Patienten darstellt, sollten die *seelische Belastungsfähigkeit* (Ich-Stärke), die Fähigkeit zum Umgang mit eventuell im Verlauf der Behandlung auftretenden starken Affekten (Fähigkeit zur Affektdifferenzierung und Affektmodulation) sowie die persönlichen und sozialen Ressourcen unbedingt erfasst und nötigenfalls entsprechend, vor allem in Phase 2 der Behandlung, gestärkt werden. Ein wichtiger Indikator ist dabei das Verhalten während der Anamnesephase. Eine völlige Unterdrückung von Affekten sowie ein Überflutetwerden von Erinnerungen und Gefühlen schon bei der Erhebung der Vorgeschichte sind Indikatoren, die zu einer vorsichtigen Annäherung an eine Traumabearbeitung mahnen. Da es sich bei den psychisch instabileren Patienten meist um komplex Traumatisierte handelt, wird hier der Einsatz des umgedrehten Standardprotokolls empfohlen, bei dem EMDR auch als Stabilisierungsmethode Verwendung finden kann (s. Kap. 7 und 8).

▪ Suchen nach Zugängen zum Traumanetzwerk

Neben dem Aufbau einer therapeutischen Beziehung, der Feststellung der traumatischen Erlebnisse und Erinnerungslücken sowie der resultierenden klinischen Symptomatik und der Erfassung möglicher Problembereiche gibt es einen EMDRspezifischen Aspekt in der Anamnese. Dies ist das Suchen nach Zugängen zu dem Traumaschema, dem (hypothetischen) neuronalen Traumanetzwerk, das während der EMDR-Behandlung bearbeitet und verändert werden soll. Es gibt eine Reihe von Möglichkeiten, dieses Geflecht von Erinnerungen, Gedanken, Gefühlen und Handlungsbereitschaften, das sich nach der Erhebung der Anamnese in seinen Umrissen abzeichnet, zu erreichen und in geplanter Weise Abschnitt für Abschnitt systematisch zu bearbeiten. Als Zugänge, die in der Triggerung der Phase 4 (Desensibilisierung und Reprozessieren) Verwendung finden können, haben sich unter anderem folgende bewährt:

- Am besten findet sich ein Zugang durch eine *vollständige traumatische Erinnerung* mit einem Bild, einem negativen (meist selbstentwertenden) Gedanken und einem Körpergefühl.
- Ein Zugang kann auch durch einen starken *negativen (selbstentwertenden) Gedanken* (z. B. „Ich bin wertlos") gefunden werden, wenn er von einem deutlichen Körpergefühl begleitet ist (s. „Affektbrücke", Kap. 7 und 8).
- Ein bestimmter *Auslöser* – der z. B. zu einem negativen Gedanken und einem (negativen) (Körper-)Gefühl führt – kann ebenfalls ein Zugang sein.
- *Flashbacks* oder Flashback-Träume könne ebenfalls Zugänge darstellen.
- Besonders bei Kindern kann auch ein Zugang allein durch ein *Bild des Täters* (oder dessen Symbolisierung) gefunden werden.

Erstellen eines Behandlungsplans

Am Ende der Anamnese liegt in der Regel ein umfassendes Bild der Symptomatik, der Vorgeschichte und der (bekannten) Belastungssituationen, größerer Amnesien, der Ressourcen und der Motivation des Patienten sowie eine Vorstellung von möglichen Zugängen zu dem Netzwerk traumatischer Erinnerungen vor.

Auf dieser Grundlage wird dann gemeinsam mit dem Patienten ein Behandlungsplan erstellt, der das Vorgehen in der Behandlung in einzelne Schritte gliedert, dem Patienten ermöglicht, seine informierte Zustimmung zur Behandlung zu geben, und einen möglichst fokussierten Ablauf der gesamten EMDR-Behandlung erlaubt.

Der Behandlungsplan ist bei einem stabilen Patienten mit einem Einzeltrauma (Typ I nach Terr) relativ leicht zu erstellen. In der Regel wird dabei, wenn der dissoziative Anteil der Störung nicht zu stark ist (z. B. große Teile des Ereignisses sind vergessen, was den Verlauf der Behandlung deutlich verlängern kann), das traumatische Ereignis schon frühzeitig in der Behandlung fokussiert. Dies kann bei klar diagnostizierten Fällen nach einer einzelnen, nicht zu schweren Traumatisierung durchaus schon in der zweiten Therapiestunde der Fall sein.

Je komplexer das Trauma wird, desto eher müssen zusätzliche Stabilisierungsphasen (eventuell auch unter Einbeziehung medikamentöser Maßnahmen) und Re-Evaluationsphasen, nach denen der Behandlungsplan geprüft und eventuell modifiziert wird, in der Behandlungsplanung berücksichtigt werden.

Über die Behandlungsplanung im Rahmen dieses komplexen Gleichgewichts finden Sie mehr in den Kapiteln 7 und 8, in denen der gezielte Einsatz von EMDR im Rahmen einer wiederholt durch Stabilisierungssitzungen oder erneute Beziehungsreflexion unterbrochenen Behandlung detaillierter beschrieben wird.

4 Phasen der EMDR-Behandlung II: Vorbereitung und Traumabearbeitung

Nachdem eine umfassende traumspezifische Diagnostik (s. Kap. 3) durchgeführt und eine Indikation zur Behandlung mit EMDR gestellt wurde, folgt der Ablauf der weiteren Behandlung dem Ablauf der von Shapiro beschriebenen 8 Phasen (Shapiro 1998 und 2001) (Abb. 4.1).

Auch wenn bei einer großen Zahl ambulanter Behandlungen diese Phase kurz ist, sollten hier, vor allem wegen der zunehmenden traumabearbeitenden Behandlungen schwer komplex traumatisierter Patienten, drei Teile der Vorbereitung und Stabilisierungsphase unterschieden werden.

4.1 Phase 2: Vorbereitung und Stabilisierung

Diese auf Anamnese und Diagnosestellung folgende Phase der Behandlung kann bei unkomplizierten posttraumatischen Belastungsstörungen (PTBS) relativ kurz sein, *ohne den erfolgreichen Abschluss dieser Phase ist jedoch eine EMDR-Behandlung in der Regel nicht erfolgreich durchzuführen.*

In dieser Phase der Behandlung werden die notwendigen stabilisierenden Maßnahmen getroffen, die es ermöglichen, dass der Patient die spätere erneute Konfrontation mit dem Trauma in den Phasen der Traumabearbeitung ohne allzu große Belastung oder gar klinische Dekompensation durchführen kann (Wirkfaktoren „Klärung" und „Ressourcenaktivierung").

■ Medizinische Stabilisierung

Die medizinische Stabilisierung ist immer einer gezielten Traumabearbeitung voranzustellen. So sollte z. B. ein Patient, der einen schweren Verkehrsunfall erlitten und schwere Verletzungen davongetragen hat, organisch gut stabilisiert sein, bevor eine spezifische traumabearbeitende Behandlung vorgenommen wird. Im Fall älterer Patienten sollte auch eine Abklärung bzw. Behandlung komorbider, schwerer anderweitiger Erkrankungen (z. B. Herzerkrankungen) abgeschlossen bzw. der Patient ausreichend stabilisiert sein. Von Seiten der psychiatrischen Erkrankungen sind hier ausdrücklich schwere Suchterkrankungen sowie schwere depressive Krankheiten zu nennen, die vor einer Traumabearbeitung vorrangig behandelt werden sollten. Geschieht dies nicht, kann z. B. bei

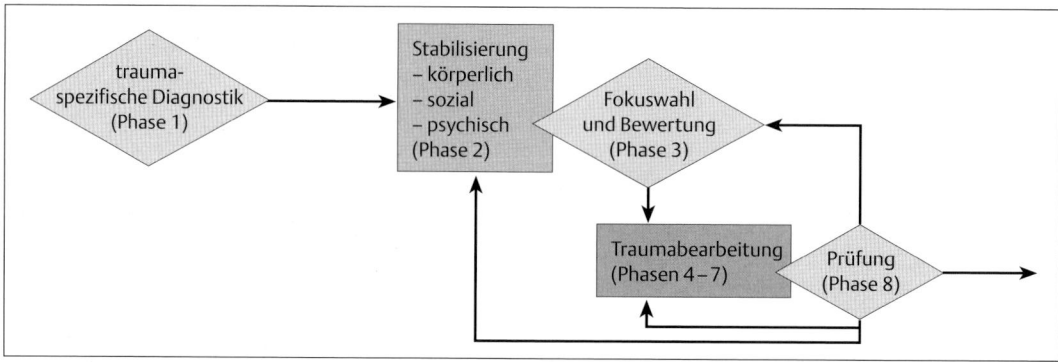

Abb. 4.1   Die acht Phasen des EMDR-Behandlungsplans.

einem Suchtkranken der in einigen Fällen wieder ansteigende Suchtdruck zu einer deutlichen Verschlechterung der Suchterkrankung führen. Im Fall einer schweren Depression wird eine Traumabearbeitung nicht nur durch die depressiven Gefühle, sondern auch durch die Verlangsamung des Denkens deutlich beeinträchtigt.

Soziale Stabilisierung

Eine soziale Stabilisierung ist vor allem deswegen notwendig, weil die Fähigkeit, schwierige soziale Situationen stabil zu halten bzw. einen normalen Alltag aufrecht zu erhalten, während einer Bearbeitung schwerer traumatischer Erinnerungen kompromittiert sein kann. Es sollte daher – wenn eben möglich – sichergestellt sein, dass wesentliche Wohn-, Arbeits- und Einkommensverhältnisse geklärt und stabil sind, bevor mit einer Traumabearbeitung begonnen wird. Ebenso muss geklärt sein, welchen Platz die derzeitige Traumabearbeitung im Rahmen eines gesamten Therapieplans hat. Besonders bei komplex Traumatisierten ist es im Fall z. B. einer stationären Behandlung meist notwendig, eine weitergehende ambulante psychotherapeutische Versorgung nach einer stationären Traumabearbeitung schon vor Beginn einer stationären Traumabearbeitung sicherzustellen.

Im Fall von Gewaltverbrechen gehört zur sozialen Stabilisierung, wenn irgend möglich, der Abbruch des Kontakts zum Täter. Hat der Täter nämlich während einer Traumabearbeitung noch Zugriff auf das Opfer, kann die durch die Traumabearbeitung entstehende psychische Belastung das Opfer in eine schwächere Position bringen und dem Täter (z. B. einem gewalttätigen Lebensgefährten) die Möglichkeit geben, dies zu erneuten Übergriffen auszunutzen.

Ein besonderer Problemfall sind hier Kinder und Jugendliche in Familien, in denen Gewalt und sexuelle Übergriffe geschehen. Die Trennung vom (mutmaßlichen) Täter ist in diesen Fällen sehr viel schwieriger. Als Grundregel sollte jedoch festgehalten werden, dass bei anhaltendem Täterkontakt keine Traumabearbeitung vorgenommen werden sollte.

Psychische Stabilisierung

Eine psychische Stabilisierung geschieht im Grunde bereits bei nicht komplizierten Traumatisierungen während der ersten Behandlungsstunden, in denen die Vorgeschichte des Patienten erhoben und die therapeutische Beziehung aufgebaut wird. Eine routinemäßig zu empfehlende Stabilisierungsmethode, die auch für diese Patienten geeignet ist, ist die Übung des *„sicheren Ortes"*. Die Übung lässt sich von den meisten Patienten zügig erlernen und wird häufig als sehr entlastend erlebt. Weiterhin kann sie bei unvollständiger Traumabearbeitung am Ende einer Stunde, in der traumatisches Material prozessiert wurde, als Abschlusstechnik eingesetzt werden.

Sicherer Ort

Spezifische Anweisungen für die Etablierung eines „sicheren Ortes" gibt es in sehr verschiedenen Formen.

Es gibt einige Patienten, die große Schwierigkeiten haben, sich überhaupt einen Ort als sicher vorzustellen. In einem solchen Fall sollte man eine Stabilisierung zu Anfang besser mit einer anderen Methode versuchen Nicht selten ist diese Unfähigkeit, einen „sicheren Ort" zu finden, auch ein Hinweis darauf, dass der Patient selbst noch keine oder keine ausreichende Erfahrung von „Sicherheit" gemacht hat und diese daher auch nicht in Form eines sicheren Ortes symbolisieren kann. In derartigen Fällen gilt es einerseits, die Erfahrung der Behandlung zu einer Erfahrung von Sicherheit und Vorhersagbarkeit zu machen, und andererseits, Methoden, die das Symbolisieren positiver Ressourcen verbessern, einzusetzen (z. B. die psychodynamische imaginative Traumatherapie – PITT; Reddemann 2001 und 2004). Wenn diese häufig komplex traumatisierten Patientinnen etwas stabiler sind, können hier auch EMDR-Methoden der Ressourcenverstärkung (z. B. die Absorptionstechnik) zum Einsatz kommen. Insofern kann die hier beschriebene Übung zur Verstärkung des sicheren Ortes nur ein Beispiel für eine Vielzahl von hilfreichen inneren Bildern sein, die bei diesen Patienten therapeutisch eingesetzt werden können.

Es gibt verschiedene Erfahrungen mit der *Verstärkung eines sicheren Ortes durch Augenbewegungen*. So besteht z. B. bei schwer traumatisierten, hoch dissoziativen Patienten (mit FDS-Werten von >25%; s. Kap. 3) die Gefahr, dass bei den Augenbewegungen (oder anderen Stimulationen) zur Verankerung des sicheren Ortes eine dissoziative Barriere durchbricht und traumatisches Material den sicheren Ort beeinträchtigt. In derartigen Fällen sollte man lieber den sicheren Ort rein imaginativ einrichten und verstärken. Beides, die Einrichtung mit und ohne Augenbewegungen, ist effektiv. Genauere Untersuchungen über die Differenzialindikation stehen derzeit noch aus.

Als ein praktisches Beispiel für die Etablierung eines sicheren Ortes soll hier in Anlehnung an die Arbeiten von Shapiro und Lazrove eine Formulierungsmöglichkeit angeführt werden: „Sie können diese Übung mit offenen oder geschlossenen Augen machen, wie Sie möchten. Versuchen Sie, sich einen Ort vorzustellen, an dem Sie sich gut und sicher fühlen könnten. Es kann ein realer oder ein vorgestellter Ort sein (eventuell Erwähnung der Kartei der Erinnerungsbilder schöner Orte). Es kann ein Platz sein, an dem Sie gewesen sind oder an den Sie gerne gehen würden. Sagen Sie mir, wenn Sie ihn im Bewusstsein haben."

Wenn der Patient sich einen Platz vorstellen kann, wir das innere Bild durch die Fokussierung auf Sinneswahrnehmungen und Gefühle verstärkt: „Wenn Sie einen Ort gefunden haben, schauen Sie sich einfach einmal um. Wie ist das Licht dort? Wie ist die Temperatur dort? (Hier kann man auch etwas suggestiv verstärken: Ist es warm oder kühl?) Welche Geräusche kann man hören? Welche Gerüche kann man riechen? Beobachten Sie einfach, welche Gefühle dies in Ihnen auslöst."

Wenn ein Patient sich an dieser Stelle etwas entspannt, kann er angewiesen werden, noch etwas an dem Ort zu verbleiben – „solange es jetzt gut für Sie ist".

Zur weiteren Verankerung kann, während der Patient auf den Ort und die positive Körperempfindung fokussiert, ein einzelnes Set langsam ausgeführter Augenbewegungen (über 30–45 Sekunden) durchgeführt werden. Danach sollte man fragen, wie der Klient sich fühlt. Wenn er sich gut fühlt, sagt man: „Dies ist Ihr sicherer Ort. Sie können dorthin jederzeit gehen, auch während und nach den Therapiesitzungen."

Wenn der Klient sich nicht sicher fühlt oder Unklarheit besteht, wie sicher er sich fühlt, kann man ihn fragen: „Was könnte diesen Ort noch sicherer machen?" Lazrove hat mit dieser Frage gute Erfahrung gemacht, und die Klienten beschreiben normalerweise etwas imaginativ Konkretes wie „die Tür verschließen" oder „ein Tier bei mir haben". (Das letztere ist insofern mit Vorsicht zu betrachten, da es sich bei komplex Traumatisierten mit ihren vielfältigen schlechten Erfahrungen mit anderen Menschen meist empfiehlt, keine Menschen am sicheren Ort zu imaginieren. Kontraindiziert ist in fast jedem Fall die Vorstellung, den Therapeuten an den sicheren Ort mitzunehmen oder den Ort in direkter Verbindung mit ihm auszuwählen. Patienten, die dies spontan tun, haben meist auch noch einen längeren therapeutischen Weg vor sich, bevor sie zu einer erfolgreichen Traumabearbeitung bereit sind.) Andere Veränderungen (die sehr kreativ sein können) werden bestärkt, und der Therapeut ermutigt den Patienten: „Stellen Sie sich den Ort so vor!" und verankert dies mit einem Set von Augenbewegungen.

Man kann die Übung noch durch das erneute Hervorrufen negativer Gefühle und das erneute Stabilisieren durch Aufsuchen des sicheren Ortes (zuerst mit Hilfe des Therapeuten, dann allein) verstärken. Dies wird aber lediglich bei stabileren Patienten zu empfehlen sein.

Danach muss noch einmal geprüft werden, ob der Klient sich tatsächlich sicher fühlt. Wenn dies immer noch nicht der Fall ist, sollte noch weiter – mit anderen Techniken – stabilisiert werden, denn der Klient ist wahrscheinlich noch nicht für EMDR bereit. Wenn er sich sicherer fühlt, kann das Aufsuchen des sicheren Ortes als regelmäßige Hausaufgabe zum Üben abgesprochen werden (Lazrove 1998, Shapiro 1995).

Sowohl der sichere Ort als auch andere imaginative Übungen sind Techniken, die eine stärkere Trance induzieren können. Nach Durchführung einer derartigen Übung sollte in jedem Fall sichergestellt werden, dass der Patient wieder voll bewusst und in keiner Trance mehr ist. Beim Abgleiten in eine tiefere hypnotische Trance kann auch eine entsprechende *Rücknahmetechnik* (z.B. Zählen von 1 bis 5) eingesetzt werden.

Besonders bei komplex traumatisierten Patienten (s. Kap. 7 und 8) kann die psychische Stabilisierung viel Zeit in Anspruch nehmen. In dieser Phase werden das Selbstwertgefühl und die Ich-Funktion des Patienten mit verschiedenen Methoden gestärkt. Ziel ist dabei eine ausreichende Belastungsfähigkeit zur Bearbeitung und Integration traumatischer Erinnerungen, speziell ausreichende Affektdifferenzierung, Affekttoleranz und Affektmodulation. Zur Stabilisierung traumatisierter Patienten können dabei auch andere ressourcenorientierte Techniken – wie Tagebuchtechniken, imaginative Techniken und körperorientierte Therapieverfahren (konzentrative Bewegungstherapie, Feldenkrais, Zapchen, Chi Gung etc.) – zum Einsatz kommen. Weiterhin können Techniken aus dem Bereich der Verhaltenstherapie – wie Selbstsicherheitstraining, Angstbewältigungstraining und andere – mit gutem Erfolg in der Stabilisierungsphase verwendet werden.

Diese Schritte können bei verschiedenen Patienten mit psychischen Traumatisierungen unterschiedlich viel Zeit in Anspruch nehmen. So kann ein bis dahin unauffälliger Polizist oder Bankangestellter nach einem nicht allzu komplizierten Unfall oder Überfall diese Phase in 1–2 Behandlungsstunden abschließen, während ein Patient mit einer komplexen Traumastörung (z.B. DESNOS; s. Kap. 3) nach jahrelangen Misshandlungen in der Kindheit oder gar ein Patient mit einer dissoziativen Identitätsstörung (DIS) für diese Phase ein bis mehrere Jahre benötigen kann.

4.2 Indikation zur Traumabearbeitung

Stabilisierung geht immer vor und kommt – wenn klinisch nötig – intermittierend in jeder Traumabehandlung vor. Dies ist ein nicht ganz einfach durchzuführendes Prinzip, da der Leidensdruck der Patienten und die Hoffnung, endlich – gerade durch die neue (und leider manchmal mit magischen Erwartungen besetzte) EMDR-Methode – Hilfe zu bekommen, häufig sehr groß sind.

Der Grundsatz des in der Behandlung komplex Traumatisierter erfahrenen Traumatherapeuten Richard Kluft *„Make haste slowly"* – was soviel heißt wie „arbeite zügig, aber tu es langsam (und umsichtig)" – hat sich hier immer wieder bewährt. Es hilft Patienten wenig, wenn Traumabearbeitung zu früh, bei nicht ausreichender Stabilisierung begonnen wird. In der Regel kommt es zu Rückschlägen, die auch vom Patienten in diesem Belastungsgrad häufig nicht vorausgeahnt worden sind. Besonders häufig geschieht dies bei Patienten, die mit einem Teil der Gefühle, die mit dem Trauma verbunden sind, nur teilweise in Kontakt sind, die beim Prozessieren mit diesen Gefühlen in Kontakt kommen und in einer Überflutung steckenbleiben können. Bei einem schwer leidenden, überfluteten instabilen Patienten besteht in der Regel keine Indikation zur Traumabearbeitung mit EMDR, sondern es ist wichtig, eine Indikation zur Stabilisierung zu stellen. Es ist wesentlich, dass ein Traumatherapeut sich dabei nicht in die nicht selten überhöhten Erwartungen bezüglich einer Traumabearbeitung hineinziehen lässt, sondern zügig und fokussiert in einem Gesamtplan zur Behandlung vorgeht (z.B. beim Stabilisieren).

Ein nächster Schritt ist die vorläufige Festlegung der Reihenfolge, in der die traumatischen Erinnerungen bearbeitet werden. Dies geschieht unter Abwägung der Notwendigkeit, dass der Patient ein Gefühl der Kontrolle über die Situation behält (z.B. dass die Bearbeitung einer traumatischen Erinnerung mit Erfolg abgeschlossen werden kann) einerseits, und einer nicht selten bedrängenden klinischen Symptomatik, die durch eine schwerere Traumatisierung hervorgerufen wird, andererseits.

Diese Planung des schrittweisen Vorgehens der Traumabearbeitung kann bei einigen Patienten recht kompliziert werden, da sowohl schwere, klinisch bedrängende Traumata als auch eine kompromittierte Ich-Stärke vorliegen können. In Fällen von schweren komplexen Traumafolgestörungen kann auch eine Veränderung des Standardvorgehens im EMDR-Protokoll (das umgedrehte Standardprotokoll, s. Kap. 7 und 8) erforderlich sein.

Bei mehrfach traumatisierten Patienten sollte in jedem Fall eine Gruppierung verschiedener Traumata nach Art, Täter, Alter des Opfers etc. vorgenommen werden (Clusterung). Beim weiteren Vorgehen lässt sich jeweils eine repräsentative bzw. besonders schwere traumatische Erinnerung aus einer derartigen Gruppe zuerst bearbeiten. *In sehr vielen Fällen kann nach einer erfolgreichen Bearbeitung mit EMDR die Abschwächung der Belastung in der ganzen Gruppierung (Cluster) beobachtet werden.*

4.3 Phase 3: Bewertung des Traumas

In dieser Phase wird eine einzelne, z.B. für eine Gruppe von Erinnerungen repräsentative, Erinnerung gezielt ausgewählt. Im Verlauf der Phase 3 wird diese Erinnerung in spezifischer Weise fokussiert, differenziert und bewertet, um sie im weiteren Verlauf zügig reprozessieren zu können. Speziell bestimmte Aspekte dieser Phase können an sich schon deutliche Klärungsfunktion haben.

Ablauf der Bewertungsphase

Während der Bewertungsphase wird in der Regel mit dem Patienten Folgendes erarbeitet – und am besten in dieser Reihenfolge (Abb. 4.2):

- Ein für den Patienten in seiner derzeitigen Belastbarkeit geeignetes Trauma. Am Besten wählt man ein Trauma, das für einige andere ähnliche Traumata (ein Cluster) repräsentativ ist und dem Patienten Beschwerden verursacht, z. B. Bilder in Flashbacks, Körpersymptome etc. auslöst. Dies bietet die beste Möglichkeit für eine zügige Symptomverminderung und Generalisierung bei erfolgreicher Prozessierung.
- Ein für dieses eine Trauma *repräsentatives Bild*, das den Moment der schwersten Belastung darstellt (z. B. der Anfang des „inneren Films" oder ein „Standbild" des schlimmsten Moments).
- Eine (häufig das Selbstwertgefühl betreffende) *negative Kognition* (z. B. „Ich habe versagt") zu der traumatischen Erinnerung.
- Eine (meist polare) *positive Kognition* (z. B. „Ich habe getan, was ich konnte"), in der zum Ausdruck kommt, wie der Patient heute gerne über sich denken würde.
- Eine Einschätzung der im Moment spürbaren *Stimmigkeit der positiven Kognition* auf einer Skala von 1 bis 7. In dieser von Francine Shapiro entwickelten *VoC-Skala* (Validity of Cognition Scale) zur Erfassung der kognitiven Dissonanz bedeutet 1 „überhaupt nicht stimmig" und 7 „völlig stimmig". In der Regel stimmt die positive Kognition zwar „vom Kopf her", von der gefühlsmäßigen Stimmigkeit her ist sie jedoch meist nur wenig „stimmig".
- Ein mit dem Ereignis verbundenes *Gefühl* (wie z. B. Angst, Hilflosigkeit oder Trauer).
- Eine *Einschätzung der subjektiven Belastung durch die Erinnerung* auf einer von Wolpe entwickelten Skala von 0 bis 10. Auf dieser *SUD-Skala* (SUD: Subjective Units of Discomfort) bedeutet 0 „keine Belastung" und 10 „die schwerste vorstellbare Belastung".
- Als letztes wird der Patient nach der meist vorhandenen sensorischen Komponente des Traumas, dem mit der Erinnerung an das Trauma verbundenen *Körpergefühl*, gefragt.

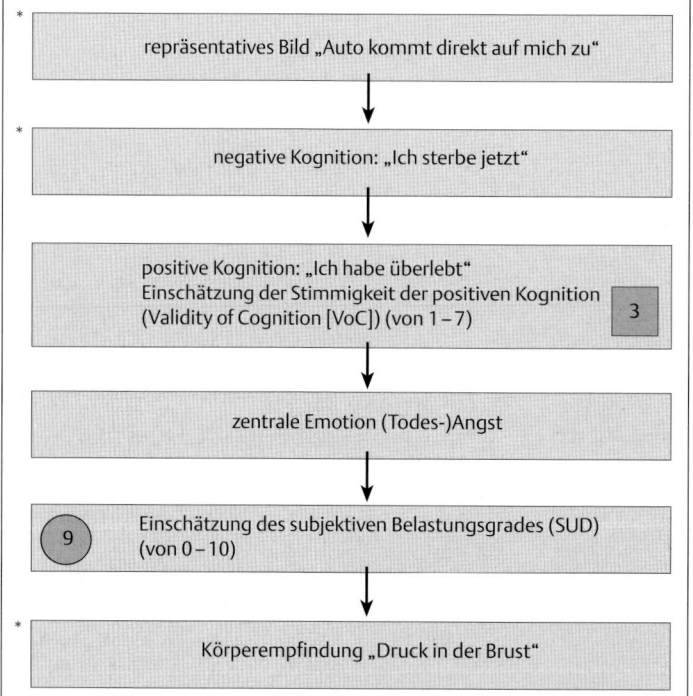

Abb. 4.2 Phase 3: Bewertungsphase eines Verkehrsunfalls.
* zur Triggerung in Phase 3 notwendige Anteile.

4.4 Exkurs: Kognitionen

Die Erarbeitung von mit dem Trauma verbundenen Kognitionen scheint den Effekt der Traumabearbeitung in Phase 4 zu verstärken, auch wenn derartige Kognitionen (z. B. bei kleinen Kindern) nicht in jedem Fall in einer EMDR-Behandlung erarbeitet werden können. Verzerrte Kognitionen sind im Netzwerk traumatischer Erinnerungen eng mit den fragmentiert gespeicherten traumatischen Erinnerungen verbunden und stellen nicht selten erhebliche Hindernisse in der Alltagsbewältigung, aber auch in der Behandlung der Patienten, dar. Diese negativen „Fehlverarbeitungen" traumatischer Erinnerungen gilt es, wenn möglich *schon bei der Erhebung der Vorgeschichte, zu erfassen* und in Verbindung mit dem auslösenden bzw. verstärkenden traumatischen Erlebnis in die Traumabearbeitung einzubringen (Leeds 1994, Shapiro 1995).

Ein negatives Selbst oder negatives situationsbezogenes Denken gehört zentral zu den Folgen psychischer Traumatisierungen, kann verschiedene Bereiche umfassen und verändert sich aber nach Bearbeitung mit EMDR, meist ohne dass zusätzliche kognitive Interventionen erforderlich sind.

Der Prozess des Suchens einer passenden Kognition kann im Verlauf der Bewertungsphase sehr zügig, aber auch sehr schwierig verlaufen. Einige von Leeds (1994) zusammengestellte Anregungen können dabei hilfreich sein: Im EMDR-Modell stellen die Kognitionen neben dem repräsentativen Bild der traumatischen Erinnerung und dem Körpergefühl einen wichtigen Zugang zur traumatischen Erinnerung dar. Die fragmentierte traumatische Information, die sich im Verlauf des traumatischen Prozesses im Traumanetzwerk kristallisiert, besteht mit Fortschreiten des Prozesses aus einer Mischung aus sensorischen Wahrnehmungen, Affekten und Kognitionen mit verschiedenen Graden der Einbeziehung des Selbst (LeDoux et al. 2003). Negative Kognitionen können dabei sozusagen als Ausdruck unvollständig verarbeiteter Wahrnehmungen und Affekte, die aus traumatischen Situationen stammen, betrachtet werden. (Nach Beobachtungen aus EMDR-Therapien spielt bei der Verarbeitung traumatischer Erinnerungen der Affekt eine deutlich zentralere Rolle als die Kognitionen. So kann es z. B. während einer EMDR-Sitzung geschehen, dass starke negative Kognitionen – wie der Satz „Ich bin schuld" – nach einigen wenigen Sets von Augenbewegungen ohne weitere verbale Intervention vom Patienten nicht mehr als sehr eindringlich oder wichtig erlebt werden.)

Die Suche nach einer negativen Kognition vor Beginn der Traumabearbeitung geschieht mit zwei Zielen:
- Die negative Kognition ist die Grundlage für das Finden einer positiven Kognition (in der Regel sollte sich sowohl die negative als auch die positive Kognition auf den gleichen Themenbereich – Hilflosigkeit, Schuld – beziehen). Grundsätzlich sind es vier Bereiche, aus denen eine negative Kognition entstammen kann (s. Anhang, Kap. 11).
- Eine gute negative Kognition stimuliert die affektive Komponente der traumatischen Erinnerung und hilft so bei der Triggerung beim Beginn des Prozessierens.

Zusätzlich kann eine gut gewählte negative Kognition bei der Generalisierung der Entlastung durch die Bearbeitung des Traumas durch ihre Beziehung zu anderen traumatischen Erinnerungen unterstützend wirken.

Das Ausarbeiten einer positiven Kognition vor Beginn der Arbeit mit intensiven traumatischen Affekten ist eine der Möglichkeiten, schon vor der Traumabearbeitung selbst eine Perspektive „vom Kopf her" aufzubauen, wie der Patient sich verändern möchte.

Eine *negative Kognition* ist durch drei Charakteristika gekennzeichnet:
- Sie enthält eine gegenwärtige,
- irrationale Überzeugung, die
- beim Fokussieren auf die traumatische Erinnerung bewusst wird.

(Eine negative Kognition ist in der Regel nicht das, was während des traumatischen Ereignisses gedacht oder gesagt wurde. Ebenso wenig ist es eine Situationsbeschreibung der traumatischen Situation.)

Eine negative Kognition muss nicht notwendigerweise immer vom Patienten für wahr gehalten werden. Bei einigen Patienten tritt diese Kognition (z. B. „Ich bin wertlos") lediglich in den Momenten ins Bewusstsein, in denen das Traumanetzwerk aktiviert wird.

Eine hilfreiche Formulierungen zum Finden einer negativen Kognition kann z. B. sein: „Mit welchen Worten, die das Bild in Ihnen auslöst, können Sie am besten ihre negative Einstellung zu sich selbst beschreiben?"

Wichtig ist dabei, dass der Patient die Worte oder Gedanken, die im Moment im Zusammenhang mit der negativen Erinnerung auftreten, bemerkt. Fragen wie „Wenn Sie sich an das Bild (das Geräusch) erinnern, was sind die Gedanken, die Sie jetzt über sich selbst haben?" erleichtern gelegentlich das Finden dieser Worte.

Typische negative Kognitionen sind dabei irrational, selbstkritisch und selbstbeschuldigend und stehen häufig im Zusammenhang mit Schuld oder Scham (z. B. „Ich bin schuld" oder „Ich bin nicht gut genug").

In einigen Fällen kann die Aufteilung der Suche nach einer optimalen Kognition in zwei Schritte hilfreich sein:
- In einem ersten Schritt wird gefragt, ob es irgendwelche Worte gibt, die das Bild des traumatischen Ereignisses (bzw. eine andere sinnliche Wahrnehmung, irgendein Gefühl oder ein Geräusch) begleiten.
- Erst in einem zweiten Schritt wird gefragt, was dies für den Patienten heute bedeutet („Was sagt dies über Sie heute?"). In der Regel beginnen derartige gefundene Sätze mit den Worten „Ich bin ...".

Eine wichtige *Ausnahme* im Bereich negativer Kognitionen sind *kritische akute Belastungsreaktionen*. In diesen Fällen können negative Kognitionen, die lediglich einen wesentlichen Aspekt der traumatischen Erinnerung repräsentieren, durchaus ausreichend sein (z. B. „Es ist schrecklich" – eine entsprechende positive Kognition wäre z. B. der Satz „Es ist vorbei").

> In den meisten übrigen Fällen ist eine negative Kognition daher eine irrationale negative, auf das Opfer selbst bezogene Überzeugung.

Ein wichtiges Kriterium für eine gute negative Kognition besteht darin, dass die Kognition mit der traumatischen Erinnerung oder dem Symptom, mit dem der Patient in Behandlung kam, in Zusammenhang steht. Dies ist in der Regel durch eine deutliche *gefühlsmäßige Resonanz*, die von den meisten Patienten gut bemerkt wird, festzustellen. Wenn der Patient die negative Kognition wiederholt, können meist durch den Therapeuten entsprechende belastende Gefühle beim Patienten festgestellt werden.

Ein weiteres Kriterium, das bei der Suche nach einer negativen Kognition hilfreich sein kann, besteht in der möglichen Generalisierbarkeit der Kognition. Negative Kognitionen sollten daher nicht zu eng und zu situationsbezogen (z. B. „Ich hätte die Tür verschließen sollen") gewählt werden. Häufig liegt eine wichtige Möglichkeit der Generalisierung in der Art, in der die traumatische Erinnerung das Selbstwertgefühl des Patienten betroffen hat (z. B. „Ich bin schuld").

> Bei der Auswahl einer positiven Kognition lautet die Grundfrage: „Wenn Sie sich das Bild/Ereignis vorstellen, wie würden Sie jetzt gerne über sich (bzw. das Ereignis) denken?"

Gelegentlich braucht es einige Zeit, bis ein Patient beginnen kann, sich überhaupt von den negativen Gedanken über sich selbst zu lösen und *„vom Kopf her"* (in einer gewissen kortikalen Distanz zum traumatischen Affekt des subkortikalen Traumanetzwerkes) eine positive Überzeugung über sich selbst zu entwickeln. Eine letzte Möglichkeit – vor allem wenn die Suche nach einer Kognition sich zu lange hinzieht – ist, ähnlich wie bei der negativen Kognition, das aktive Vorschlagen bzw. Aussuchen aus der im Anhang (s. Kap. 11) aufgeführten und in den Trainingsseminaren in erweiterter Form verfügbaren *Liste mit Beispielen für Kognitionen*. Besser ist es aber, wenn es gelingt, dass der Patient selbst eine positive (selbstbezogene) Überzeugung herausfinden kann.

Kern sind dabei Aussagen, die Selbstvertrauen und Selbstakzeptanz reflektieren, in einigen Fällen (besonders bei kritischen Zwischenfällen) aber auch Aussagen über die Beendigung der traumatischen Situation („Es ist vorbei") oder die derzeitige Sicherheit (z. B. „Ich bin jetzt in Sicherheit"). In einer guten positiven Kognition kommt das Wort „nicht" nicht vor (z. B. „Ich bin nicht schuld"). Genauso gilt es, magisches Denken zu vermeiden. So wäre, wenn z. B. ein vom Vater traumatisiertes Kind als erwachsener Patient die negative Kognition „Ich bin nicht liebenswert" entwickelt hat, eine unwirksame, weil im magischen Denken wurzelnde positive Kognition der Satz „Meine Eltern lieben mich". Eine angemessene positive Kognition könnte dagegen der Satz sein „Ich bin liebenswert".

> Ein wichtiges Kriterium ist dabei, dass die positive Kognition einen Fokus hat, der in der Richtung liegt, in die der Patient sich verändern möchte.

Dabei kann es notwendig sein, den Schritt, der in diese Richtung gegangen wird, etwas kleiner zu gestalten, als dies auf den ersten Blick möglich erscheint. So kann z. B. der Satz „Ich kann mich schützen" als positive Kognition für viele Patienten zu „weit entfernt" sein, sodass in der entsprechenden Traumabearbeitung keine verstärkte Stimmigkeit dieser Kognition erreicht werden kann. Ein möglicher Zwischenschritt könnte darin bestehen, eine positive Kognition wie „Ich kann lernen, mich zu schützen" oder „Ich kann lernen, mich heute zu schützen" zu verwenden. Positive Kognitionen, die noch „zu weit entfernt" sind, zeigen sich in der Regel auch durch sehr niedrige VoC-Werte (s. oben), wie 1 oder 2. In solchen Fällen empfiehlt es sich, den „Anspruch" der positiven Kognition etwas herabzumildern.

Ebenso wie bei der negativen Kognition sollte bei der positiven Kognition darauf geachtet werden, dass die positiven Kognitionen möglichst gut auf andere traumatische Erinnerungen generalisiert werden können. Dazu ist es oft hilfreich, dass positive Kognitionen eher *kurze Formulierungen* beinhalten.

Auch bei der positiven Kognition ist es hilfreich, wenn eine gewisse *affektive Resonanz* schon zu Beginn der Traumaarbeit vorhanden ist. Dies kann dabei eine zweifelnde Hoffnung, eine Beschämung oder einfach das Spüren sein, dass eine Entwicklung in diese Richtung wünschenswert wäre. Nach der Traumabearbeitung können derartig initial bereits affektiv spürbare positive Kognitionen stärker und besser generalisieren.

Wenn eine negative und eine positive Kognition gefunden sind, die ausreichende affektive Resonanz bei dem Patienten haben, ist in der Regel eine gute *Bahnung* geschaffen, in der die häufig intensiven Affekte während des Prozessierens einer traumatischen Erinnerung bearbeitet und transformiert werden können. In der Zugmetapher gesprochen, sind die (kognitiven) Schienen gelegt, auf denen der Zug des (weitgehend affektiven) Prozessierens der Erinnerung fahren kann.

4.5 Phase 4: Desensibilisierung und Durcharbeitung

In dieser Therapiephase wird das zu bearbeitende traumatische Ereignis durch
- ein *Bild* des traumatischen Ereignisses,
- die *negative Kognition* und
- das damit verbundene *Körpergefühl*

wieder in Erinnerung gerufen und die mit ihm verbundenen verschiedenen fragmentierten Affekte und Erinnerungsfragmente getriggert. Gleichzeitig werden bilaterale Stimulationsreize initiiert (meist durch die bekannten bilateralen Augenbewegungen, aber auch taktile oder akustische Reize haben sich als effektiv erwiesen). In der Folge kommt es meist zu einem individuell sehr unterschiedlichen Prozess der Bearbeitung des Traumas durch das (hypothetische) interne Informationsverarbeitungssystem, das die in den impliziten Traumanetzwerken dysfunktionell gespeicherten Erinnerungsfragmente verarbeiten kann.

Klinisch kann dabei
- das Trauma verblassen und in den Hintergrund treten, ähnlich wie dies bei vielen erfolgreichen Desensibilisierungen geschieht (ein Vorgang, der *blandes Reprozessieren* genannt wird);
- eine Kette von mit der Erinnerung verbundenen Assoziationen auftreten (ähnlich wie sie in psychoanalytischen Behandlungssettings beobachtet werden); die Assoziationen können sich aber auch in imaginatives Verarbeiten des Traumas wandeln (*assoziatives* und *imaginatives Reprozessieren*);
- bei einem Drittel bis zu vier Fünfteln der Patienten (je nach Art des Traumas und der Patienten) eine so genannten *Abreaktion*, ein intensives emotionales Wiedererleben der Erinnerung, auftreten (Hofmann 1996, Shapiro 1995);

In bestimmten Fällen kommt es auch zu *Überflutungen* mit Erinnerungen oder *Blockaden* des Vorgangs des Prozessierens, was die Bearbeitung der Erinnerung zum Teil erheblich erschweren oder zu diesem Zeitpunkt unmöglich machen kann.

Dies ist besonders bei Patienten mit komplexer PTBS und Traumafolgestörungen der Fall. Daher sind bei diesen Patienten eine vorsichtige Indikationsstellung zur EMDR-Behandlung und das besonders umsichtige Planen der traumazentrierten Behandlung notwendig. Wegen der Gefahr von beeinträchtigenden Nebenwirkungen sind in diesen Fällen auch spezielle Vorgehensweisen (s. Kap. 7 und 8) erforderlich, außerdem spielen auf der Seite der Therapeuten Qualifikation und Erfahrung mit der EMDR-Methode eine wichtige Rolle (s. Verlauf des Erlernens der EMDR-Methode – Lernkurve, S. 129).

In allen diesen Formen des Prozessierens – mit Ausnahme der letzten beiden, über die in Kapitel 5 mehr zu lesen ist – schwächt sich die Belastung durch die Erinnerung meist schon in der ersten Viertelstunde und im weiteren Verlauf der Behandlungsstunde deutlich ab. Mit einer bestimmten Systematik wird diese Abschwächung durch weitere Stimulationen fortgesetzt, bis die Belastung durch die ausgewählte Erinnerung auf 0–1 abgenommen hat. Dies ist für einzelne traumatische Ereignisse bei nicht weiter vortraumatisierten Patienten meist innerhalb von 3–5 Behandlungsstunden erreichbar (Shapiro 1997).

Häufig kommt es im Verlauf des Reprozessierens auch zu spontanen Einsichten und Verarbeitungen kognitiver Traumafolgen (z. B. bezüglich von Schuldfragen), ohne dass dies vom Therapeuten gezielt fokussiert wurde. Ein idealtypischer Verlauf einer Phase 4 ist in Abb. 4.3 dargestellt.

Erst wenn die Belastung durch die Erinnerung auf 0 (nur in Ausnahmefällen auch etwas mehr) abgenommen hat, kann die nächste Phase, die Verankerung, begonnen werden. Idealtypisch lässt sich der zügige Verlauf der auch symptomatisch beobachtbaren Entlastung in der Studie von Sprang (2001) zeigen, die 50 Patienten mit PTBS und komplizierter Trauer mit 2 Therapiemethoden behandelte und die Verläufe während der Behandlungsstunden dokumentieren ließ. Dabei wurde eine Behandlung mit EMDR verglichen mit einer Behandlung durch „Guided Mourning", einer verhaltentherapeutischen Methode, die mit Exposition und kognitiver Umstrukturierung arbeitet. In den Ergebnissen zeigte sich bezüglich der Wirksam-

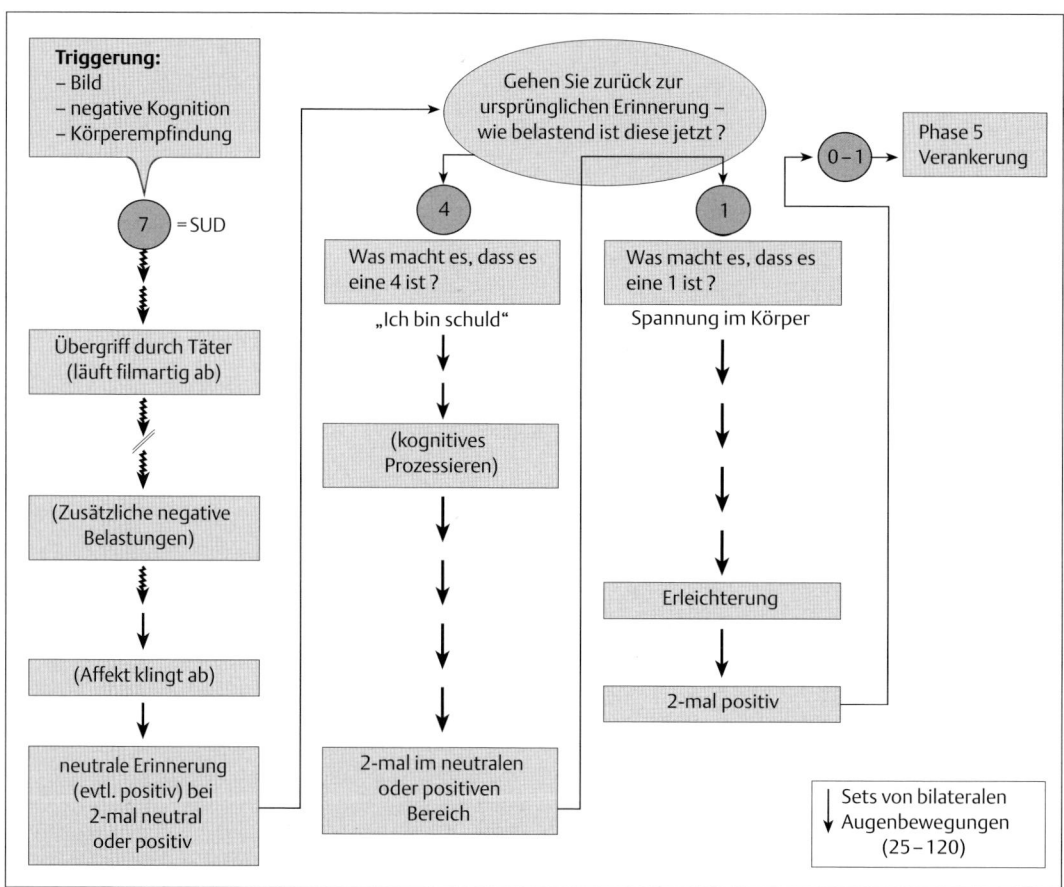

Abb. 4.3 Idealtypisches Reprozessieren am Beispiel eines Überfalls. Nicht selten muss wiederholt zum Ausgangspunkt der Erinnerungen zurückgekehrt werden, bevor die Erinnerung verarbeitet ist.
SUD = subjektive Belastung

4.5 Phase 4: Desensibilisierung und Durcharbeitung

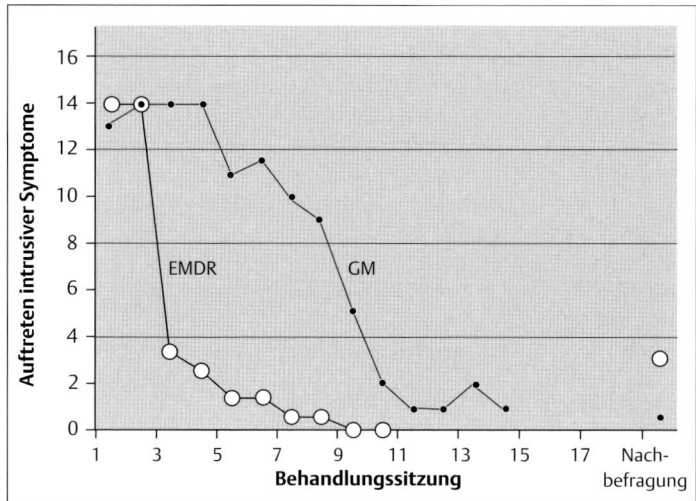

Abb. 4.4 Rückgang der intrusiven Symptomatik bei Trauernden mit posttraumatischer Belastungsstörung unter EMDR-Therapie (im Vergleich zu „Guided Mourning", GM, einer verhaltenstherapeutischen Methode) (nach Sprang 2001).

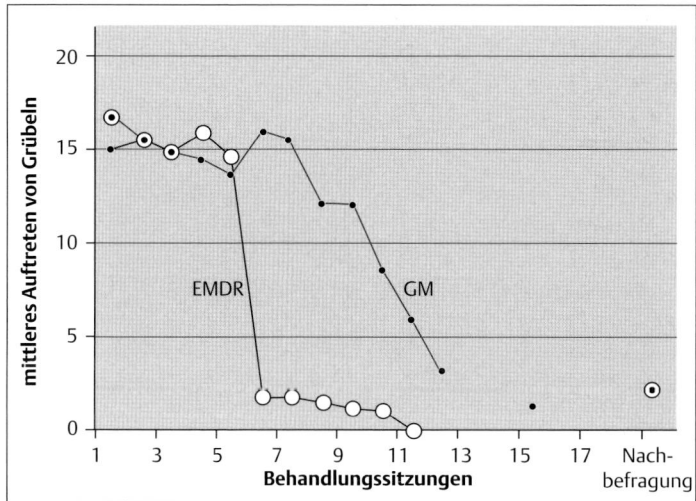

Abb. 4.5 Rückgang des Grübelns bei Trauernden mit posttraumatischer Belastungsstörung unter EMDR-Therapie (im Vergleich zu „Guided Mourning", GM, einer verhaltenstherapeutischen Methode) (nach Sprang 2001).

keit bei PTBS (auch in der Nachuntersuchung nach 9 Monaten) kein signifikanter Unterschied beider Methoden, im Verlauf zeigten sich aber deutliche Unterschiede, und EMDR benötigte 40% weniger Behandlungsstunden und damit signifikant kürzere Behandlungen ($p<0{,}001$). Den klaren Abfall des intrusiven Symptomdrucks, der sich meist auch im Abfall der subjektiven Belastung beim Denken an die Erinnerung äußert (SUD), zeigt Abb. **4.4**. Gleichzeitig mit dem Abfall der intrusiven Symptome kommt es in vielen Fällen auch zu einem Abfall der kognitiven Symptome der Belastung (z. B. Grübeln, Abb. **4.5**).

Fallbeispiel

Ein Polizist, Anfang 30 Jahre alt, war etwa ein Jahr vor seiner Aufnahme von einer Jugendbande beinahe umgebracht worden. In den Folgemonaten kam es zu einer schweren angstneurotischen Entwicklung, wobei der Patient sich mehr und mehr in seine Wohnung zurückzog und Schwierigkeiten beim Dienst bekam. Zuletzt hatte er Schwierigkeiten entwickelt, einkaufen zu gehen. In einer ersten EMDR-Sitzung kam es zu einer intensiven emotionalen Abreaktion, wobei der Patient auch eine peritraumatische Dissoziation (eine

Nahtoderfahrung) erinnerte und durcharbeitete. Schon am gleichen Tag konnte er sich deutlich freier bewegen und ging am Folgetag aus eigener Initiative wieder – ohne schwere Ängste – in ein Restaurant. Die gesamte Behandlung auf Station benötigte 6 Sitzungen mit Phase-4-EMDR-Stimulation und einige andere Sitzungen. Eine Anschlusstherapie mit einigen (zusammen 10) EMDR-Sitzungen war noch erforderlich, dann war die Behandlung erfolgreich beendet. (Eine grafische Übersicht des Ablaufs jener ersten Behandlungsstunde dieses Polizisten findet sich in Kap. 5, Abb. 5.**6**, in dem auf das Prozessieren in seinen verschiedenen Formen, das ja als der zentrale Wirkmechanismus der EMDR-Methode angesehen wird, detaillierter eingegangen wird.)

Eine Katamnese bei dem Polizisten, 7 Jahre nach der Behandlung, ergab eine Stabilität des damals erreichten Behandlungsergebnisses und Beschwerdefreiheit.

Ein zweites Beispiel zeigt den Verlauf einer EMDR-Behandlungsstunde (nur Phase 4) bei einem Opfer eines Banküberfalls (s. Abb. 4.**3**).

4.6 Phase 5: Verankerung

In dieser Phase wird der Patient befragt, ob die anfangs gewählte positive Kognition noch treffend ist und als wie stimmig sie jetzt erlebt wird. In der Regel ist nach dem Prozessieren des traumatischen Affekts und der Integration der sensorischen Fragmente des Traumas die Stimmigkeit der positiven

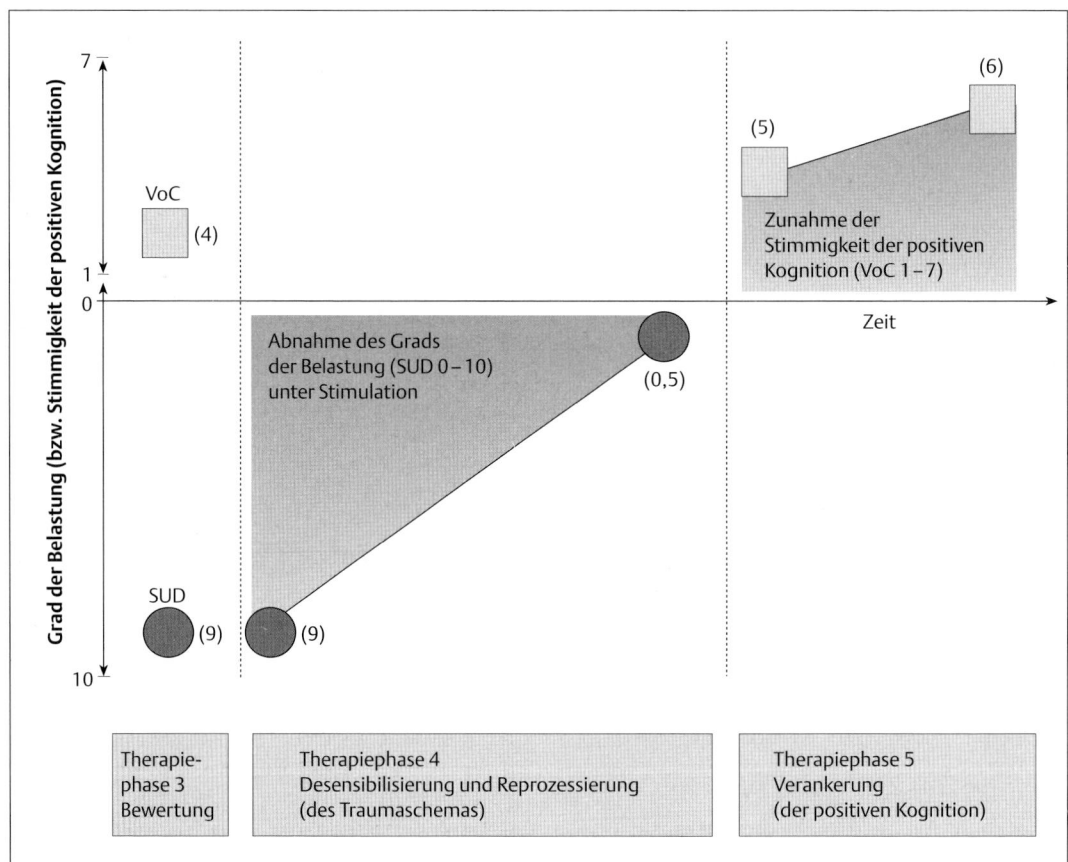

Abb. 4.**6** Idealtypische Entwicklung im Verlauf der EMDR-Behandlung bei einem einfachen Trauma (Therapiephasen 3–5).
SUD = subjektive Belastung
VoC = Validity of Cognition

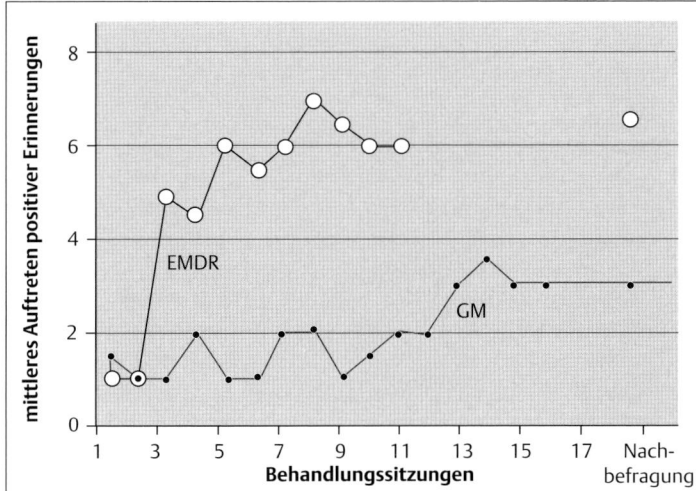

Abb. 4.7 Verlauf auftauchender positiver Erinnerungen bei Trauernden mit posttraumatischer Belastungsstörung unter EMDR-Therapie (im Vergleich zu „Guided Mourning", GM, einer verhaltenstherapeutischen Methode) (nach Sprang 2001).

Kognition schon deutlich (näher an 7) angestiegen. Durch erneute bilaterale Stimulation, die mit Konzentration auf diese positive Kognition initiiert wird, scheint die positive Kognition noch weiter zu generalisieren (z. B. der Satz „Es ist vorbei" wird als stimmiger erlebt). Erst wenn die positive Kognition zwischen 6 und 7 (von 7 Punkten) liegt, wird in der Regel die nächste Phase begonnen. Der gesamte Ablauf der Phasen 3, 4 und 5 wird in Abb. 4.6 noch einmal im Zusammenhang dargestellt. Die Wichtigkeit dieses Vorgehens beim EMDR zur Verstärkung der – nach dem Bearbeiten der Belastung – wieder hervortretenden positiven Erinnerungen wird in der Untersuchung von Sprang (2001) deutlich: Durch das kombinierte Bearbeiten der negativen Erinnerung mittels EMDR und das erneute Verstärken der nicht selten erstmals wiederauftretenden positiven Erinnerungen oder Gedanken sind signifikant mehr positive Erinnerungen bei EMDR nachweisbar (Abb. 4.7). Im Gesamtverlauf ist diese Entwicklung bei EMDR durch ein Abfallen der subjektiven Belastung sowie ein Ansteigen des VoC-(Validity-of-Cognition-)Wertes (Stimmigkeit der positiven Gedanken) nachweisbar (s. Abb. 4.6).

4.7 Phase 6: Körpertest

In dieser Phase werden eventuell noch vorhandene sensorische Fragmente des bearbeiteten Traumas gesucht und ebenfalls durch bilaterale Stimulationen prozessiert. Die Beobachtung, dass traumazentrierte Psychotherapie auch wesentliche auf den Körper zentrierte Anteile enthalten muss, wurde schon lange von führenden Traumaforschern beschrieben (van der Kolk 1994). Derartige Fragmente können z. B. als Verspannungen oder als in bestimmten Situationen auftauchende Unterleibsschmerzen imponieren. Diagnostisch sind sie meist als funktionelle Störungen oder Somatisierungsstörungen einzuordnen. In vielen Fällen ist aber erstaunlich, wie sehr diese Beschwerden – ganz im Sinne der klassischen Psychosomatik – kontextgebunden auftauchen (z. B. wenn der Patient sich mit der traumatischen Erinnerung beschäftigt) und unter EMDR-Stimulation abnehmen oder verschwinden.

Ein weitergehendes Ergebnis kann sich aus einem Körpertest auch insofern ergeben, dass der Patient bemerkt, dass er z. B. ein freies Gefühl in der Brust hat, das er vorher so nicht kannte. Auch in diesem Fall kann – parallel zum Ablauf der Verankerung – dieses Gefühl in vielen Fällen durch eine erneute auf das Gefühl fokussierende EMDR-Stimulation noch verstärkt und vertieft werden. Der behandlungstechnische Ablauf eines Körpertests ist in Abb. 4.8 wiedergegeben.

Bei komplexer PTBS entfällt die Stimulation während dieser Phase, da über die verbleibenden spürbaren Körpererinnerungen nicht selten die nächste belastende Erinnerung aktiviert werden kann.

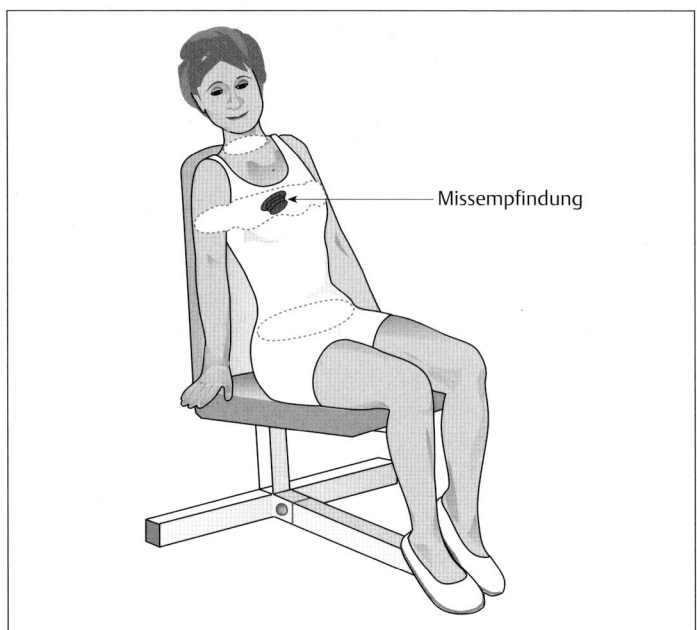

Abb. 4.8 Phase 5: Körpertest findet affektive/sensorische Residuen der traumatischen Erinnerung.

4.8 Phase 7: Abschluss

In dieser Phase kann zweierlei geschehen:

Erfolgreich bearbeitete Erinnerung: Wenn eine traumatische Erinnerung erfolgreich bearbeitet wurde, kann es in den Folgetagen zum Auftauchen neuer Erinnerungen oder Assoziationen oder auch zu intensiven Träumen kommen. Darauf sollten die Patienten vorbereitet sein und diese neuen Gedanken, Bilder oder Gefühle in einem Tagebuch erfassen und dieses zur nächsten Therapiestunde mitbringen. Manchmal ist es wegen der häufig zügigen Geschwindigkeit der Verarbeitungsprozesse (besonders in Phase 4) auch erforderlich, mit dem Patienten das in der Therapiesitzung Erlebte noch einmal zu besprechen, um ihm zu helfen, es auch kognitiv zu integrieren.

Nicht vollständig bearbeitete Erinnerung: Eine zweite Möglichkeit besteht darin, dass die ausgewählte traumatische Erinnerung nicht vollständig bearbeitet werden konnte und gegen Ende der Stunde der Grad der Belastung (gemessen in SUD, subjektiver Belastung) noch nicht bei 0 liegt. Nach den Ergebnissen der über 17 kontrollierten Studien, in denen Patienten mit EMDR behandelt wurden, ist damit zu rechnen, dass bei einem Patienten mit einer einfachen PTBS durchschnittlich etwa 2–3 Behandlungsstunden mit EMDR zu je 90 Minuten zur Bearbeitung einer einzelnen Erinnerung erforderlich sind. Je EMDR-Sitzung mit einer vollständigen Bearbeitung einer Erinnerung kann daher mit 1–2 Behandlungssitzungen gerechnet werden, in denen mit einem inkompletten Abschluss der Stunde gerechnet werden muss. Das Risiko einer inkomplettem Behandlungsstunde ist natürlich bei Anpassungsstörungen geringer, bei komplexeren Traumafolgestörungen aber deutlich höher. In diesem Fall (wie es bei komplex traumatisierten Patienten nicht selten geschieht) muss dem Patienten durch eine Distanzierungstechnik geholfen werden, die Erinnerung wieder zu „verpacken", bevor er die Therapiestunde verlässt. Geschieht dies nicht, wird die Therapie häufig als sehr belastend erlebt und kann die Fähigkeit des Patienten, sich im Alltag zu stabilisieren, beeinträchtigen. Beim Abschluss der Behandlungsstunde kann natürlich auf alle Distanzierungstechniken und imaginativen Methoden zurückgegriffen werden, die der Patient bereits im Verlauf der Stabilisierungsphase erlernt hat (Reddemann 2001).

4.9 Phase 8: Überprüfung

Die Überprüfung erfolgt in einer laufenden Traumatherapie in der Regel zu Beginn der folgenden Therapiestunde. Dabei werden die erhobenen SUD- und VoC-Werte noch einmal überprüft und zwischenzeitliche Veränderungen von Symptomen, Gefühlen und kognitiven Prozessen erfasst. Eventuell aufgetretenes *Nachprozessieren* (z.B. mit in intensiven Träumen auftauchendem neuem intrusivem Material) kann besprochen und in den eventuell zu modifizierenden Therapieplan einbezogen werden (so können z.B. belastende Traumbilder, die beim Nachprozessieren auftreten, wie traumatische Erinnerungen anvisiert und prozessiert werden).

4.10 Das EMDR-Standardprotokoll

Bei der Planung der Behandlung sollte berücksichtigt werden, dass mittels EMDR nicht nur die Erinnerungen an Traumata der Vergangenheit bearbeitet werden können, sondern der Einsatz des kompletten *EMDR-Standardprotokolls* mit den folgenden drei Schritten am erfolgversprechendsten ist:
- Durcharbeiten der traumatischen Erinnerungen aus der *Vergangenheit*,
- Reprozessieren der Auslöser und Belastungen in der *Gegenwart* (mit Erfassung der Konditionierungen zweiter Ordnung),
- Bearbeitung von (eventuell angstbesetzten) Fantasien über die *Zukunft*.

Nach der Vorbereitungs- und Stabilisierungsphase werden die bekannten Traumata in eine Reihenfolge gebracht, in der sie anschließend bearbeitet werden können. Dabei sollten, wie oben bereits angesprochen, sowohl die symptomatische Entlastung („*vorrangig im Alltag starke Symptome verursachende Traumata*") als auch die erst im Laufe der Traumabearbeitung in der Regel ansteigende Fähigkeit, mit stärkeren Belastungen gut umzugehen („*nicht die schwersten Traumata zuerst*"), berücksichtigt werden.

Nur bei Berücksichtigung aller drei Phasen dieses Protokolls wird es z.B. einem Patienten nach einem Autounfall möglich sein, keine flashbackartigen Erinnerungen an einen schweren Unfall mehr zu haben, nicht mehr bei bestimmten Autotypen zu erschrecken und auch wieder selber ohne übergroße Ängste Auto fahren zu können. Die Triggerbarkeit und die Zukunftsperspektive mögen sich bereits nach der Behandlung der speziellen Unfallerinnerung bessern; häufig kann die gezielte Behandlung der Gegenwarts- und Zukunftsdimension die klinische Situation, vor allem bezüglich des Vermeidungsverhaltens, noch einmal deutlich verbessern.

4.11 Grundzüge der weiteren Behandlungsplanung

Ist ein gewisser Abschnitt einer Therapie beendet (z.B. alle belastenden Erinnerungen aus einem Themenkreis sind bearbeitet), wird in der Phase der Überprüfung nicht nur das erfolgreiche Bearbeiten der traumatischen Erinnerungen, sondern auch das Erreichen der vereinbarten *Therapieziele* überprüft. Bei dieser Überprüfung sollten folgende Fragen einbezogen und berücksichtigt werden (Shapiro 1995):
- Kann der Patient mit seiner Vergangenheit Frieden schließen?
- Fühlt er sich im Vollbesitz seiner Kräfte und Fähigkeiten?
- Kann er adäquate Entscheidungen für die Zukunft fällen?
- Kann er die in der Therapie erreichten intrapsychischen Veränderungen in seinem Sozialsystem angemessen umsetzen?

Es kann dabei durchaus noch notwendig sein, weitere belastende Erinnerungen zu bearbeiten (z.B. wie kommt es, dass ein 20-jähriger Mann sich nicht im Besitz seiner vollen Kräfte erlebt? Gibt es dabei, vorausgesetzt er hat keine andere schwere Erkrankung, irgendein dahinterstehendes Traumaschema – mit entsprechenden negativen Überzeugungen –, das ihn entwicklungsmäßig behindert?).

Belastende Erinnerungen zu bearbeiten, ist jedoch keineswegs der alleinige Zweck der Behandlung. Es können durchaus noch weitere Aspekte – besonders gegen Ende einer gesamten Behandlung – dazugehören:

Trauern und Abschiednehmen. Trauern um verlorene Lebenszeit, Möglichkeiten und Beziehungen. Manche dieser Prozesse können mit einer speziellen EMDR-Intervention unterstützt werden, dies trifft aber nicht auf alle diese Vorgänge zu. Es ist an dieser Stelle wesentlich festzuhalten, dass die seelische „Arbeit" des Trauerns und Abschiednehmens zwar erleichtert, aber durch den Einsatz von EMDR nicht beseitigt werden kann. Es ist wesentlich, diesen Patienten die Möglichkeiten einer Verkürzung oder Wiedermobilisierung stagnierender Trauerprozesse durch EMDR zu vermitteln, aber nicht mit dem Grundgedanken des „Beseitigens". Patienten spüren sehr genau, ob wir uns als Therapeuten mit ihnen auf die Konfrontation mit dem unwiederbringlichen Verlust und dem Schmerz einlassen oder eine „schnelle Methode" benutzen, um selbst nicht zuviel davon ertragen zu müssen. Letzteres verstehen sie intuitiv als das, was es ist: ein Alleingelassen werden mit der seelischen Belastung.

Unterstützung beim Erwerb von neuen Fähigkeiten. Nicht selten geschehen Traumatisierungen in der Kindheit, bevor ein Patient bestimmte Fähigkeiten im Rahmen seiner Entwicklung entfalten und erproben konnte. Dies trifft nicht selten z. B. auf in der Kindheit durch sexualisierte Gewalt traumatisierte Frauen und Männer zu. Eine vollständige Psychotherapie derartiger Traumatisierungen schließt auch die Unterstützung beim Erwerb von neuen Fähigkeiten (wenn die Patienten dies möchten) ein. So kann z. B. ein in der Kindheit sexuell traumatisierter Mann, der seine Vergangenheit erfolgreich bearbeitet hat, noch eine ganze Zeit Schwierigkeiten haben, ein eigenständiges Sexualleben zu führen, einfach weil er mit diesem Gebiet seines Lebens nicht vertraut ist und weil ihm eine gleichgeschlechtliche Unterstützung in einer Peergroup, vor allem aber wahrscheinlich ein unterstützender Vater, gefehlt hat (bei den wesentlich häufiger traumatisierten Frauen ist es äquivalent die fehlende Unterstützung der Mutter). Der genannte Patient würde z. B. in der weiteren Behandlung seiner Traumafolgen (und dies ist auch eine Traumafolge) angehalten werden, sich über dieses Thema zu informieren und in der weiteren Therapie (am besten bei einem gleichgeschlechtlichen Therapeuten) auch über seine ersten Erfahrungen bei Verabredungen reflektieren zu können. In jedem Fall sollte in einer Therapie, die auf die Bearbeitung traumatischer Erfahrungen fokussiert, nicht unterschätzt werden, wie wichtig die Eröffnung von *Möglichkeiten zum Erleben positiver Erfahrungen* gerade für Menschen ist, die traumatisiert worden sind. Erst vor dem Hintergrund einer positiveren heutigen Realität können Traumatisierungen der Vergangenheit letztlich ihre Macht über die Gegenwart eines Menschen verlieren.

Angemessene Entscheidungen für die Zukunft fällen. Eine nicht unwesentliche Voraussetzung für eine Veränderung der Gegenwart ist die von Shapiro in Punkt 3 angesprochene Fähigkeit zum Fällen angemessener Entscheidungen für die Zukunft. Eine Voraussetzung dafür, dass diese Entscheidungen tatsächlich der Situation angemessen sind, ist eine gute *Wahrnehmungsfunktion* des Patienten. Gerade aber die Fähigkeit zur Unterscheidung, was z. B. gefährlich ist und was nicht (*Stimulusdiskriminierung*), ist bei Traumatisierten nicht selten aus physiologischen Gründen entscheidend eingeschränkt (McFarlane et al. 1993). So fehlen bei manchen traumatisierten Menschen tatsächlich (biologische) Warnsignale, die andere vor gefährlichen Menschen, Stadtvierteln oder Situationen warnen würden. Zudem sind in nicht wenigen Fällen bei traumatisierten Menschen die Selbst- und die Körperwahrnehmung – zumindest zu Beginn einer Behandlung – deutlich eingeschränkt. So kann z. B. die Wahrnehmung des eigenen Körpers oder eigner Gefühle so eingeschränkt sein, dass es immer wieder nötig ist, beides gezielt anzusprechen (z. B. Empfehlung, bei körperlichen Problemen eine somatische Behandlung aufzusuchen, oder vom Patienten nicht bemerkte Wutgefühle anzusprechen). Manche dieser Probleme bessern sich im Verlauf einer Bearbeitung der verursachenden traumatischen Erinnerungen deutlich. Wichtig ist es, derartige Probleme speziell in den Phasen der Überprüfung im Auge zu behalten, bei Bedarf anzusprechen und damit zu arbeiten und nicht allein auf die Traumabearbeitung zu vertrauen.

Neue Lebenspartnerschaft. Eine Reihe von Traumapatienten finden gute Unterstützung in ihrer Umwelt durch neue, seit Beendigung der Traumatisierung eingegangene Lebenspartnerschaften. Nicht selten sind aber auch diese Beziehungen noch von den Verhaltensmustern eines Traumaschemas beeinträchtigt, und die Partnerschaft ist mit der Bearbeitung der eher klassischen psychotherapeutischen Konflikte überfordert. Nicht selten erfordert eine weitere Traumatherapie solcher Patienten auch eine *Einbeziehung von paartherapeutischen oder familientherapeutischen Aspekten* (bis zu Therapiephasen mit paar- oder familientherapeutischen Sitzungen).

So war eine Patientin, die in ihrer Kindheit jahrelang sexuelle und andere Gewalt erlebt hatte, nach einer längeren Zeit der Behandlung mit EMDR deutlich selbstbewusster und selbstsicherer geworden. In der Folge kam es zu vermehrten Spannungen in der seit vielen Jahren sehr stützenden und stabilisierenden Partnerbeziehung. Eine Reihe von Paargesprächen, die unter anderem die neu entstandene Situation und einige aktuell anstehende äußere Probleme fokussierten, konnte eine deutliche Entlastung schaffen.

In der Summe ist die Behandlung mit EMDR eine Traumabehandlung, die nicht nur einen Schwerpunkt auf dem Prozessieren traumatischer Erinnerungen hat, sondern die auch von der Grundeinsicht ausgeht, dass Traumabearbeitung nur einer von mehreren Schwerpunkten sein kann. *Der andere Schwerpunkt jeder Traumatherapie muss es sein, dem Patienten Möglichkeiten zu einem besseren Leben zu eröffnen* und dies auch in den Phasen der Bearbeitung schwieriger traumatischer Erinnerungen im Gedächtnis zu behalten.

5 Prozessieren – das zentrale Element der EMDR-Methode

5.1 Einleitung

Während der Phasen 4 und 5 und teilweise auch während der Phase 6 (Körpertest) der EMDR-Methode findet ein bislang nur teilweise verstandener Vorgang statt: das meist spontan auf die Stimulation hin ablaufende Verarbeiten und Integrieren des weitgehend subkortikal gespeicherten Traumamaterials, das Prozessieren. Dieser Vorgang des Prozessierens ist wahrscheinlich die Ursache dafür, dass die EMDR-Methode so effektiv ist und in den kontrollierten Studien – bei gleichem Effektstärke – mit nur etwa der Hälfte der Traumakonfrontationszeit auskommt wie vergleichbare Expositionsmethoden (Wagner 2004). Die Vorgänge beim Prozessieren folgen einer eigenen Logik, die eng mit der Dichte und Struktur der jeweiligen Traumanetzwerke verbunden zu sein scheint.

Im Modell der strukturellen Dissoziation (Nijenhuis et al. 2004; Abb. 5.1) lässt sich das Prozessieren als ein mehr oder minder spontan unter Stimulation ablaufender Verarbeitungs- und Verknüpfungsprozess zwischen dem Traumanetzwerk (im Modell EP = „emotionale Anteile der Persönlichkeit") und den anderen Netzwerken des Gehirns

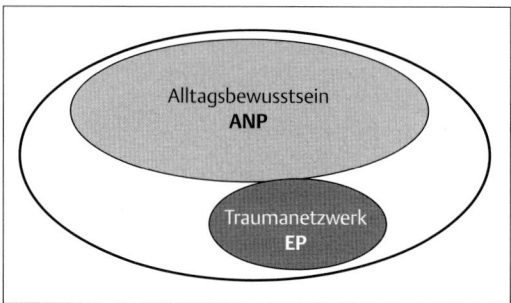

Abb. 5.1 Primäre Dissoziation im Modell der strukturellen Dissoziation – die einfache posttraumatische Belastungsstörung (PTBS) (nach Nijenhuis 2004).
ANP = anscheinend normaler Persönlichkeitsanteil
EP = emotionale Persönlichkeitsanteile

(im Modell der strukturellen Dissoziation: „anscheinend normaler Persönlichkeitsanteil", ANP) verstehen. Da alle EMDR-Prozesse bei den belastenden Netzwerken beginnen und in der Regel im positiven oder neutralen Bereich enden, ist ein Teil der Vorgänge während des Prozessierens sicher auch mit der Aufhebung der dissoziativen Barrieren zwischen den beiden Netzwerken und der Verknüpfung beider Zustände verbunden.

Im Verlauf einer EMDR-Behandlung gibt es mindestens sechs Prototypen des Verlaufs beim Prozessieren, die ein stabilisierter, korrekt getriggerter Traumapatient in Phase 4 der EMDR-Behandlung aufweisen kann. Es sind dies zwei problematische Formen (Überflutung und Kreiseln) sowie drei günstige (assoziatives und imaginatives sowie blandes Prozessieren). Eine sechste Form, die Abreaktion, kann – je nach Intensität und Therapiesituation – problematisch oder günstig sein.

Diese sechs Formen können in der klinischen Praxis ineinander übergehen; oft ist aber erstaunlich, wie sehr ein Patient in einer der Formen verarbeiten kann, ohne dass bisher zu verstehen wäre, warum gerade dieser Patient dies in dieser Form tut. Das Studium dieser Verarbeitungsprozesse ist dabei sowohl unter klinischen als auch unter forschungsmäßigen Gesichtspunkten interessant. Von klinischer Seite her ist es natürlich wichtig herauszufinden, wie ein Therapeut problematische Formen des Prozessierens (Kreiseln, eventuell Abreaktion oder gar Überflutung) vermeiden und den Therapieprozess wieder in fruchtbare Bahnen lenken kann. Von forscherischer Seite her ist es natürlich besonders interessant, diese oft eindrucksvoll ablaufenden Verarbeitungsprozesse, die meist mit nur wenig Aktivität des Therapeuten ablaufen, besser zu verstehen. Als Therapeut, der oft die EMDR-Methode einsetzt, gewinnt man tatsächlich nicht selten *den Eindruck, den Selbstheilungskräften des Gehirns bei der Arbeit zuzuschauen*. Bedauerlicherweise ist dies eine Logik, von der wir Therapeuten noch viel zu wenig verstehen. Im Folgenden möchte ich die mir abgrenzbar scheinenden Formen des Prozessierens mit EMDR idealtypisch beschreiben.

5.2 Assoziatives Prozessieren

Bei dieser Form des Prozessierens assoziiert der Patient spontan innerhalb oder außerhalb der anvisierten Erinnerung in innerlich mit dem Trauma verbundenen Bereichen des Traumaschemas. Der Verlauf einer solchen *Assoziationskette* ähnelt sehr dem aus psychoanalytischen Therapien bekannten klinischen Bild, nur ist der Ablauf meist deutlich beschleunigt. Der Verlauf ist emotional meist erheblich weniger belastet als bei der Abreaktion und ähnelt eher der imaginativen Form des Prozessierens. In der hypnoanalytischen Tradition sind ähnliche assoziative Prozesse auch mit dem Phänomen der Affektbrücke verwandt (Watkins 1971). In Rahmen der EMDR-Tradition wird dieser Zugang zu den assoziativen Verbindungen des Traumanetzwerkes auch aktiv als „Affektbrücke" (in den USA: „Float back Technique") beschrieben und in EMDR-Behandlungen erfolgreich eingesetzt (Shapiro 2001). Beim assoziativen Prozessieren bearbeitet der Patient *häufig zuerst einen affektgeladenen Anteil* der traumatischen Erinnerung, der zum Teil in Form einer filmartigen Erinnerung ablaufen kann. Der meist affektintensive erste Anteil ist zwar emotional belastend, der Patient ist aber zu keinem Zeitpunkt dieser Form des Prozessierens der Gefahr ausgesetzt, die Kontrolle über die Verarbeitung zu verlieren. Die Assoziationen können dem zeitlichen Ablauf des Ereignisses folgen, manchmal beginnt die Assoziationsfolge aber auch unter Verlust des zeitlichen Ablaufs zuerst in den höher belastenden Anteilen der Erinnerung (emotionale „Spitzen"), um im weiteren Verlauf in die weniger belastenden Anteile – häufig mit besserem zeitlichen Zusammenhang – überzugehen. Die Abfolge kann aber auch umgekehrt sein, dass nämlich die weniger belastenden Anteile der Erinnerung zuerst prozessie-

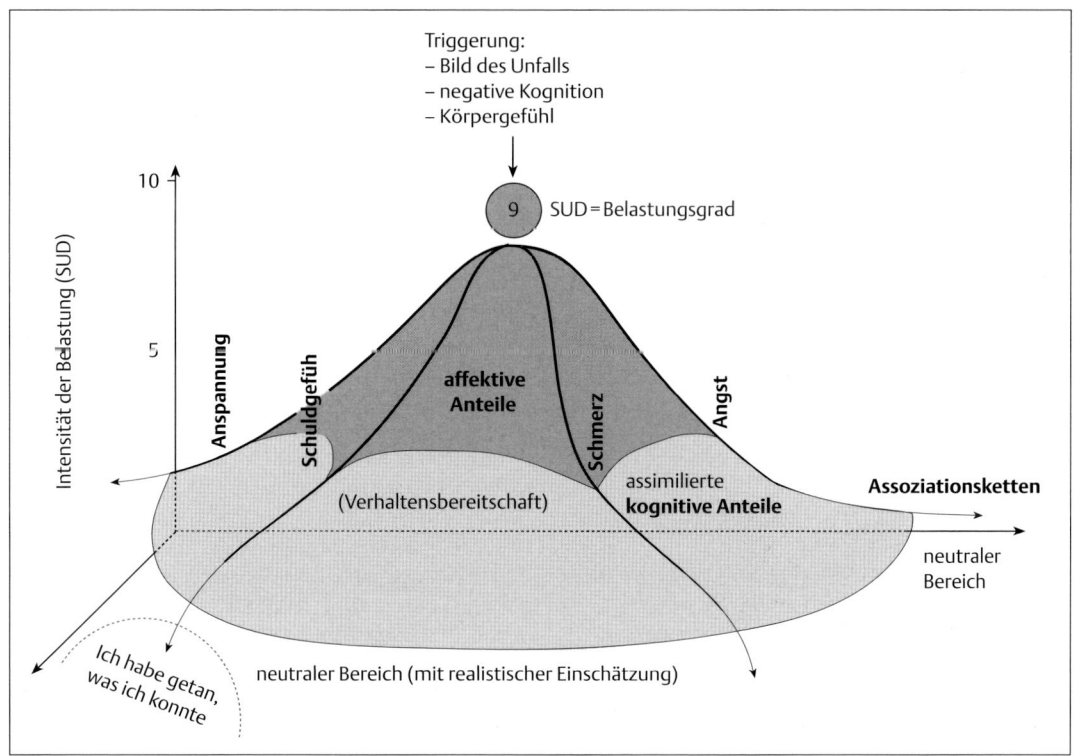

Abb. 5.2 Potenziallandschaft als Metapher für das idealtypische Prozessieren eines Traumanetzwerkes (z.B. Verkehrsunfall).

ren – eventuell mit einer verdächtigen „Lücke" rund um den zentral belastenden Teil der Erinnerung –, und plötzlich kommt der emotional belastendste, unter Umständen nicht mehr bewusst erinnerte, Teil der Erinnerung sozusagen „hinterher". Als Vorsichtsmaßnahme bleibt in einem derartigen Fall lediglich, auf derartige hinweisende Lücken des Erinnerungsablaufs beim Prozessieren zu achten, *gegen Ende der Stunde immer etwas Zeit zur Restabilisierung einzuplanen* und die Vorsichtsmaßnahmen zu Beginn der Behandlung zu beachten.

Mit der abnehmenden emotionalen Belastung treten nicht selten selbstwertbezogene Erinnerungsanteile oder Sätze (nicht selten die zu Beginn ausgewählten „positiven Kognitionen") in den Vordergrund. *Es kann dabei zu einer regelrechten, vom Patienten in Anwesenheit des Therapeuten in einer Art „Selbstgespräch" durchgeführten „kognitiven Therapie" kommen.* Der Patient schildert dabei spontan auftauchende Gedanken und Kognitionen, die nun aber in der Regel nicht beantwortet, sondern durch bilaterale Stimulation weiter reprozessiert werden. Erstaunlich dabei ist, dass bereits durch einen derartigen Prozess – ohne weiteres Bearbeiten der Kognitionen – grundlegende kognitive Veränderungen (z.B. Verbesserungen der Situations-, Selbst- oder Täterwahrnehmung) erreicht werden können.

Sowohl die kognitiven als auch die emotional intensiveren Anteile des assoziativen Prozessierens werden von Patienten als entlastend und ermutigend erlebt und sind für die Therapie häufig beide sehr fruchtbar.

Ein idealtypisches Prozessieren eines durch eine traumatische Erinnerung induzierten Traumaschemas ist in Abb. 5.**2** in der Metapher einer Potenziallandschaft dargestellt.

5.3 Imaginatives Reprozessieren

Bei der kreativ-imaginativen Form des Assoziierens bearbeitet der Patient spontan seine Erinnerung in symbolisch-metapherartiger Form (nicht selten in spontanen Formen der „Arbeit mit dem inneren Kind"). Dies geschieht nicht selten in bestimmten Phasen des assoziativen Prozessierens und ist für Patienten häufig mit dem starken Erleben eigener Kreativität und Kraft verbunden. Eine Reihe von Patienten schließen für sich z.B. die Bearbeitung einer Gewalttat dadurch ab, dass sie *die unvollendete Handlung (des Traumaschemas) spontan vollenden* und z.B. imaginativ den Täter zur Rede stellen oder gar verprügeln (ohne dass ihnen Derartiges nahegelegt worden wäre). Meist sind gerade solche spontanen Formen des Prozessierens besonders erfolgreich und befriedigend. Bei einer der schwierigen Formen des Prozessierens, dem Kreiseln, können Anstöße zu einem imaginativen Prozessieren als Interventionen in den blockierten Ablauf eingeflochten werden. Den Patienten werden so mit Hilfe der Einwebetechnik Möglichkeiten angeboten, die andere Patienten durch imaginatives Prozessieren spontan entwickeln konnten (ein idealtypisches Beispiel für die Einwebetechnik ist in Abb. 5.**3** dargestellt).

5.4 Blandes Reprozessieren

Bei diesem Typ des Prozessierens, der dem klassischen Desensibilisieren der Verhaltenstherapie am ähnlichsten ist, verblasst das traumatische Ereignis von Set zu Set, und der Grad der Belastung – mit der subjektiven Belastung (SUD) gemessen – nimmt ab, ohne dass es zu einem intensiveren emotionalen Erleben des Patienten gekommen wäre. Erstaunlicherweise kann dies auch bei Patienten vorkommen, die schwere belastende Ereignisse erlebt haben und bei denen der Therapeut von der Intuition her eine intensive Abreaktion erwarten würde. Nach allen vorliegenden Informationen sind Patienten mit dieser Form des Prozessierens aber genauso dauerhaft von den Folgen der traumatischen Erinnerung entlastet wie diejenigen Patienten, die eine heftige Abreaktion in Phase 4 erleben.

5.5 Abreaktion

Diese Form des Prozessierens ist für Patient und Therapeut schwieriger und zeigt sich meist entweder zu Beginn der Bearbeitung einer traumatischen Erinnerung oder beim Auftauchen bisher nicht erinnerter traumatischer Erinnerungsanteile. Dabei besteht auch die Gefahr belastender Zwischenfälle, insbesondere wenn der Therapeut den Patienten nicht auf die Möglichkeit des Auftretens intensiver Gefühle vorbereitet hat, die EMDR-Methode nicht ausreichend beherrscht oder der Patient vor Beginn der Behandlung nicht genügend mit EMDR stabilisiert wurde.

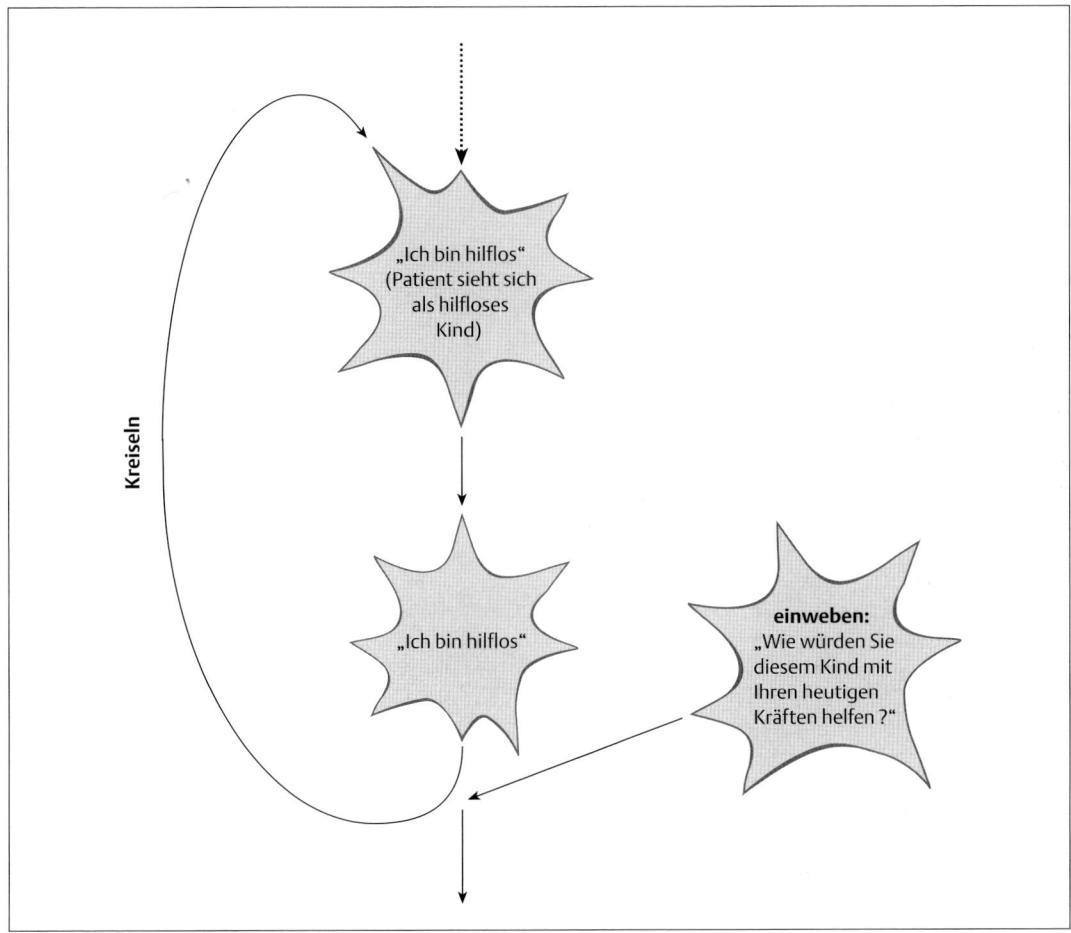

Abb. 5.3 Beispiel für den Einsatz einer Einwebetechnik.

Bei der Abreaktion kommt der Patient mit dem in der traumatischen Situation dissoziierten Affekt wieder in Kontakt und muss vom Therapeuten verstärkt unterstützt und durch diese teilweise sehr intensive Form des Prozessierens hindurch begleitet werden. In den meisten Fällen gelingt dies auch, wenn die Heftigkeit des Affekts nicht unterschätzt oder die Affekttoleranz des Patienten nicht überschätzt wurde.

Bei einer Abreaktion kann es dabei zu zwei weiteren Problemen kommen:
- Überflutung des Patienten bis zum Verschwimmen von Vergangenheit und Gegenwart mit *Realitätsverkennung im Flashback* oder
- *dissoziativer Reaktion* mit verschiedenen Trancephänomenen.

Es kann durch die verstärkte Triggerung während der Abreaktion auch zum verstärkten Auftreten von *Affektbrücken* kommen, die sich durch das vermehrte Auftauchen bisher nicht bewusster Erinnerungen oder Erinnerungsfragmente zeigen. All das traumatische Material, das in einer derartigen Situation auftaucht, sollte neben der klinischen Bewältigung der Situation selbst von dem Therapeuten erfasst und dokumentiert werden (bei den seltenen dramatischen Situationen auch danach). Häufig finden sich gerade in solchen Situationen wichtige Hinweise für die weitere Behandlungsplanung.

5.6 Überflutung

Im Extremfall einer Abreaktion kann der Patient im Kontakt mit dem traumatischen Material den Kontakt zur äußeren Realität zu verlieren drohen und nur noch hilflos von traumatischem Erinnerungsmaterial sowie Gefühlen und sensorischen Fragmenten überflutet werden. Dieses traumatische Material wird meist ohne zeitlichen Kontext erlebt – als ob das traumatische Ereignis gerade geschehen würde. Dies ist die Situation einer Überflutung. *In einigen Fällen kann dies sogar dazu führen, dass der Patient den Kontakt mit der äußeren Realität verliert* und sich so verhält wie in der Situation der Traumatisierung (z. B. ein Kriegsveteran springt vom Stuhl auf und rollt sich unter den Tisch, um vor der vermeintlichen Bedrohung in Deckung zu gehen). Auch wenn die meisten Situationen einer Überflutung weniger eindrücklich sind, ist doch *eine Überflutung in der Regel für einen Patienten wieder eine Retraumatisierung!* Es gilt daher, diese unbedingt zu vermeiden und dem Patienten (und der therapeutischen Dyade) zu ermöglichen, die Kontrolle auch in der therapeutischen Situation zu erhalten. Derartige Überflutungen sind (im Gegensatz zu Abreaktionen), wenn die therapeutische Dyade keine Kontrolle mehr hat, durch strukturierte Beendigung des Kontakts mit dem traumatischen Material (so genanntes *„Grounding"*, was soviel bedeutet wie „in die Realität zurückbringen") zu beenden, da der Patient dabei in der Regel nicht weiter prozessiert.

Meist lässt sich durch entsprechende Vorbereitungen der Traumabearbeitung eine derartige Überflutung vermeiden; da aber bei Anwendung der EMDR-Methode eine Auflösung dissoziativer Barrieren nie sicher auszuschließen ist, muss grundsätzlich mit dem Auftauchen von bisher unbekanntem Material gerechnet werden und der Patient entsprechend vorbereitet sein. Die ausführlichen Diagnose- und Stabilisierungsmaßnahmen dienen der Vorbeugung derartiger Situationen ebenso wie Qualitätssicherungsmaßnahmen der EMDR-Ausbildung, die von der Europäischen Fachgesellschaft für EMDR durchgesetzt wurden.

5.7 Blockaden

Ein Sonderfall des Prozessierens ist die *Blockade* (Blocked Response). Sie kann das Verarbeiten der negativen Erfahrung oder die Verankerung eines positiven Gedankens plötzlich stoppen. Das Prozessieren stoppt bei einer Blockade in der Folge über zwei Sets.

Eine erste Intervention ist dann die Verlängerung des Sets (z. B. von 25 auf 60 bilaterale Augenbewegungen). Häufig löst sich die Blockade schon daraufhin.

Als nächste Möglichkeit, eine Blockade aufzuheben, wird die Richtung der Augenbewegungen gewechselt.

Als weitere Möglichkeiten sind verschiedene aktivere Veränderungen des Fokus möglich, wie sie von Shapiro (1992) im Detail beschrieben worden sind.

Einen Sonderfall stellt das Auftreten einer *blockierenden Überzeugung* (Blocking Belief) dar. Eine solche Blockade kann sowohl beim Reprozessieren in Phase 4 als auch bei der Verankerung in Phase 5 auftreten. (So kann z. B. eine Blockade nach der Bearbeitung eines beinahe tödlichen Unfalls auftreten, und die Verankerung einer gewonnenen positiven Kognition „Ich darf leben" stockt bei 5 – wenn 7 völlig stimmig ist – über mehrere Sets. Wenn der Therapeut nun nachfragt, warum der Satz „Ich kann leben" nicht in seiner Stimmigkeit weiter ansteigt – „Was verhindert, dass es eine 6 oder 7 wird?" –, kann er z. B. den halbbewusst dahinterstehenden Satz „Ich bin es nicht wert" zur Antwort bekommen.)

In einem derartigen Fall gelingt es manchmal zu versuchen, diesen „Ausläufer" eines möglicherweise neuen, weiteren Traumanetzwerkes – mit seinen dahinter liegenden Erinnerungen – in einem ersten Schritt einmal direkt zu prozessieren („Bleiben Sie bei dem Satz und folgen Sie meinem Finger"). Dies gelingt nicht selten, ohne dass das gesamte neue Traumanetzwerk an dieser Stelle bearbeitet werden muss. Gelingt dies aber nicht mit einigen Sets von Augenbewegungen, kann man den (Assoziations-)Ausläufer genauer untersuchen („Wie sind Sie auf die Idee gekommen, dass Sie nicht wertvoll sind?"). Eventuell muss man in einem solchen Fall dann klinisch entscheiden, wie man in der Stunde und im Behandlungsplan weiter vorgeht und ob man nicht die Stimmigkeit der Kognition bei 5 (vorläufig) belässt und die Erinnerungen hinter der Idee der Wertlosigkeit als nächstes bearbeitet.

5.8 Kreiseln

Bei diesem Verlauf der Phase 4 kommt es eigentlich nicht zu einem regelrechten Prozessieren der Erinnerung. Der Verarbeitungsprozess bleibt förmlich „kreiselnd" im Traumanetzwerk, seinen Gefühlen und Bildern stecken. Abgesehen von einer nicht ausreichenden Stabilisierung und Vorbereitung des Patienten sowie besonders schweren und kumulativen Traumatisierungen bleibt nicht selten unklar, warum „gerade dieser" Patient bei einem Trauma nur kreiselt und nicht erfolgreich prozessieren kann. Der Therapieprozess kann bei einigen Patienten dieser Gruppe z. B. durch Wechsel der Stimulierung, gelegentlich auch durch die von Shapiro entwickelte *Einwebetechnik*, wieder in Fluss gebracht werden. Dabei werden kognitive oder imaginative Inhalte dem Patienten (kurz!) aktiv – zu einem günstigen Zeitpunkt – im Ablauf angeboten. Nicht selten gelingt es dadurch, das Kreiseln in eine der beiden Formen des assoziativen Prozessierens umzuwandeln.

5.9 Alternative Stimulationsmodi

Wenn die EMDR-Methode eingesetzt wird, sind nicht nur die Augenbewegungen, sondern auch andere Formen der Stimulation hilfreich (Shapiro 1994). In den kontrollierten Studien kamen zwar bisher meist Augenbewegungen zum Einsatz, von Seiten der Kliniker, die EMDR einsetzen, ist jedoch der Einsatz zumindest 2 anderer alternativer Stimulationsmethoden unumstritten.

Auditive Stimulation

Bei dieser Form der Stimulation werden durch beidseitiges Fingerschnippen Geräusche erzeugt, die das Prozessieren ebenso zu aktivieren scheinen wie es die Augenbewegungen tun. Da diese Methode anstrengender für den Therapeuten ist, wurden kleine Tongeneratoren entwickelt, die der Patient wie einen Kopfhörer aufsetzen und selbst aktivieren kann. Die dadurch hervorgerufenen Prozesse scheinen genauso intensiv und erfolgreich zu sein wie die Prozesse, bei denen durch Augenbewegungen stimuliert wurde. Im Gegenteil scheint es einige Patienten zu geben, die diese Form der Stimulation bevorzugen. Sie ermöglicht möglicherweise eine etwas tiefere Regression, da die Stimulation passiv ist und der Patient weniger Kontrolle aufzugeben braucht. Beim Anwenden derartiger Geräte kann der Patient auch durchaus längere Sets (selbst) durchführen. Manche Patienten sprechen auch einfach (mit aufgesetztem Kopfhörer) während der Stimulation.

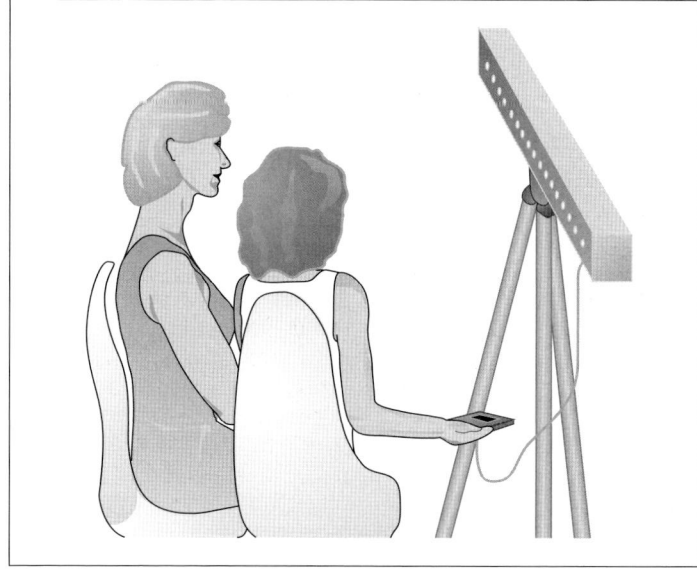

Abb. 5.**4** Einsatz des Balkens zur Stimulation der Augenbewegungen.

Taktile Stimulation

Eine weitere Form der Stimulation ist die taktile Stimulation. Meist werden dabei die Handrücken oder Handinnenflächen beidseitig im Wechsel berührt. Auch diese Stimulationsmethode scheint die gleichen Ergebnisse zu erbringen wie die Augenbewegungen. Zwei Dinge sind beim Einsatz taktiler Stimulation zu beachten: Ein Patient sollte ausdrücklich um Erlaubnis gefragt werden, bevor die Methode benutzt wird, und der Therapeut sollte vorher über die mögliche Veränderung in der therapeutischen Beziehung bei dieser passiven, körperlich „dichten" Stimulation reflektieren (Übertragung!). Dieser Modus der Stimulation ist auch der eindeutig bevorzugte (und erfolgreiche) im Bereich der EMDR-Behandlung von Kindern.

Geräte zur Stimulation

Neben dem Gerät zur auditiven Stimulation gibt es mittlerweile auch Geräte zur Stimulation von Augenbewegungen. Es handelt sich dabei um einen Balken, der eine Reihe von Leuchtdioden trägt. Beim Anschalten läuft ein Lichtpunkt – in der eingestellten Frequenz – von einem Ende des Balkens zum anderen (Abb. 5.**4**). Auch wenn diese Geräte das Durchführen längerer Sets von Augenbewegungen erleichtern, bleiben doch weitere Forschungsergebnisse abzuwarten, die über die klinische Evidenz hinaus die Unbedenklichkeit der Einführung derartiger Geräte in eine psychotherapeutische Beziehung belegen können.

5.10 Dokumentation des EMDR-Prozesses

Nach klinischer Erfahrung scheint der EMDR-Prozess in vielen Fällen zentral am affektiv intensivsten Teil des Traumanetzwerkes anzusetzen und sich im weiteren Verlauf der EMDR-Sitzung fortzusetzen. Im Gegensatz zur ausführlich, systematisch dokumentierten Phase 3 (entsprechend den von Shapiro vorgeschlagenen Protokollen) fehlt in Phase 4 jedoch bisher jegliche systematische Dokumentationsmöglichkeit. Dies ist insbesondere insofern wichtig, als Forscher gerade diese bei verschiedenen Patienten sehr individuell ablaufende Phase als zentral für die Traumaverarbeitung der Patienten erachten.

Da bei EMDR bisher vor allem eine *Ergebnisforschung* im Mittelpunkt stand, kann nun, nachdem die Effizienz der EMDR-Methode bei psychotraumatischen Erkrankungen als erwiesen gelten kann (Chambless et al. 1998, van Etten u. Taylor 1998, Wagner 2004), eine *prozessorientierte Erforschung* der Methode in den Vordergrund rücken. Auf diese Weise ist es unter Umständen möglich, besonders diejenigen Patienten mit komplizierten Behandlungsverläufen oder Nichtansprechen auf die EMDR-Therapie (je nach Art des Trauma etwa 5–30%) systematischer zu erforschen und neue Ansätze zu ihrer Behandlung zu entwickeln.

Erfassung durch Flussdiagramme

Die langen Phasen der Sets von Augenbewegungen in Phase 4 und die kurzen Sätze der Mitteilung der Patienten ermöglichen eigentlich in den meisten Fällen ein kurzes Notieren zentraler Sätze des Patienten sowie wesentlicher Gefühlsveränderungen, Veränderungen visualisierter Inhalte oder Äußerungen eines Körpergefühls.

Die zur Dokumentation dieser Veränderung hilfreichen Symbole sind in Abb. 5.**5** dargestellt, die einzelnen Symbolzeichen werden im Weiteren detailliert erläutert.

Die Phase der Augenbewegungen wird wie in üblichen Flussdiagrammen mit einem Pfeil erfasst. Der Weg des Flussdiagramms verläuft dabei üblicherweise von oben nach unten auf einer Seite. Die Anzahl der bilateralen Augenbewegungen kann, sofern sie die üblichen 20–30 eines Sets überschreitet, neben dem Pfeil notiert werden.

Tritt eine Abreaktion auf, kann dies durch einen veränderten Typ des Pfeils angezeigt werden (Schlangenlinie). Der jeweilige Leitaffekt ist dabei noch neben dem Pfeil zu notieren (z.B. Angst/Wut).

Am oberen Ende des Ablaufdiagramms wird der Wert der Stimmigkeit der positiven Kognition (Validity of Cognition, VoC) in einem Quadrat, der Grad der Belastung (SUD) direkt am Anfang des Diagramms in einem Kreis notiert. Vom SUD-Kreis aus beginnt dann das Flussdiagramm. Das definierte Ende der Assoziationskette wird durch einen Querstrich markiert. Es ist gekennzeichnet durch das zweimalige Stagnieren der Assoziationen im emotional neutralen Bereich oder durch fortgesetzte Assoziationen im positiven Bereich. Bei offenem Ende der Kette, wenn sich die Assozi-

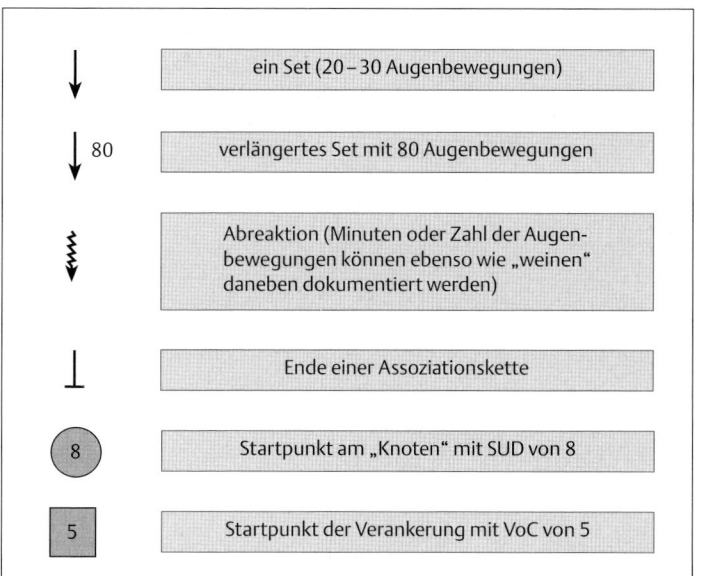

Abb. 5.**5** Grafische Symbole zur Dokumentation der EMDR-Methode.
SUD = subjektive Belastung
VoC = Validity of Cognition

ationen im „neutralen Bereich" verlieren oder eine Kette aus klinischen Gründen unterbrochen werden muss, unterbleibt der Querstrich. Mit dem Ende jeder Assoziationskette wird erneut am oberen Rand mit der neuen Erfassung des SUD-Wertes begonnen.

Mit dieser Dokumentation entsteht ein übersichtliches Diagramm des Ablaufs einer Therapiestunde in Phase 4 einer EMDR-Behandlung, das üblicherweise auf 1–2 DIN-A4-Blättern erfassbar ist. In dieser Dokumentationsform werden auch Details des Verlaufs der Phase 4 erfasst, die sonst der Therapie verloren gingen, so aber im Verlauf des weiteren Prozesses zur weiteren Therapie beitragen können. Häufig erinnert der Patient sich z. B. an wichtige Details der Sitzung nicht mehr so genau. Durch die Dokumentation kann der Therapeut solche Details im weiteren Verlauf bei Bedarf aufgreifen und Wesentliches wieder in Erinnerung bringen.

Als Beispiel soll ein Ausschnitt der ersten EMDR-Sitzung eines etwa 30-jährigen Polizisten dienen, der von einer Jugendbande beinahe umgebracht worden war und im Jahr darauf eine schwere posttraumatische Belastungsstörung (PTBS) mit Angstausbreitung entwickelte. Er konnte kaum aus dem Haus gehen, aber nach 3 Monaten gezielter kognitiv-verhaltenstherapeutischer Therapie wenigstens wieder allein einkaufen. Seine erste EMDR-Sitzung mit bilateraler Stimulation (Phase 4) ist in Abb. 5.**6** dokumentiert.

In der ersten Sitzung der Phase 4 wurde das blasse Bild schnell zu einer lebendigen Körpererinnerung (Schläge im Nacken), und die Todesangst der Situation wurde in einer Abreaktion wiedererinnert. Dies ging bis zu einer nach etwa 10 Minuten Stimulation wieder auftauchenden Nahtoderfahrung, in der der Patient (während des Ereignisses) plötzlich eine Sommererinnerung hatte und sich fragte, ob er dies wohl jemals wieder erleben würde. Die Abreaktion klang langsam ab, als die Erinnerung an die Rettung durch den Kollegen auftauchte. Sie wurde aber wieder intensiver, als es in der chirurgischen Ambulanz zu einer Wiederbegegnung mit einem verletzten Täter kam. Nach einigen weiteren Sets tauchte die Erinnerung an den ersten Psychiater auf, der eine falsche Diagnose gestellt hatte (Angstneurose) und dem Patienten gesagt hatte, das Problem läge wohl in seiner Kindheit. In diesen Minuten kam es zu einem Affektumschwung, und der Patient bekam eine intensive Wut auf den Psychiater, von dem er sich im Stich gelassen gefühlt hatte. Als nächstes tauchte die Erinnerung an einen zweiten Psychiater auf, der die richtige Diagnose erkannt und die Behandlung unterstützt hatte. Die Wut konnte, ebenso wie die Angst vorher, prozessiert werden und

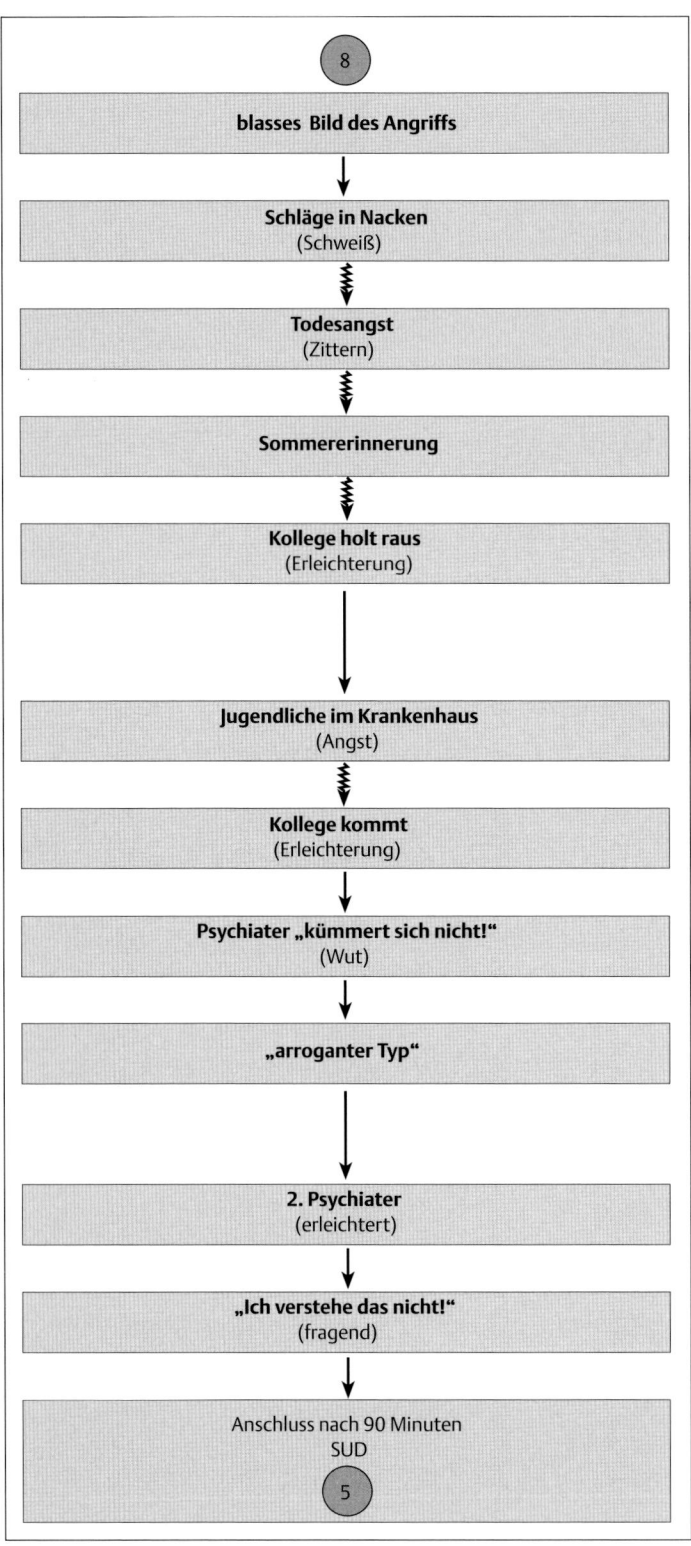

Abb. 5.6 Beispiel für eine dokumentierte EMDR-Sitzung.
SUD = subjektive Belastung

wich zum Schluss einem weniger affektintensiven Unverständnis über das Unwissen des ersten Psychiaters.
Der Patient gab als Belastungsgrad am Ende der etwa 70 Minuten langen Sitzung noch 5 an. Nach dieser ersten Sitzung konnte der Patient wieder allein in die Stadt gehen. Im Verlauf von insgesamt 10 EMDR-Sitzungen stabilisierte er sich vollständig. In einer Katamnese nach 7 Jahren waren die Behandlungsergebnisse stabil geblieben.

6 Theorien zur Wirksamkeit von EMDR

A. Hofmann, N. Galley

6.1 Einleitung

Obwohl die Effizienz der EMDR-Methode bei Traumastörungen mittlerweile unbestritten ist, wirft doch der letztlich noch nicht geklärte Wirkmechanismus der Methode immer wieder neue Fragen auf. Im Folgenden sollen daher diejenigen wesentlichen Hypothesen diskutiert werden, die die starken Effekte der EMDR-Methode erklären sollen. Insgesamt muss jedoch bedacht werden, dass das Verständnis der Prozesse im menschlichen Gehirn überhaupt erst an den Anfängen steht und dass die Ansätze zur Erklärung der neurobiologischen Ursachen für die Wirksamkeit von Psychotherapie insgesamt noch sehr rudimentär sind (Smith 2003). Dennoch gibt es bereits eine Reihe von Hinweisen, die mittelfristig auch eine Erklärung für die hohe Wirksamkeit der EMDR-Methode und den Wirkmechanismus der Stimulationskomponente geben könnten.

6.2 Expositionshypothese

Da bei der EMDR-Methode das der Pathologie der Erkrankung wahrscheinlich zugrunde liegende „Traumanetzwerk" gezielt anvisiert und aktiviert wird, könnte auf den ersten Blick ein den üblichen Expositionsmethoden ähnlicher Mechanismus vorliegen (Foa u. Kozak 1986). So wird in der EMDR-Behandlung auch der Belastungsgrad mit der Dauer der Stimulation geringer, wie man dies bei einer Expositionsbehandlung erwarten würde.

Obwohl die strukturierte Rekonfrontation als ein wichtiges Element der EMDR-Methode angesehen werden kann, sprechen einige Beobachtungen jedoch dafür, dass Exposition allein als Erklärung für die Wirksamkeit von EMDR unzureichend ist

Dosisproblem. In den größten Metaanalysen, die bislang zur Behandlung der posttraumatischen Belastungsstörung durchgeführt wurden, zeigte sich, dass EMDR gegenüber der Expositionsmethode, aber auch gegenüber einer Kombination von Exposition und kognitiver Restrukturierung, zum Erreichen gleicher Effektstärke (1,4) etwa 40 % weniger Expositionszeit benötigt (van Etten et al. 1998, Wagner 2004). Hinzu kommt die Tatsache, dass alle neueren direkten Vergleichsstudien zwischen EMDR und verhaltentherapeutischen Methoden bei der Verhaltenstherapie tägliche Hausaufgaben (mit In-sensu- oder In-vivo-Exposition) beinhalteten, während bei EMDR lediglich Behandlungssitzungen durchgeführt wurden. Insgesamt kann daher – konservativ geschätzt – bei EMDR von 50 % weniger Expositionsdosis ausgegangen werden. Mit einer derartig reduzierten Expositionsdosis sind die gleich starken Therapieeffekte mit einer Dekonditionierung durch Exposition allein nicht mehr erklärbar (Rogers u. Silver 2002). Schon in der ersten Metaanalyse beschrieben van Etten et al. (1998) daher, dass EMDR eine „andere Behandlungskomponente" als Exposition haben müsse.

Problem der sequenziellen Exposition. Nach den Erfahrungen mit systematischer Desensibilisierung führt eine Unterbrechung der Exposition nicht zu einem Nachlassen der Belastung am Maximum der Angst (Wolpe 1958). Während einer EMDR-Behandlung wird der Patient jedoch nach jedem Stimulationsset kurz befragt, ohne dass dies einem meist nach bereits 15 Minuten eintretenden starken Entlastungseffekt entgegenwirken würde (Shapiro 1995). Nach vorliegenden Untersuchungen müsste eine derartige ablenkende Unterbrechung eine Verschlechterung des Behandlungsergebnisses bedingen (Grayson et al. 1982, Rodriguez u. Craske 1993). Die Behandlung ist aber im Gegenteil deutlich effektiver.

Assoziationsketten und spontane kognitive und imaginative Entwicklungen. Bei der Anwendung der EMDR-Methode treten in der ersten Phase der bilateralen Stimulation (Phase 4) in vielen Fällen assoziative Verbindungen mit anderen Ereignissen oder spontane Imaginationen auf (z.B. das geschlagene Kind der Erinnerung, das in der Zimmerecke liegt, richtet sich auf und beginnt, sich zu wehren). Dies geschieht bei den üblichen Expositionsverfahren in der Regel nicht.

Ein weiteres Argument stellt die Beobachtung in der Pitman-Studie dar, dass einer der häufigen Fehler, der bei Überprüfung der Methodentreue (von EMDR) bemerkt wurde, die Tatsache war, dass die verhaltenstherapeutisch erfahrenen Therapeuten der Studiengruppe die Patienten immer wieder in die Exposition mit der ursprünglichen Erinnerung bringen wollten, anstatt die verschiedenen Assoziationsketten zuzulassen. Im Endergebnis zeigte sich, dass sich bei den Patienten, bei denen die EMDR-Methode treu eingehalten worden war (die also assoziieren konnten), ein deutlich besserer Behandlungseffekt ergeben hatte (Lipke 1999, Pitman 1996).

6.3 Hypnosetheorie

Die einzige Hypothese über die Wirksamkeit von EMDR, die nach den bisherigen Untersuchungen weitgehend ausgeschlossen werden kann, ist die Hypothese, dass EMDR eine Variante von Hypnose sei. Auch wenn durch die Fingerbewegungen vor den Augen ein einer hypnotischen Induktion ähnlicher Vorgang abzulaufen scheint, so sprechen doch einige Beobachtungen gegen diese Hypothese:

- Während der Patient in einer hypnotischen Abreaktion meist dem zeitlichen Ablauf der Ereignisse folgt, springen viele EMDR-Patienten beim Prozessieren ihrer Traumata nicht selten von einem Schlüsselaugenblick zum anderen.
- Patienten scheinen während der EMDR-Therapie keineswegs erhöht suggestibel zu sein, sondern lehnen im Gegenteil nach vielen Beobachtungen nicht selten ungeeignete Interventionen der Therapeuten sehr direkt ab (Shapiro 1995).
- EEG-Messungen, die während EMDR-Behandlungen durchgeführt wurden, zeigen, dass das Gehirnwellenmuster der Patienten einem Wachzustand entspricht (Nicosia 1995), während im EEG von Hypnosepatienten deutliche Veränderungen vorliegen (DePascalis u. Penna 1990, Sabourin et al. 1990).
- Auch wenn daher Hypnose als wesentlicher Wirkmechanismus der EMDR-Methode wenig wahrscheinlich ist, so gibt es doch Untersuchungen, in denen sich eine Kombination von hypnotherapeutischen Ansätzen und EMDR – gerade im Bereich komplex traumatisierter Patienten – bewährt hat (Bjick 2001).

6.4 Entspannungsreaktion und Orientierungsreaktion

Die Diskussion um die Wirkfaktoren der EMDR-Methode hat sich über diesen Bereich hinaus um einige physiologisch orientierte Hypothesen erweitert: Im Jahre 1994 entdeckte D. Wilson in seiner Studie über EMDR (Wilson et al. 1996), dass in Phase 4 trotz Aktivierung der traumatischen Erin-

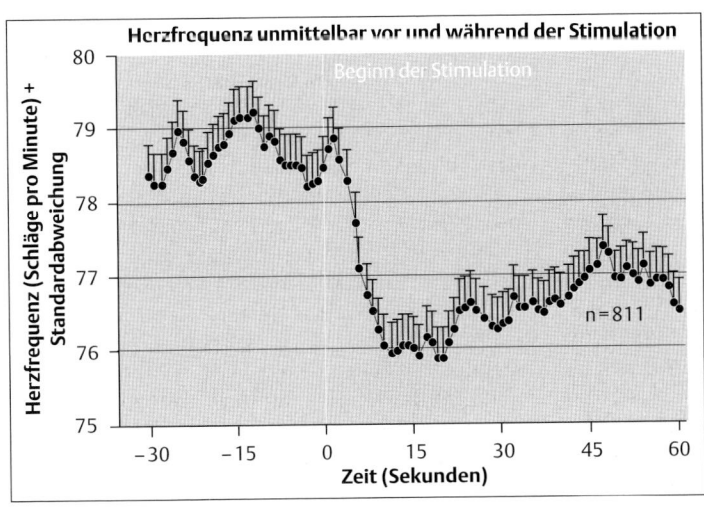

Abb. 6.1 Signifikanter Abfall der Herzfrequenz bei Beginn der Augenbewegungen (Sack 2004).

nerung während der Augenbewegungen eine autonome Entspannungsreaktion auftritt („Relaxation Response"; Benson 1976). Sack (2004) konnte schon 10 Sekunden nach Beginn der Stimulation ein signifikantes Absinken der Herzfrequenz bei gleichzeitiger Aktivierung des Parasympathikus beobachten (Abb. 6.**1**).

In ähnlicher Weise nehmen Armstrong und Vaughan (1996) an, dass bei der EMDR-Behandlung durch die bilaterale Stimulation eine Orientierungsreaktion eintritt, die nach den Autoren eine beschleunigte Löschung des traumatischen Materials zur Folge hat. Die Orientierungsreaktion geht mit einer Veränderung der Herzfrequenz einher, die auf einer Erhöhung des Parasympathikotonus beruht (Obrist 1981). Dieser Reaktion tritt auch unter EMDR-Stimulation auf, während gleichzeitig eine Abschwächung der intrusiven Erinnerungskomponenten zu beobachten ist (Andrade et al. 1997, Barrowcliff et al. 2003, MacCulloch u. Feldman 1996, Sack et al. 2000).

Durchbrechung der wechselseitigen Abschottung der Hemisphären

Diese Hypothese wurde erstmals von Nicosia (1994) geäußert. Durch die bilaterale Stimulation während der Triggerung der Traumaerinnerungen wird – nach der Vorstellung dieses Ansatzes – eine Synchronisierung von Erregung und Hemmung in den vorher isolierten neuronalen Netzwerken der rechten und linken Hemisphäre hergestellt, was zu einer Durchdringung rationaler und emotionaler Aspekte der Erinnerung und zu einer Umstrukturierung im Erleben der Erinnerung führt. Subjektiv sind derartige Umstrukturierungen mit „Aha-Erlebnissen", plötzlichen Einsichten und Auflösung der bisherigen Kausalattribuierungen verbunden. Durch diesen Prozess können traumatische Erinnerungen „überschrieben" sowie deren direkte Emotions- und Verhaltensanbindung gelockert werden (die Synchronisierungsarbeit leistet am besten das Verfolgen des Therapeutenfingers, da hierbei nicht nur im Takt von etwa 1 Hz visuelle und okulomotorische Zentren – Area 17–19, Area MT/MST, parietale Area 7 und das frontale Areal 8 –, sondern aufgrund der anstrengenden Tracking-Aufgabe auch das visuelle Arbeitsgedächtnis, Antrade et al. 1996, im lateralen und medialen präfrontalen Kortex beidseitig aktiv sind). Das Traumanetzwerk wird hierbei als ein durch starke Hemmmechanismen gegen kognitive Aufarbeitung abgeschottetes rechtshemisphärisches Netzwerk aufgefasst, das mindestens die Amygdala und den posterioren Kortex umfasst (Pitman 1988).

Umkodierung traumatischer Erinnerung im Traumschlaf

Die Hypothese, dass EMDR in irgendeiner Weise mit dem REM-Schlaf verwandt sei, ist einer der ältesten Erklärungsversuche zur Wirksamkeit der EMDR-Methode. So ist schon lange bekannt, dass die posttraumatische Belastungsstörung (PTBS) eine Störung ist, bei der sich eine enge Beziehung zu Schlafstörungen, speziell Störungen des REM-Schlafes, findet (Ross et al. 1989). In einer neuen Form ist diese Hypothese in einer von Stickgold angeregten Diskussion wieder aufgelebt. In seiner Hypothese entwirft Stickgold (2002) Arbeitshypothesen sowohl zur Gedächniskonsolidierung im Schlaf als auch zur Pathologie und Behandlung der PTBS durch EMDR.

Nach vielen tausend Traumanalysen erscheint es Stickgold als erwiesen, dass im Traum neokortikales, schwach assoziatives Material im REM-Traumschlaf aufgrund acetylcholinerger Mechanismen in den Hippocampus transferiert wird (Stickgold et al. 2001). Umgekehrt werde im Non-REM-Schlaf stark assoziativ gekoppeltes hippocampales Material in den Neokortex umgeschrieben. Dieser doppelseitige Transfer lockert die starken Assoziationen spezifischer Erinnerungen und formt sie zu generelleren semantischen Erinnerungen um, während der verbundene Affekt verblasst.

Beim PTBS sind der REM-Schlaf und der dazugehörige Acetylcholinmechanismus gestört, und die Möglichkeit der Lockerung der starken Assoziationen wird unterfunktional.

In der EMDR-Sitzung könnte die Acetylcholinproduktion erhöht sein, der Informationsfluss vom Kortex zum Hippocampus würde gefördert und so die schwache assoziative Kopplung überwiegen. Dadurch würde ein ähnlicher Gedächtnisumkodierungseffekt erzielt, wie er natürlicherweise im Traumschlaf abliefe.

Stickgold hat Experimente bezüglich veränderter Wahrnehmungen nach dem REM-Schlaf durchgeführt und vorgeschlagen, mit einer ähnlichen Experimentalanordnung zu prüfen, ob ähnliche Wahrnehmungsveränderungen nach EMDR-Therapie nachweisbar sind.

6.5 AIP-Modell

Ein von Francine Shapiro selbst in die Diskussion gebrachtes komplexeres Modell beruht auf einem Modell der Informationsverarbeitung, das die unter EMDR gemachten klinischen Beobachtungen und neuere Erkenntnisse der Neurophysiologie traumatischer Erinnerungen einbezieht (Hofmann 2004, Shapiro 1995 und Shapiro 2001, Shapiro u. Maxfield 2002). Auch wenn der klinische Nutzen der Modells unbestritten ist, besitzt es dennoch hypothetischen Charakter. Es geht davon aus, dass traumatische Information meist Zustands-("State-")spezifisch in teilweise sensorisch fragmentierter Art gespeichert und als „Informationspaket" „steckengeblieben" ist. Da das Gehirn im Normalfall aber auch belastende Informationen gut verarbeiten kann, wird von Shapiro ein Informationsverarbeitungssystem postuliert, das traumatische Erinnerungen – möglicherweise in einem dem nächtlichen REM-Schlaf ähnlichen Prozess (Stickgold et al. 2001, Winon 1993) – verarbeitet (zwei Drittel aller Personen, die ein einzelnes Trauma im mittleren Belastungsbereich erleiden, können diese Erinnerung spontan ohne therapeutische Hilfe verarbeiten).

Dieses *Adaptive Informationsprozessierungssystem (AIP)* wird durch die Triggerung traumatischen Materials und die gleichzeitige rhythmische Stimulation aktiviert und beginnt, das traumatische Material beschleunigt zu prozessieren. Hierbei entlädt es hypothetische neuronale „Knoten" des neuronalen Netzwerkes mit traumatischem Material von ihren traumabedingten Affekten und prozessiert (ohne explizite kognitionsbezogene Therapie) die mit dem jeweiligen Traumaschema verbundenen verzerrten Kognitionen (z. B. „Ich bin hilflos").

Dies geschieht auch – besonders nach der ersten Entlastung von traumatischen Affekten in Phase 4 (Desensibilisierung und Durcharbeitung) – durch die Verbindung des traumatischen „Knotens" mit adaptiven Erinnerungsnetzwerken (die angemessene Information auf der „Erwachsenenebene" enthalten, z. B. „Ich weiß, dass ich mir durchaus helfen kann"). Diese adaptiven Informationen tauchen häufig im zweiten Teil der Phase 4 und/oder in Phase 5 (Verankerung) spontan auf (z. B. in Form von Erinnerungen, dass der Patient in bestimmten Situationen sich selbst helfen konnte).

Das Modell der Informationsverarbeitung ist auch der Erfahrung in sehr vielen EMDR-Therapien angemessen: Es ist der Patient oder etwas in ihm, das den Verarbeitungsprozess, eigentlich nur unter der katalytischen Einwirkung des Therapeuten (und der Stimulationen), selbst bewirkt.

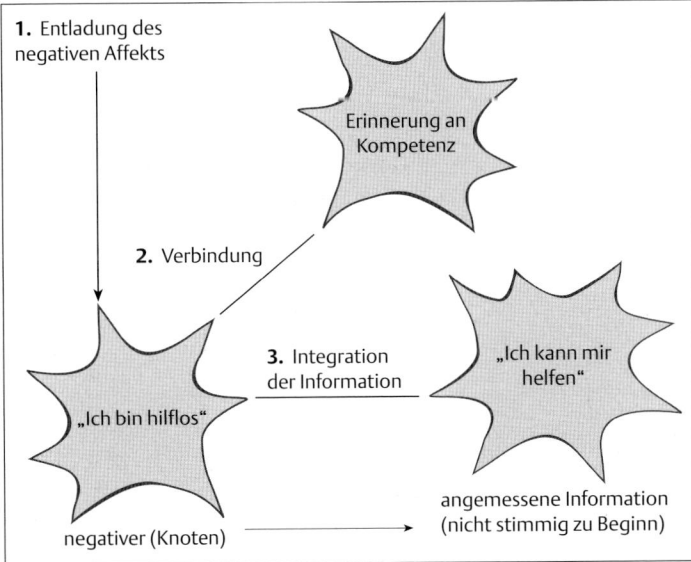

Abb. 6.2 Therapeutischer Prozess im Modell der beschleunigten Informationsbearbeitung (Adaptives Informationsprozessierungssystem, AIP) nach Dr. F. Shapiro.

Ein Beispiel für einen solchen Prozess im AIP-Modell ist in Abb. 6.2 dargestellt.

Zwei Hypothesen, die detaillierter zu erklären versuchen, wie die Informationsverarbeitung im Nervensystem wieder angestoßen wird, sind die zuletzt beschriebenen.

Letztlich wird die Frage nach dem genauen Mechanismus, der die Wirkung von EMDR auslöst, wahrscheinlich noch einige Zeit zu ihrer Beantwortung benötigen. Dabei könnte es durchaus sein, dass sowohl die weitere Hirnforschung als auch neuroimaginative Verfahren und die Neurophysiologie Impulse zur Klärung der Wirkmechanismen von EMDR beitragen (Heber et al. 2002, Lamprecht et al. 2004, Levin et al. 1999).

Auf der anderen Seite könnte es durchaus aber auch sein, dass die EMDR-Methode in der Art, wie sie Einblicke in die Verarbeitungsprozesse des menschlichen Gehirns ermöglicht, Impulse zum weiteren Verständnis der Arbeitsweise des Gehirns, der Verarbeitung emotionaler Belastungen und komplexer Vorgänge, wie des emotionalen Lernens, ermöglicht (Hofmann et al. 1998).

7 EMDR in der Behandlung komplex Traumatisierter – verlängerte Stabilisierung und Ressourcenaktivierung

7.1 Einleitung

Die große Mehrzahl traumatisierter Patienten hat leider nicht ein einzelnes, umschriebenes traumatisches Ereignis erlebt; sie sind vielmehr meist schon in ihrer Kindheit Opfer von Gewalt (in sexualisierter oder nichtsexualisierter Form), Vernachlässigung oder einer Kombination beider geworden. Diese Gruppe von Patienten benötigt häufig in ihren Behandlungen nicht nur eine längere Stabilisierungsphase, sondern zum Teil auch ein differenzierteres Vorgehen bei der Bearbeitung ihrer traumatischen Erinnerungen mit EMDR, als dies bei weniger komplex Traumatisierten erforderlich ist.

Bei der großen Mehrzahl komplex traumatisierter Patienten kann der Beginn der Traumatisierung klar in der Kindheit festgestellt werden, und ihrer Behandlung sowie der sicheren Bearbeitung ihrer Traumatisierungen sollen dieses und das folgende Kapitel vorrangig gewidmet sein.

Hintergrundfakten

Zu den Hintergrundfakten dieses sozialmedizinisch relevanten Problems, das in vielen Veröffentlichungen ausführlich behandelt worden ist (unter anderem Egle et al. 1997, Fellitti et al. 1998), seien hier nur einige Zahlen genannt, die die äußere Lage und die innere Situation komplex traumatisierter Patienten etwas beleuchten können.

Körperverletzungen. Im Jahre 1996 wurden in Deutschland über 25.000 Fälle von Körperverletzungen (unter anderem auch Missbrauch und Vergiftungen) von Kindern unter 14 Jahren polizeilich gemeldet. Die Hälfte der Opfer ist dabei unter 6 Jahre alt, und nahezu alle Tatverdächtigen sind Angehörige oder Bekannte der Opfer. Der Berufsverband der Kinder- und Jugendärzte geht von einer hohen Dunkelziffer aus und schätzt die Zahl der Gewaltdelikte an Kindern auf 200.000 pro Jahr (Kahl 1998).

Misshandlungen. Nach einer 1995 vom Kriminologischen Forschungsinstitut in Niedersachsen (KFN) durchgeführten Untersuchung an einer repräsentativen Stichprobe von 5711 Deutschen berichteten rund 10 % aller Befragten, mindestens einmal massiv von ihren Eltern misshandelt (mit der Faust geschlagen, gewürgt) worden zu sein. Dies betrifft nicht die Befragten, die angaben, mit der Hand oder Gegenständen geschlagen worden zu sein (diese Zahl lag bei 70 %).

Sexuelle Übergriffe. Studien in den USA und in anderen westlichen Ländern kommen relativ übereinstimmend zu dem Ergebnis, dass etwa 30 % der Frauen und 10 % der Männer von unfreiwilligen sexuellen Kontakten vor dem 18. Lebensjahr berichten. Bei diesen Befragungen wird allerdings die weiteste Definition für einen sexuellen Übergriff in der Kindheit und Jugend zugrunde gelegt, in den alle Varianten sexuellen Kontakts einbezogen sowie familiäre und außerfamiliäre Vorfälle zusammen gesehen werden. Wesentlich ist, dass die meisten der Befragten nie vor der anonymen Befragung davon gesprochen hatten und alle Untersuchungen, in denen diese Ereignisse erfragt wurden, auch auf gesundheitliche Probleme der Befragten stießen.

Die meisten Kinder, die derartige traumatisierende Situationen erleben, versuchen vor allem anfangs immer wieder, von Erwachsenen – einem Elternteil, einem anderen Angehörigen, aber auch anderen Vertrauenspersonen, wie Lehrerinnen, Freunden, Ärzten oder Pfarrern – Hilfe zu bekommen. In der Regel werden diese Appelle – wie sich in den heutigen Therapien zeigt – nicht verstanden oder es kommt dennoch keine Verbesserung der Situation zustande. Die innere Situation dieser (erwachsen gewordenen) Kinder ist – und dies ist etwas, das wir wie „in der Zeit eingefroren" in der Vorbereitung einer Traumabearbeitung wiederfinden – von großer Einsamkeit, Hilflosigkeit und Verlassenheitsgefühlen geprägt.

Auch wenn einige Fragen noch forschungsmäßig offen sind, kann im Kern davon ausgegangen werden, dass es sich bei unseren *Patienten, die mit komplexen Traumastörungen* in die Behandlungen kommen, um *traumatisierte Kinder in einem fortgeschrittenen traumatischen Prozess* handelt.

Da die Versorgungssysteme, die für traumatisierte Kinder und ihre Familien zuständig sind, auch in den Fällen, die bekannt werden, nicht selten überfordert sind, kommen diese Kinder bis heute entweder gar nicht oder etwa 20–30 Jahre zu spät in eine psychotherapeutische, nicht selten auch psychiatrische Behandlung.

Therapeutische Situation

Drei Problemkreise und einige neue Perspektiven kennzeichnen die derzeitige therapeutische Situation dieser Patienten:

Wechselnde Diagnosen und Therapieansätze. Komplexe Traumafolgen sind schwer in den diagnostischen Konzepten der ICD zu erfassen (s. auch Kap. 1 und 3). Dies kann erhebliche Folgen im Sinne wechselnder Diagnosen und Therapieansätze und letztlich auch Folgen in Bezug auf Therapiezeiten und deren Finanzierung haben.

Fehlende Stabilität der Patienten. Ein weiteres Hauptproblem ist die nicht selten nur teilweise bestehende medizinische, soziale und psychische Stabilität dieser Patienten (die Mehrzahl sind Frauen und Mädchen). Viele der Patienten haben es so zwar geschafft, die nicht selten langwierigen Traumatisierungen zu „überleben" – zu einer gezielten Bearbeitung traumatischer Erinnerungen ist es aber für viele noch ein weiter Weg.

Traumabedingte Entwicklungsstörungen. Durch die oft langjährigen Traumatisierungen ist es nicht selten in der Kindheit auch zu traumabedingten Entwicklungsstörungen, der fehlenden Auseinandersetzung mit wichtigen Entwicklungsaufgaben, gekommen. Viele Opfer schaffen es dann zwar in teilweise bewundernswürdiger Weise, ihren Alltag und ihre anstehenden beruflichen Probleme zu regeln, aber in manchen Fragen, besonders im sozialen (Nah-)Bereich, machen sich noch wesentliche Entwicklungsaufgaben bemerkbar.

Dennoch zeigen sich auch einige neue Perspektiven. Eine wachsende Anzahl von Therapeuten hat sich seit einer Reihe von Jahren mit den Folgen schwerer Traumatisierungen in der Kindheit auseinandergesetzt. Diese Therapeuten scheuen auch immer weniger vor sehr komplex traumatisierten, z. B. dissoziativen, Patienten zurück und eröffnen dadurch vielen Patienten eine *Möglichkeit, einen Psychotherapieplatz zu finden.*

Verbesserte Behandlungsmöglichkeiten

Durch die Forschungsergebnisse der vor allem in den großen internationalen Fachgesellschaften organisierten Psychotraumatologen hat es eine Reihe wichtiger *Verbesserungen der Behandlungsmöglichkeiten* für komplex traumatisierte Patienten gegeben:

- Eine Reihe guter Diagnostikinstrumente wurde für komplexe Traumastörungen, besonders die dissoziativen Störungen, entwickelt.
- Die Möglichkeiten einer systematischen (mehr und mehr auch manualisierten und damit überprüfbaren) Stabilisierung und Traumabearbeitung haben sich durch eine übergreifende Integration der wirksamen Behandlungsansätze (z. B. psychodynamische mit imaginativen und behavioralen Verfahren) deutlich verbessert (Fisler 1998, Huber 2003, ISSD-Behandlungsrichtlinien 1998, Reddemann 2004).
- Eine gezielte Traumabearbeitung mit Auflösung auch komplexer Traumanetzwerke ist unter anderem durch die Entwicklung der EMDR-Methode für eine größere Zahl auch instabiler Patienten zugänglich geworden.

7.2 Diagnoseproblem

Ein Teil des Problems der Diagnostik komplexer Traumafolgeerkrankungen ist ja bereits in Kapitel 3 im Rahmen der Anamneseerhebung und Therapieplanung näher ausgeführt worden. Klinisch ist bei den Patienten mit komplexeren Traumatisierungen häufig auffällig, dass sie gerade nicht mit einer Traumadiagnose, sondern mit einem bestimmten Symptom, das dann ihre (einzige) Hauptdiagnose zu werden droht, in die Behandlung kommen. Beispiele dafür können alle bei Traumaerkrankungen häufigen Komorbiditäten sein (ein Überblick über diese häufigen Komorbiditäten findet sich in Abb. 7.1). Traumapatienten können dabei mit den klaren Symptomen einer *depressiven Störung*, mit ei-

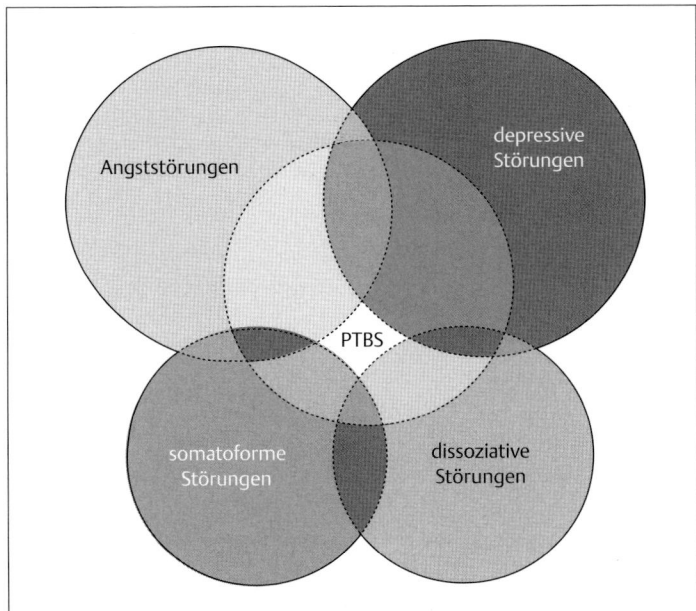

Abb. 7.1 Komorbiditätskleeblatt der Traumafolgeerkrankungen. PTBS = posttraumatische Belastungsstörung

ner *Angsterkrankung* (z. B. eine Panikstörung oder eine generalisierte Angsterkrankung), einer körperlichen Beschwerdesymptomatik (z. B. Bauch- oder Unterbauchbeschwerden), die sich nach organischer Abklärung als *Somatisierungsstörung* entpuppt, sowie *Suchtstörungen, Essstörungen, Borderline-Persönlichkeitsstörungen* oder sozialen Auffälligkeiten, wie *selbstverletzendem Verhalten,* in eine Behandlung kommen.

Der Schlüssel zu ihrer Behandlung liegt aber nicht allein in der Bewältigung dieser Problematik, so wichtig die Überwindung einer schweren Depression auch ist; der Schlüssel zu einem dauerhaften Therapieerfolg liegt darin, die zugrunde liegende *Traumastörung* festzustellen, *in der Diagnose zu benennen* und – ohne die derzeitige Hauptsymptomatik aus dem Auge zu verlieren – dem Patienten eine Behandlung zu ermöglichen, in der auch eine qualifizierte Bearbeitung der traumatischen Erinnerungen erfolgen kann. Eine solche Diagnose, wie sie sich derzeit auch zunehmend findet, kann z. B. lauten: „schwere Depression auf dem Boden einer komplexen posttraumatischen Belastungsstörung (F 32.2, F 43.1)". Und speziell diese Diagnose würde sich mit großer Sicherheit keineswegs selten stellen lassen (Mueser et al. 1998).

7.3 Komplexe posttraumatische Belastungsstörung

Einen möglichen Ausweg aus dieser komplizierten diagnostischen Situation bietet die von Judith Herman und Bessel van der Kolk vorgeschlagene neue Diagnose der komplexen posttraumatischen Belastungsstörung (oder Disorder of extreme Stress, DES). So wurde in den Feldstudien zum DSM-IV festgestellt, dass die einfache posttraumatische Belastungsstörung als Diagnose meist nicht die Hauptsymptome von Opfern interpersoneller Gewalt erfasst (Herman 1992, van der Kolk et al. 1996). Auch wenn diese Störung – DESNOS (Disorder of extreme Stress not otherwise specified; Abb. 7.2) – nur in einem eigenen Abschnitt „assoziierte Merkmale und Störungen" in das DSM-IV aufgenommen wurde (APA 1996), zeigt doch eine zunehmende Anzahl von Studien die Validität dieses Konstrukts (Flatten et al. 2004).

Im Einzelnen weist die komplexe posttraumatische Belastungsstörung folgende Merkmale auf:
- Störungen der Regulierung des affektiven Erregungsniveaus
  - chronische Affektdysregulation
  - Schwierigkeit, Ärger zu modulieren
  - selbstdestruktives und suizidales Verhalten

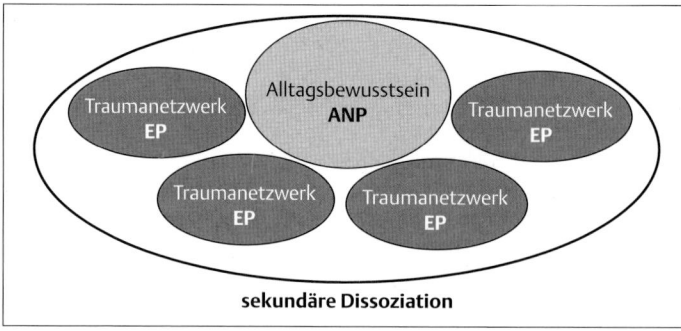

Abb. 7.2 Die komplexe posttraumatische Belastungsstörung (DESNOS) im Modell der strukturellen Dissoziation (nach Nijenhuis 2004).
ANP = anscheinend normale Persönlichkeit
EP = emotionale Persönlichkeitsanteile

- Schwierigkeiten, sexuelles Kontaktverhalten zu modellieren
- impulsive und risikoreiche Verhaltensweisen
• Störungen der Aufmerksamkeit des Bewusstseins
  - Amnesie
  - Dissoziation
• Somatisierungen
• chronische Persönlichkeitsveränderungen
  - Änderungen in der Selbstwahrnehmung: chronische Schuldgefühle, Selbstvorwürfe, Gefühle, nichts bewirken zu können, Gefühle, auf immer geschädigt zu sein
  - Änderungen in der Wahrnehmung des Täters: verzerrte Einstellungen und ideelle Sicherung des Täters
  - Veränderungen der Beziehung zu anderen Menschen: Probleme, zu vertrauen und Beziehungen aufrechtzuerhalten, Probleme, erneute Verwertung zu vermeiden, Tendenz, andere zum Opfer zu machen
• Veränderungen im Wertesystem
  - Verzweiflung und Hoffnungslosigkeit
  - Verlust der bisherigen Lebensüberzeugungen

An der Vielfalt der Symptome der komplexen posttraumatischen Belastungsstörungen lässt sich die Komplexität der Entwicklung einer derartigen Störung abschätzen. Ebenso zeigt eine komplexen Vielfalt von Symptomen die komplizierte Behandlungsproblematik derartiger Patienten. Aus Gründen der klinischen Übersichtlichkeit möchte ich daher 2 Aspekte dieses Symptom-Clusters hier etwas differenzieren: Zum einen erscheint mir bei vielen Patienten mit einer komplexen posttraumatischen Belastungsstörung die eindrückliche *depressive Symptomatik* etwas im Hintergrund der affektiven Erregungsprobleme und Veränderungen im Wertesystem zu verschwinden. Ich denke, die schwere chronische Depression der meisten dieser Patienten – und die darauf folgende chronische Suizidalität – verdienen gleichrangig neben den *Störungen der Affektregulation* genannt zu werden. Zum anderen glaube ich, dass sowohl die dissoziative als auch die *somatoforme Symptomatik* als Ausdruck einer schwer chronifizierten Intrusionssymptomatik (und ihrer dissoziativen Abwehr) verstanden werden können.

Vor dem Hintergrund dieser Differenzierung lassen sich die vielen Symptome klinisch praktischer in drei zentralen Symptomkomplexen zusammenfassen:
• Beziehungsprobleme mit sich selbst und mit anderen
• Störungen der Affekte und der Affektregulation
• Probleme mit den Fragmenten traumatischen Erinnerungen (und ihrer Abwehr)

In dieser etwas übersichtlicheren Systematik lässt sich auch deutlicher die klinisch notwendige phasenbezogene Behandlungsstrategie dieser Patienten erläutern. So zeigen neuere therapeutische Studien, dass für den Behandlungserfolg komplex traumatisierter Patienten erfolgreich aufgebaute therapeutische Beziehungen sowie Hilfe bei der Regulation negativer Gefühle signifikante Prädiktoren für eine erfolgreiche Traumabehandlung (mit Traumakonfrontation) sind (Cloitre et al. 2002).

Vor dem weiteren Eingehen auf die detaillierte Behandlungsstrategie muss jedoch noch einmal auf einen weiteren wichtigen Faktor der Behandlung komplex traumatisierter Patienten eingegangen werden: die mit der Komplexität der Traumafolgestörung zunehmende dissoziative Fragmentierung.

7.4 Exkurs: Dissoziative Fragmentierung

Einen Sonderfall und ein Problem in vielen Traumabehandlungen stellen die dissoziativen Störungen dar. Im Gegensatz zu den anderen so genannte Komorbiditäten sind sie insofern ein Sonderfall, als die Physiologie dissoziativer Störungen eng mit einem basalen biologischen Schutzmechanismus verbunden zu sein scheint (Nijenhuis et al. 1998, Putnam 1989). Dieser Schutzmechanismus scheint vor allem in der Kindheit – mit einer gewissen interindividuellen Schwankung – verfügbar zu sein, und diese Verfügbarkeit nimmt mit zunehmendem Alter ab (Ross 1989). Ein Maximum der Ausprägung erreicht dieser Mechanismus etwa um das 4.–5. Lebensjahr. Die entsprechende Fähigkeit nimmt im Adoleszentenalter weiter ab und reduziert sich im Erwachsenenalter noch einmal deutlich.

> Patienten mit starken dissoziativen Störungen sind in der Regel Patienten, deren erste Traumatisierungen zu einem Zeitpunkt in der Kindheit geschahen.

Der Mechanismus besteht darin, Anteile des Geistes abzuspalten, zu dissoziieren (das Gegenteil von assoziieren, zusammenbringen), wahrscheinlich um traumatische Erinnerungen (mit ihren Folgen) von anderen, vital wichtigeren Anteilen des Geistes fernhalten zu können.

Eine prospektive Studie mit sexuell missbrauchten Mädchen fand die messbare Zunahme der Dissoziation der Kinder als den Hauptprädiktor späterer gesundheitlicher und Verhaltensprobleme (Putnam u. Tricket 1997).

Eine neuere neurophysiologische Studie, in der Patienten mit dissoziativer Identitätsstörung mittels Positronenemissionstomographie (PET) untersucht wurden, zeigte, dass die gleichen Muster auftraten, wie sie bei Patienten mit posttraumatischer Belastungsstörung (PTBS; s. Kap. 1) gefunden wurden. Psychische Traumatisierungen können also als Grundlage selbst der schwersten dissoziativen Störung, der dissoziativen Identitätsstörung, angenommen werden (Njienhuis et al. 1998, Reinders et al. 2003).

Seit über 15 Jahren werden traumatherapeutische Therapieansätze bei diesen Patienten mit Erfolg angewandt, die Behandlung bedarf jedoch einiger Modifikationen gegenüber Behandlungen anderer Traumapatienten (Horowitz 1979, Kluft 1993, Putnam 1989, Reddemann et al. 2004, Ross 1989 und 1997).

Die (dissoziative) Aufteilung des traumatischen Materials und teilweise auch psychischer Funktionen ist gerade bei schwereren Traumatisierungen in der Kindheit sehr effektiv. Sie stellt aber auch sowohl ein Hindernis zur Bearbeitung von Erinnerungen (vor allem in der Zugänglichkeit) als auch eine Vorstrukturierung der Traumata insofern dar, als sie bereits eine *„natürliche" Unterteilung der traumatischen Erinnerungen* beinhaltet. Im Sinne der Anpassung an die natürliche Traumaverarbeitung ist es daher sinnvoll, diese bereits bestehenden Aufteilungen festzustellen und für die Therapie (dialektisch) zu nutzen, anstelle den ohnehin therapeutisch nötigen Vorgang der Gruppierung und Aufteilung des traumatischen Materials in einzelne „verarbeitbare Päckchen" ohne Berücksichtigung dieser Aufteilung vorzunehmen.

Die „Spaltungslinien", nach denen eine solche Dissoziation während einer Traumatisierung geschieht, entstehen dabei häufig entlang der im *BASK-Modell* von Braun (1988) beschriebenen Unterteilung der Anteile einer vollständigen Erinnerung:

- *B* = Behavior (verhaltensmäßiger Anteil)
- *A* = Affekt (affektiver Erinnerungsteil)
- *S* = Sensation (Sinneswahrnehmungen)
- *K* = Kognition (Gedanken)

Im Spektrum der dissoziativen Störungen ist im Fall einer *dissoziativen Amnesie* das gesamte „BASK-Päckchen" einer Erinnerung dissoziiert (und dem Alltagsbewusstsein nicht verfügbar). Im Fall einer *Teilamnesie* kann jedes Element des BASK-Modells verschwunden sein oder beim Wiedererinnern auftauchen. Die therapeutisch heikelsten Anteile sind dabei diejenigen, die die fragmentierten sensorischen Wahrnehmungen (wie sie in Flashbacks auftreten) und den starken Affekt tragen (A und S im BASK-Modell). Ein wichtiger Teil einer therapeutischen Strategie bei schwer dissoziativ gestörten Patienten besteht darin, dieses „partielle Nichtwissen" (besonders um die Intensität der Affekte) therapeutisch zu nutzen, während der Patient andererseits mittelfristig lernt, auch diese Anteile der Erinnerungen zu kontrollieren. Eine Darstellung einer dissoziativen Amnesie in der Metapher einer Potenziallandschaft findet sich in Abb. **7.3**.

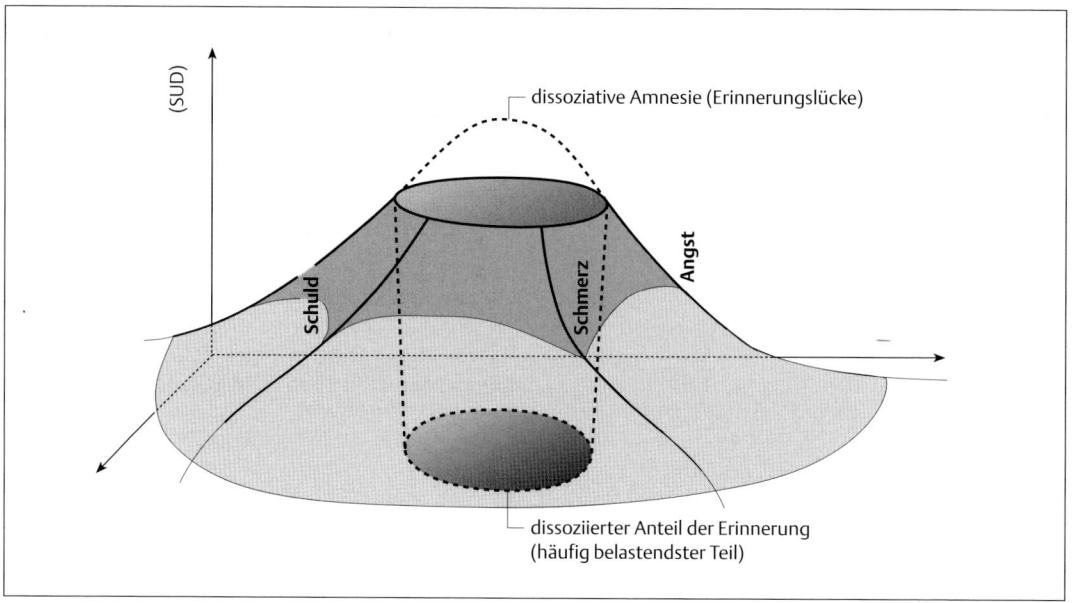

Abb. 7.3 Potenziallandschaft als Metapher für eine dissoziative Amnesie, idealtypisch bei einer traumatischen Erinnerung. SUD = subjektive Belastung

> Ein erster Schritt in der Therapie besteht meist darin, dass zuerst mit der kognitiven Komponente (dem, was der Patient „vom Kopf her über das Trauma weiß") gearbeitet wird, bevor die Traumabearbeitung und die Reintegration mit den belastenden A- und S-Anteilen erfolgen.

Catherine Fine, eine der erfahrensten Therapeutinnen im Gebiet der dissoziativen Störungen, grenzt sogar eine explizite „Affektunterdrückungsphase", in der die Patienten stabilisiert und auf die Traumabearbeitung vorbereitet werden, von einer „Affektverdünnungsphase", der Phase der Traumabearbeitung selbst, in der Therapie von identitätsgestörten dissoziativen Patienten ab (Fine 1993).

Dissoziative Störungen haben jedoch weitere Symptomatiken, mit denen sie auffällig werden können; hier nur einige wesentliche Erscheinungen:

Derealisation bewirkt Dissoziation, dass ein Opfer sich verhält und erlebt, als ob es während oder nach dem Trauma sagt: „Das kann nicht wahr/passiert sein." Manche Patienten beschreiben derartige Situationen auch folgendermaßen: „Es war, als ob ich in einem Film gewesen wäre", ein durchaus sinnvoller Abwehrvorgang.

Depersonalisation, in der ein Patient z. B. eine Situation erlebt, aber dabei denkt: „Das bin ich nicht, der das erlebt."

Spaltung. Bei sehr schweren Traumata kommt es im Extremfall auch zu einer Spaltung, die bis in die Identität des Kindes reicht. Unterstützend scheint dabei der Faktor, dass schon in vielen einfacheren Fällen starke Hilflosigkeit, vor allem innerlich in Form eines Eltern-Kind-Schemas, enkodiert wird (Fischer u. Riedesser 1998). In einfacheren Fällen kommt es dabei zu einer Ausbildung stärker ausgeprägter, verschiedener „Ich-Zustände". Die „States of Mind" nach Horowitz und die von Watkins beschriebenen „Ego-States" beschreiben dabei einen wichtigen Teil dieser Störungen (Horowitz 1979, Watkins u. Watkins 1981). Viele dieser Störungen sprechen gut auf eine Therapiemodifikation an, die mit der Metapher des „inneren Kindes" arbeitet. Für viele der Patienten, die eine Wiederentdeckung alter Traumata mit bisher abgespaltenen A- und S-Anteilen (oder auch mehr) erleben, scheint diese Metapher gut nachvollziehbar und evident zu sein.

Dissoziative Identitätsstörung. Im Extremfall kommt es bei traumatisierten Kindern zur vollständigen Aufspaltung der Identität mit dem Voll-

bild einer *dissoziativen Identitätsstörung* (früher „multiple Persönlichkeitsstörung").
Der bekannteste Fall einer solchen Störung wurde 1895 von Josef Breuer in den Studien über Hysterie (Freud u. Breuer 1970) beschrieben. Es ist der Fall der Anna O:

> *„In diesem Zustande übernahm ich die Kranke in meine Behandlung und konnte mich alsbald von der schweren psychischen Alteration überzeugen, die da vorlag. Es bestanden 2 ganz getrennte Bewusstseinszustände, die sehr oft und unvermittelt wechselten ... In dem einen Zustande kannte sie ihre Umgebung, war traurig und ängstlich, aber relativ normal; im anderen halluzinierte sie (Anm. d. Autors: korrekt pseudohalluzinierte sie), war „ungezogen", das heißt schimpfte ... War während dieser Phase etwas im Zimmer verändert worden, so klagte sie, ihr fehle Zeit. ... Es saß, ... in irgendeinem Winkel ihres Gehirns ein scharfer und ruhiger Beobachter, der sich das ganze tolle Zeug ansah ..."* Die Patientin, die später als engagierte Sozialarbeiterin in Frankfurt bekannt wurde, zeigt dabei 3 typische Anteile ihrer Identität, wie sie, ebenso wie der „Zeitverlust", in der Fachliteratur beschrieben und auch von heutigen Patienten geschildert werden: ein eher depressiver, normal orientierter Anteil (die so genannte Alltags- oder „Gastgeber"-Persönlichkeit); ein aggressiverer Anteil, der vermutlich auch traumatisches Material „pseudohalluzinierte" und gegenüber dessen Erinnerungen die Alltagspersönlichkeit amnestisch war; ein emotional distanzierterer Anteil, der aber alles aus dem Hintergrund beobachtete.

Es ist sicher nachvollziehbar, dass dissoziative Störungen ein erhebliches Hindernis der Traumabearbeitung darstellen können. Im Fall einer Behandlung mit EMDR kommt noch die Problematik hinzu, dass EMDR dissoziative Barrieren in vielen Fällen auflösen kann. Da diese Barrieren aber, besonders zu Beginn einer Psychotherapie, zur Erhaltung der Kompensation notwendig sind, im Gegenteil gelegentlich verstärkt werden müssen, ist ein nicht ausreichend diagnostizierter und vorbehandelter dissoziativer Patient gefährdet, von traumatischem Material überflutet oder in unerwartet abrupter Form (ebenso wie der Therapeut, der eine EMDR-Behandlung durchführen möchte) plötzlich mit bisher nicht bekannten Persönlichkeitsanteilen konfrontiert zu werden (Paulsen 1995).

Eine Diagnostik bezüglich dissoziativer Störungen ist daher im Fall einer EMDR-Behandlung komplex Traumatisierter eine wesentliche Sicherheitsmaßnahme. Dies gilt insbesondere, da dissoziative Störungen vor allem bei psychiatrischen Patienten keineswegs selten sind (Hofmann 1995, Overkamp 1998). Ein Studie von Saxe et al. (1993) ergab, dass etwa 15% der untersuchten Patienten einer psychiatrischen Station an einer dissoziativen Störung litten (davon mehrere Prozent an einer dissoziativen Identitätsstörung). Diese Studie wurde mittlerweile in einer Reihe von Ländern, unter anderem auch in Deutschland, reproduziert (Gast et al. 2001).

■ Diagnostik dissoziativer Störungen

Es gibt eine Reihe von *Hinweisen und Kriterien*, die eine Diagnostik in Richtung einer dissoziativen Störung auslösen sollten. Komplex traumatisierte Patienten sollten in jedem Fall zum Vermeiden von Komplikationen vor einer Behandlung mittels EMDR einer dissoziativen Diagnostik unterzogen werden (gezielte Anamnese nach dissoziativer Symptomatik, FDS als Suchtest; s. Kap. 3).

Der beste *Suchtest* zur Erfassung aktiver dissoziativer Symptomatik ist der DES (Dissociative Experience Scale), der von Bernstein und Putnam (1986) entwickelt wurde. Die autorisierte Übersetzung, der FDS (Fragebogen für dissoziative Erlebnisse), wurde von Freyberger et al. (1999) auf 44 Items (vor allem im Bereich der Konversionssymptomatik) erweitert. Bei der Anwendung darf jedoch nicht übersehen werden, dass etwa 20% der schwer dissoziativ gestörten Patienten unterhalb des Cut-off-Wertes (von 25%) anzusiedeln sind. Die (Ausschluss-)Diagnose einer dissoziativen Störung sollte daher ausschließlich klinisch, am besten in einem diagnostischen Interview, gestellt werden.

Das *SCID-D* (Structured clinical Interview for DSM-IV dissociative Disorders) gilt als der „Golden Standard" diagnostischer Interviews im Bereich dissoziativer Störungen (Steinberg 1993). Es fragt systematisch die Bereiche „Amnesien", „Depersonalisation", „Derealisation", „Identitätskonfusion" und „Identitätsalteration" ab und ordnet sie diagnostisch. Mehr als andere diagnostische Interviews bedarf das SCID-D einer Schulung, um es auf entsprechendem Niveau (mit differenzierter

Patientenbeobachtung) einsetzen zu können. Es existiert eine deutsche Übersetzung des SCID-D, die von einer Arbeitsgruppe der deutschen Sektion der ISSD (International Society for the Study of Dissociation) unter Federführung von Gast in Hannover erprobt wird (Gast et al. 1998).

Das *DDIS* (Dissociative Disorder Interview Schedule) wurde 1991 von Ross veröffentlicht. Es erfasst in 131 Items nicht nur dissoziative Störungen, sondern auch Komorbidität, z.B. im Bereich der Persönlichkeitsstörungen. Reliabilität und Validität sind auch in der deutschsprachigen Version nach einer Untersuchung von Overkamp (1998b) gut.

Wichtig ist bei der Durchführung der Diagnostik dissoziativer Störungen, dass gerade für schwerere dissoziative Störungen, besonders die dissoziative Identitätsstörung (Abb. 7.**4**), die Diagnose sehr unterschiedlich schwer zu stellen sein kann. Bei etwa 15% der Patienten kann die Diagnose so zügig festgestellt werden wie bei Anna O. (Kluft 1985). Bei anderen Patienten werden Wochen, manchmal Monate, benötigt, bis die korrekte Diagnose gestellt ist.

> *So waren zur Diagnostik einer dissoziativ identitätsgestörten Patientin, die mehrere Monate auf einer Traumaschwerpunktstation war, eine (gegenseitige!) Beobachtungszeit von 2 Monaten erforderlich, bevor die Patientin, die auch unter einer schweren Depression litt, sich öffnen und die Diagnose gestellt werden konnte. Die Patientin stabilisierte sich deutlich unter der gezielten (Stabilisierungs-)Behandlung. Nach einer sozialen Destabilisierung kam es zu einem Rückfall, und bei der Patientin wurde an einem tertiären Versorgungszentrum eine schwere Depression (die sie hatte) diagnostiziert. Eine über 6 Monate andauernde stationäre Behandlung erbrachte aber keine Besserung. Erst als die ambulante Therapie wieder begann – die auf Grundlage der Diagnose der Identitätsstörung die verschiedenen Seiten der Identität der Patientin wieder in die Therapie mit einbezog – besserte sich auch die Depression wieder.*

7.5 Grundlegende Behandlungsstrategien bei komplexer posttraumatischer Belastungsstörung

Eine Behandlung komplex Traumatisierter mittels EMDR sollte eingebettet sein in einen differenzierten und individualisierten Behandlungsplan. Ein derartiger Behandlungsplan sollte entsprechend der drei diagnostischen Symptomgruppen der komplexen posttraumatischen Belastungsstörung ebenfalls die drei folgenden Dimensionen berücksichtigen:

- Die *Beziehungsdimension* und die Veränderungen, die durch die Traumatisierung in den Alltagsbeziehungen des Patienten, aber auch in der therapeutischen Beziehung, entstanden sind (z.B. die Fähigkeit, sich auf nahe Beziehungen einzulassen oder Nähe und Distanz in diesen Beziehungen zu regulieren). Weiterhin wesentlich für diese Dimension ist die chronisch schlechte Beziehung der Patienten zu sich selbst (Selbstwertproblematik, Selbstentwertung).
- Stabilisierung der *negativen Affekte* sowie der *Affektregulation*. Ohne die Bearbeitung der häufig schweren chronischen depressiven Symptomatik mit zum Teil chronischer Suizidalität und die Verbesserung der Fähigkeiten zur Affektregulation ist eine Bearbeitung der traumatischen

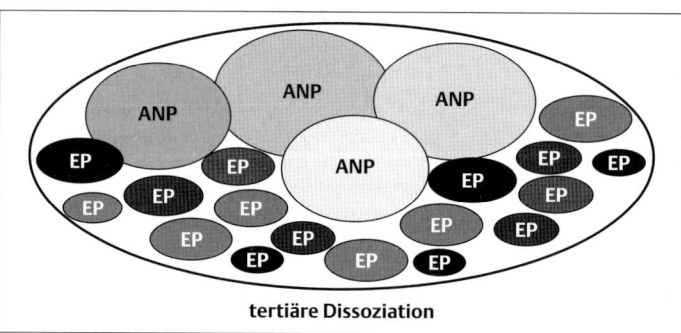

Abb. 7.**4** Die dissoziative Identitätsstörung (DIS) im Modell der strukturellen Dissoziation (nach Nijenhuis 2004). ANP = anscheinend normale Persönlichkeitsanteile (größter Teil des Alltagsbewusstseins)
EP = emotionale Persönlichkeitsanteile (viele Traumanetzwerke)

7.5 Grundlegende Behandlungsstrategien bei komplexer posttraumatischer Belastungsstörung

Erinnerungen bei diesen Patienten in der Regel nicht möglich. Jede Traumabearbeitung auch mittels EMDR setzt daher eine entsprechend verlängerte Stabilisierungs- und Vorbereitungsphase (Phase 2 nach Shapiro) voraus.
- Bearbeitung der *traumatischen Erinnerungen*. Dieser Aspekt ist insofern wesentlich, als derzeit keine Methode bekannt ist, die – ohne eine erneute Bearbeitung der traumatischen Erinnerungen – eine dauerhafte Verarbeitung einer chronischen posttraumatischen Symptomatik belegen könnte.

Alle diese drei Aspekte einer Behandlung bilden ein komplexes dynamisches Dreieck in einer Traumatherapie. Die EMDR-Methode, die in der Regel zur Traumabearbeitung oder Stabilisierung eingesetzt wird, muss dabei ausgewogen in den Rahmen dieses Gesamtgleichgewichts eingebracht werden. Die drei Dimensionen therapeutischer Arbeit mit komplex traumatisierten Patienten sind in Abb. 7.5 dargestellt.

> Für komplex traumatisierte Patienten gibt es keine „einfache" Behandlungsmethode. Auch EMDR ist keine solche Methode.

Der Einsatz von EMDR sowohl zur Traumabearbeitung als auch zur Aktivierung innerer stabilisierender Ressourcen kann aber bei diesen Patienten die Durcharbeitung der traumatischen Erinnerungen erheblich erleichtern sowie die Stärkung und Stabilisierung der Patienten deutlich beschleunigen. Bezüglich der Wirkfaktoren „Problemaktualisierung" und „Problembewältigung" scheint die EMDR-Methode jedenfalls deutliche Vorzüge aufzuweisen. So konnte van der Kolk (2004) in einer neuen Studie die hohe Effektivität der EMDR-Methode bei komplex Traumatisierten belegen.

Auch wenn bisher nur wenige kontrollierte Studien mit komplex traumatisierten Patienten vorliegen, zeigen sich doch der phasenbezogene Behandlungsansatz sowie die traumaspezifische Bearbeitung zentraler Erinnerungskomplexe als zentrale Komponenten der Behandlungspläne für diese Menschen. Im Gegensatz zu einigen der Studien, die an hochselektierten Patientengruppen durchgeführt wurden, muss bei der allgemeinen klinischen Population von in der Kindheit komplex traumatisierten Patienten in der Regel von einer mehrjährigen Behandlungsdauer (die gelegentlich mehrere Richtlinienpsychotherapien umfasst) ausgegangen werden.

Beziehungsdimension

Auch wenn die Beziehungsdimension der Behandlung schwer psychisch traumatisierter Patienten

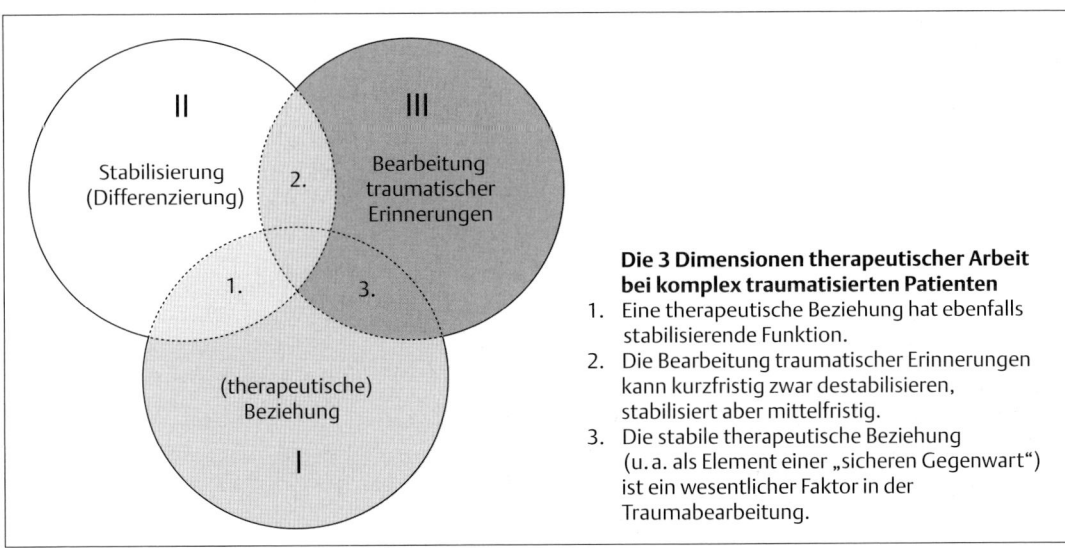

Die 3 Dimensionen therapeutischer Arbeit bei komplex traumatisierten Patienten
1. Eine therapeutische Beziehung hat ebenfalls stabilisierende Funktion.
2. Die Bearbeitung traumatischer Erinnerungen kann kurzfristig zwar destabilisieren, stabilisiert aber mittelfristig.
3. Die stabile therapeutische Beziehung (u. a. als Element einer „sicheren Gegenwart") ist ein wesentlicher Faktor in der Traumabearbeitung.

Abb. 7.5 Dimensionen therapeutischer Arbeit bei komplex traumatisierten Patienten.

meist in qualitativ eher schwer greifbaren Begrifflichkeiten beschrieben wird, stellt sie jedoch, angesichts der schweren Bindungs- und Beziehungsstörungen der meisten Traumapatienten, einen wesentlichen Wirkfaktor der gesamten Behandlungsstrategie dar.

Zusätzlich zu den in Kapitel 3 genannten Punkten („parteiliche Abstinenz", erhöhte Berücksichtigung der Individualität des Opfers, Wiederermächtigung bzw. „Empowerment" des Opfers, Klima der Zuverlässigkeit und Vorhersagbarkeit) ergeben sich in der Behandlung komplex Traumatisierter, besonders hochdissoziativer Patienten, noch einige zusätzliche Aspekte.

Strukturiertheit. Jede Traumatherapie braucht ein gewisses Maß an Strukturiertheit. Entweder ist diese Strukturiertheit in dem Patienten gegeben oder sie muss (zumindest zu Beginn, bis der Patient sie selbst aufgebaut hat) in der Therapie liegen. Dies betrifft (abgesehen von einem gewissen Mindestmaß) sowohl die Fokussiertheit des Therapieprozesses als auch die Strukturiertheit der Behandlungsabsprachen und des therapeutischen Settings (bei schwerer betroffenen Patienten werden auch Behandlungsverträge empfohlen).

Gefahr von Übertragung. Die Dichte der therapeutischen Beziehung geht bei Patienten, von denen einige kaum über nennenswerte unterstützende frühe Beziehungen verfügt haben, nicht selten über die durchschnittliche „parteiliche Abstinenz" hinaus. So können z.B. idealisierende Übertragungen, die nicht ganz selten nach guten Therapieanfängen entstehen, als Versuche der erneuten Beziehungsanknüpfung gesehen werden. Wichtig ist aber dabei, dass der Therapeut diese Seite der therapeutischen Beziehung nicht als einzigen Aspekt der Behandlung sieht, sondern den Patienten auch in seinen anfangs manchmal versteckten Autonomiewünschen anerkennt. Eigenständigkeit der Patienten ist dabei ein wichtiges therapeutisches Ziel! Gerade wenn der Therapeut selbst im Bereich der Traumatherapie überlastet worden ist (sekundäre Traumatisierung!), besteht die Gefahr einer unreflektiert dichten Beziehung, die den inneren Bedürfnissen der Therapeuten – z.B. im Sinne einer Stabilisierung des Selbstwertgefühls – dient. Ein Einsatz von EMDR kann im Rahmen einer derartigen Beziehung in negativer Weise kindliche, magische Erwartungen an den Therapeuten verstärken und die Behandlung des Patienten letztlich auch behindern.

Anerkennung des Unrechts. Manche Traumatisierungen müssen ausdrücklich als Unrecht anerkannt werden, sonst schreitet die Heilung der betroffenen Patienten nicht fort. Der Therapeut kann dabei als (stellvertretender) Zeuge sehr wichtig sein (ein Aspekt der „Parteilichkeit" der therapeutischen Beziehung). Wenn dies der Fall ist, kann der Therapeut z.B. auch in den Phasen der Bearbeitung traumatischer Erinnerungen zwischen den Sets von Stimulationen etwas mehr Zeit zum Sprechen geben. Dabei muss aber gut darauf geachtet werden, dass dieses Sprechen nicht zur Vermeidung des Kontakts mit der traumatischen Erinnerung (wie sie während der Stimulation geschieht) eingesetzt wird und der Patient sich nicht selbst durch zu langes Sprechen aus dem Prozessieren herausbringt (dies kann dadurch erkannt werden, dass derartige Patienten häufig „den Faden verlieren" und das Prozessieren einer Erinnerung nur schwer abgeschlossen werden kann). In manchen Fällen genügt jedoch auch diese Form der Anerkennung des Unrechts nicht, und es müssen weitere Ebenen der Möglichkeiten (oder Probleme) einer (öffentlichen, Opferhilfegesetz?) Anerkennung in der Behandlung besprochen werden.

Täter gleichzeitig wichtigste Bezugsperson. Ein Sonderfall besteht, wenn ein wichtiger Täter gleichzeitig die wichtigste Bezugsperson gewesen ist. Dies kann z.B. ein verführender Vater bei einer abweisenden Mutter oder ein „netter Kinderschänder" bei einem emotional kalten Elternhaus sein. In derartigen Beziehungen muss der Patient die abgespaltenen Aspekte der Täter verleugnen, um nicht durch eine Traumabearbeitung in einen bedrohlichen, innerlich beziehungslosen, objektlosen Zustand zu geraten, der mit erheblicher Suizidalität verbunden sein kann (Verlassenheitsdepression!). Bevor in dieser Situation nicht neue äußere Beziehungen aufgebaut wurden, ist eine Traumabearbeitung – selbst bei Vorliegen aller anderen Voraussetzungen – nicht indiziert. Solche neuen stabilen Beziehungen können auch im Rahmen einer therapeutischen Beziehung eingeübt werden, eine derartige therapeutische Beziehung kann aber nur als „Übungsraum" und „Übergang" zu anderen äußeren Beziehungen therapeutisch wertvoll sein.

Beziehungsmitteilungen. Selbstmitteilungen des Therapeuten, zu denen gerade die häufig dichtere Beziehung zu schwer Traumatisierten einlädt, sollten im Sinne von Beziehungsmitteilungen gemacht werden. Ziel ist dabei eine Stärkung der

Wahrnehmung der Entwicklung des eigenen Selbst des Patienten und seiner Selbstempathie.

Stabilisierung und Differenzierung

In der Psychotraumatologie besteht gelegentlich die Neigung, traumatisierte Patienten in erster Linie als Opfer von Traumata zu sehen. Die Opferwerdung ist aber lediglich eine Dimension im Leben dieser Menschen. Stabilisierung und Differenzierung eröffnen in der Therapie auch die anderen Blickwinkel wieder. Es gibt einen Grund, warum diese Patienten bis heute überlebt haben und sich in unsere Behandlung begeben können. Luise Reddemann und andere erfahrene Traumatherapeuten betonen daher immer wieder die auch in schwerkranken Patienten vorhandene seelische Kraft sowie ihre (nicht immer zugänglichen) Stärken und Fähigkeiten. Wenn wir nun von Traumanetzwerken des Gehirns als den Trägern der belastenden Erinnerungen sprechen, könnte man von positiven Ressourcennetzwerken als den Trägern derartiger positiver Lebenserfahrungen, Stärken und Fähigkeiten sprechen. Diese positiven Ressourcennetzwerke stellen ein wichtiges, in den Patienten vorhandenes Potenzial dar, das in der bei komplexen Traumapatienten verlängerten Stabilisierungs- und Vorbereitungsphase aktiviert wird (Reddemann 2001 und 2004). Diese Erweiterung ist bei aller Wichtigkeit einer Traumabearbeitung zentral, denn es kann auch letztlich nicht das Ziel einer Psychotherapie eines traumatisierten Menschen sein, einfach alle seine Traumata – mit welcher Methode auch immer – zu reprozessieren (Reparaturmodell).

> Ziel einer psychotherapeutischen Behandlung Traumatisierter ist immer auch das Eröffnen neuer Lebensmöglichkeiten und Perspektiven.

Diese Einschränkung der Lebensmöglichkeiten berichten die Patienten meist schon in der Vorgeschichte und zeigen damit auch den Wunsch auf, diese Möglichkeiten (wieder) zu erreichen. Natürlich sind diese meist wesentlich durch die Traumata und ihre Folgen eingeschränkt, aber es wäre eine Überschätzung des Gewichts therapeutischer Bemühungen, davon auszugehen, dass ohne eine Anknüpfung an den natürlichen Selbstheilungsimpuls des Patienten eine erfolgreiche Behandlung möglich wäre. Gerade die Impulse, Handlungen und Ressourcen, die der eigenen Stabilisierung dienen, zu stärken und zu differenzieren, ist etwas, das den Patienten diese (stärkeren) Seiten ihrer Person wieder bewusster macht und sie – nicht zuletzt auch in ihrem Selbstwertgefühl – stabilisieren kann.

Schon bei der Erhebung der Anamnese und in der Stabilisierungsphase ergibt sich für den Therapeuten die Möglichkeit, neben der Diagnostik der Traumata und ihrer Folgen auch einen Eindruck von den persönlichen Stärken und den Ressourcen sowie den Selbstheilungsimpulsen (s. Kap. 1) des Patienten zu gewinnen. Einige dieser Stärken und Ressourcen sind in den Studien, die über die Spätfolgen von Traumatisierungen in der Kindheit durchgeführt wurden, als schützende (protektive) Faktoren auffällig gewesen (Egle et al. 1997):

- *Lernfähigkeit*, z. B. in der Anwendung neu gewonnenen Wissens in Alltagssituationen und Beziehungen;
- *Beziehungsfähigkeiten*, z. B. die Fähigkeit, andere Menschen für sich gewinnen zu können (z. B. einen Therapeuten), und die Fähigkeit, sich auf eine von Ehrlichkeit und Respekt gekennzeichnete Beziehung einlassen zu können – ein gewisses Mindestmaß dieser Fähigkeit ist Voraussetzung für eine erfolgreiche psychotherapeutische Behandlung;
- *Fähigkeit zur Imagination* (eine Fähigkeit, die viele dissoziative Patienten haben und die besonders in der Stabilisierungsphase der Therapie sehr wichtig sein kann);
- *Kreativität*, z. B. bei der Verarbeitung von schwierigen Gefühlen durch Symbolisierung (Malen, Musik, Körperausdruck etc.);
- *Humor* und *Spiritualität* als Ausdruck der Fähigkeit zur Dezentrierung (Distanzierung vom – durchaus nicht entwerteten – eigenen Standpunkt).

Wichtig ist auch, die Selbststabilisierungsimpulse und Selbstheilungsversuche des Patienten zu untersuchen und für die Therapie fruchtbar zu machen. Grundfrage ist dabei: Wie ging der Patient bisher mit den Traumata um? Eine ausgeprägte Fähigkeit zur *Dissoziation* kann dabei ebenso wie eine gelungene Berufslaufbahn bei einer Kompensation durch *Workaholismus* und die Fähigkeit, sich z. B. in Beziehungen (Telefonate mit Freunden) abzulenken, eine wichtige Fähigkeit des Überlebenden in bestimmten Lebensphasen sein. Es ist wichtig, diese Strategien nicht zu entwerten, sondern *diese Ressourcen zu fördern und zu differenzieren*, da diese dem Traumanetzwerk bis zu diesem Zeitpunkt entgegengewirkt haben und viele Patienten sich mit ihrer Hilfe jahrelang ohne therapeutische Hilfe halbwegs stabil halten konnten.

Auf die Details der Förderung derartiger Behandlungsstrategien kann hier nur am Rande eingegangen werden. Da sich imaginative Verfahren aber in der Stabilisierung vieler Patienten bewährt haben, sollen einige Elemente im Folgenden im Einzelnen aufgeführt werden (Reddemann 2004).

Äußere Stabilisierung

Vor einem Einsatz spezieller psychotherapeutischer Techniken steht in den meisten Fällen der Abschluss der äußeren Stabilisierung mit:
- *Beendigung des Täterkontakts* (ein besonderes Problem bei Kindern);
- *klaren Absprachen* bezüglich sicherheitsrelevanter Bereiche, wie:
  - Suizidalität
  - Selbstschädigungstendenzen (z. B. Schneiden)
  - Fremdschädigungstendenzen (selten)
  - Ess- und Gewichtsprobleme
  - Alkohol- oder Drogenkonsum
  - unkontrollierte Medikamenteneinnahme (z. B. Laxanzien)
  - risikoreiches Kontakt- und Sexualverhalten
  - risikoreiches Autofahren (oder andere unfallträchtige Tätigkeiten)
- einem Mindestmaß an *Selbstfürsorge* (z. B. Sorge für den Körper, sodass somatische Probleme die Psychotherapie nicht an den Rand drängen); diese Fähigkeiten können in einer weiteren Therapie deutlich verstärkt werden.

Medikation

Auch wenn es über den Einsatz verschiedener Medikamente in der kausalen Behandlung posttraumatischer Erkrankungen bisher keinen Wirkungsnachweis gegeben hat, bedarf es gelegentlich im Verlauf einer traumabearbeitenden Psychotherapie einer Stabilisierung mit entsprechender Medikation. Eine solche Medikation kann im Verlauf einer Traumabearbeitung, wenn mehr von der (meist kindlichen, bisher „abgekapselten") Depression an die Oberfläche kommt, notwendig werden.

Leichtere Episoden mit depressiver Stimmungslage sind in einer traumabearbeitenden Psychotherapie nicht selten und meist Zeichen einer Integration bisher abgespaltener (und meist Symptome verursachender) negativer Affekte.

Eine *antidepressive Medikation* ist daher auch die häufigste Medikation während einer traumabearbeitenden Psychotherapie. Besonders haben sich dabei Serotoninwiederaufnahmehemmer bewährt, und in Studien sind gewisse stabilisierende Effekte belegt (van der Kolk et al. 1994). Wichtig dabei ist, dass sich bei einigen Patienten der Behandlungseffekt nach einigen Monaten verlieren kann und dass es bei einigen wenigen Patienten möglicherweise auch zur Abhängigkeit von Serotoninwiederaufnahmehemmern zu kommen scheint. Da die Antidepressiva in der Behandlung vieler komplex traumatisierter Patienten nicht entbehrlich sind, setzen einige stationäre Settings die Kombination von Serotoninwiederaufnahmehemmern (morgens) und trizyklischen Antidepressiva (abends) mit gewissem Erfolg ein.

Kritisch ist der Einsatz einer hochpotenten *neuroleptischen Medikation* oder von Benzodiazepinen. Letztere können zwar in einer akuten Phase notwendig sein, werden aber häufig zu lange verabreicht.

Benzodiazepine werden leider nicht selten in pathologischer Weise in die dauerhafte „Traumakompensation" eingebaut und „beruhigen" so Arzt und Patient in ungesunder, suchtfördernder Weise.

Mittelpotente Neuroleptika können – nach Abschätzung des Nebenwirkungspotenzials – gelegentlich in der Frühphase der Therapie von Schwersttraumatisierten eine Zeit lang erforderlich sein. Der Einsatz sollte jedoch in jedem Fall kritisch erfolgen und dem Erlernen selbststabilisierender Maßnahmen der Vorrang gegeben werden. Ausnahmen sind einige atypische Neuroleptika, zu den jedoch kaum größere Studien bei Traumapatienten vorliegen.

Weitere Medikamente, die ebenfalls lediglich durch kasuistische Berichte in die Diskussion kamen, sind Betablocker und Carbamazepin. Für beide fehlen entsprechende systematische Studien.

Wichtig ist, dass im Fall einer Reduktion der Medikation bei Abklingen einer Symptomatik nach einer EMDR-Behandlung durchaus einige der bearbeiteten Erinnerungen oder Auslöser noch einmal (wenn auch meist in schwächerer Form) mit Symptomen auffällig werden und bearbeitet werden müssen. Es scheint, als ob die von der Medikation bis dahin „gedämpften" Anteile des Traumaschemas, vor allem der zentralen Affekte, nach einem Absinken des Medikamentenspiegels wieder an die Oberfläche treten können und so erneut Symptome verursachen. Eine erneute Bearbeitung mittels EMDR bereitet aber in der Regel keine Probleme, zumal es sich meist um die gleichen Traumaschemata mit gleichen Kognitionen etc. handelt. Wesentlich ist lediglich, dem Patienten den Vorgang zu erklären, damit das Wiederauftauchen von früheren Symptomen nicht als Rückfall missverstanden wird.

Imaginative Verfahren

Einsatz von dissoziativen Fähigkeiten

Schlüssel zu einer erfolgreichen Stabilisierungsphase ist für viele Patienten das Erlernen des aktiven Einsatzes ihrer imaginativen und dissoziativen Fähigkeiten (am bekanntesten ist die von Luise Reddemann, 2004, entwickelte und in vielen Bereichen bewährte psychodynamisch imaginative Traumatherapie, PITT). Dieser Ansatz ist mit den vor allem im angloamerikanischen Raum erfolgreichen traumaspezifischen hypnotherapeutischen Behandlungsmethoden verwandt (Watkins u. Watkins 2002), scheint aber weniger direktiv vorzugehen und verwendet z. B. keine „hypnotische Sprache". Da viele schwer traumatisierte Patienten gute dissoziative Fähigkeiten haben, fällt vielen das Erlernen dieser Verfahren trotz mancher anfänglicher Probleme nicht schwer. Auch Patienten, die keine schwere dissoziative Problematik aufweisen, können von diesen Verfahren profitieren, da sehr viele Traumatisierte eine gute Imaginationsfähigkeit haben und diese Methoden schnell erlernen können.

Wesentlich ist uns aber, diese Verfahren als eine wichtige Säule einer Traumatherapie komplex Traumatisierter explizit anzusprechen, da sie von vielen Patienten zügig erlernt werden können, die Patienten in ihrer Autonomie stärken und den Medikamentenbedarf deutlich reduzieren können.

Beim Einsatz imaginativer Techniken halten wir es für sehr wichtig, dass die gewählte Technik nicht im Widerspruch zum Patienten stehen sollte, da er in seinen zentralen Zielen, besonders zu Anfang der Therapie, gestärkt und differenziert, aber nicht abgeschwächt werden sollte.

So sollte eine Patientin mit einer Hypervigilanzsymptomatik, die Ihre Umgebung dauernd kontrolliert, nicht gleich mit einem Entspannungsverfahren, bei dem sie eventuell sogar die Augen schließen muss, konfrontiert werden. Besser ist es in einem derartigen Fall, die Wachsamkeit der Patientin zu bestärken (sie hat ja einen guten Grund dafür) und ihr eher mit z. B. so genannten Achtsamkeitsübungen, bei denen eine verstärkte Wahrnehmung gefordert wird, zu einer zunehmenden Kontrolle ihrer Überwachheit und einer Stabilisierung zu verhelfen.

Bei der *Erklärung* imaginativer Techniken für die Patienten betonen wir, dass es sich, speziell bei den Distanzierungstechniken, um eine Fähigkeit handelt, die der Patient ohnehin hat, die er aber bisher nicht bewusst einsetzen konnte. Wäre dies nicht der Fall, litte er ja an einer dauernden Flashback-Symptomatik. So treten Flashbacks zwar auf, verschwinden aber auch nach kürzerer oder längerer Zeit (meist durch Aktivitäten des traumakompensatorischen Schemas) wieder.

Zu erlernen, dies bewusst zu tun, ist die Grundlage aller Distanzierungsverfahren. Beim „sicheren Ort" betonen wir – ähnlich wie Reddemann und Sachsse –, dass damit ein „erlaubter Rückzug in eine innere Vorstellungswelt" geübt wird, der von vielen Patienten in traumakompensatorischer Weise ohnehin versucht wird. Dieses Verhalten wird lediglich verstärkt und kann sich dadurch auch differenzieren und die innere Situation stabilisieren. Im Fall weniger Traumatisierter (traumatisiert durch einmalige mittelgradig traumatisierende Ereignisse – Typ I nach Terr), die über z. B. schöne Urlaubserinnerungen verfügen, kann an eine solche Erinnerung angeknüpft werden (z. B. mit der Metapher der Bildersuche in der „Inneren Kartei der schönen Erinnerungsbilder").

Lichtstromtechnik

In ähnlicher Weise wie der *„sicheren Ort"* (s. Kap. 4) kann die *Lichtstromtechnik* bereits vor Beginn der Bearbeitung des traumatischen Materials eingeübt werden. Der Patient wird dabei gebeten, sich auf eine beunruhigende Körperempfindung zu konzentrieren (wie sie als Residuum nach einer inkompletten Traumabearbeitung nicht selten vorhanden ist). Er wird dann aufgefordert: Angenommen, diese Körperempfindung hätte eine Form, welche Form hätte sie? ... (Der Patient benötigt etwas Zeit, um eine Form zu visualisieren, man kann den Satz daher wiederholen, bis eine entsprechende Form gefunden und benannt ist.) ... „Angenommen diese Form (wenn möglich in den Worten des Patienten benannt) hätte eine Farbe, welche Farbe hätte sie?" (Es wird wiederum gewartet, bis der Patient eine Farbe visualisiert, dazu wird eventuell auch dieser Satz wiederholt.) Wenn der Patient nun diese farbige Form visualisiert hat, kann er sie im Sinne z. B. einer Distanzierungstechnik „schrumpfen", „in eine Box verpacken" und „in den inneren Tresor bringen".

Bei Einsatz der *Lichtstromtechnik* fährt der Therapeut in der obigen Übung fort: „Welche Farbe ist für Sie in besonderer Weise mit Heilung verbunden?" ... (Der Patient nennt eine bestimmte Farbe) ... „Stellen Sie sich vor, dass Licht in ihrer bevorzugten Farbe (Farbe nennen) durch Ihre Schädeldecke strömt und in die Form in Ihren Körper fließt ... Stellen Sie sich vor, dass die Quelle des Lichtes der Kosmos ist ... Je mehr Sie von diesem hallenden Licht gebrauchen, desto mehr ist es verfügbar. ... Beobachten Sie, wie das Licht in die Form fließt, sie durchflutet ... um sie herum vibriert ... in ihr vibriert ... Beobachten Sie einfach, was passiert, wenn das Licht durch Ihren Körper strömt und langsam immer stärker wird ... Und beobachten Sie ... Was passiert mit der Form?"

Wenn der Patient signalisiert, dass die Form beginnt, sich langsam zu verändern bzw. aufzulösen, wiederholen Sie die vorherigen Sätze und bitten erneut um Rückmeldung – solange, bis die Form sich ganz aufgelöst hat. Dies geht gewöhnlich mit der Auflösung des beunruhigenden Gefühls einher. Wenn der Patient sich langsam besser fühlt, können Sie das Licht auch in den gesamten Körper fließen lassen (nach Shapiro 1995).

Sowohl der sichere Ort als auch die Lichtstromtechnik sind Techniken, die ein gewisses Maß von Trance induzieren können. Nach Durchführung einer derartigen Übung sollte in jedem Fall sichergestellt werden, dass der Patient wieder voll bewusst und in keiner Trance mehr ist. Beim Abgleiten in eine tiefere hypnotische Trance kann auch eine entsprechende Rücknahmetechnik (z. B. Zählen von 1 bis 5) eingesetzt werden.

■ **Verankern von Ressourcen mittels EMDR**

Diese Gruppe von Interventionen (im Amerikanischen: Ressource Installation) wird seit einigen Jahren in verschiedenen Varianten zur Stabilisierung meist komplex traumatisierter Patienten eingesetzt. Das Grundprinzip ist dem der *Verankerung der positiven Kognition bei der Traumabearbeitung* verwandt. Poppky (1993) beschrieb erstmals eine derartige Intervention bei Patienten mit Abhängigkeitserkrankungen, die häufig Schwierigkeiten mit der direkten Bearbeitung von Auslösern ihres Suchtdrucks hatten. Die Bearbeitung der Auslöser wurde durch das vorangestellte *Verstärken einer eigenen eindrücklichen positiven Erfahrung („Point of Power")* erheblich erleichtert. Dabei wird eine positive Erinnerung des Patienten (häufig ein kleines Erfolgserlebnis), die beim Erinnern bei dem Patienten ein (auch geringes) positives Körpergefühl auslöst, gesucht. In einem nächsten Schritt werden ein repräsentatives Bild der Erinnerung, ein positiver (meist in Richtung des Selbstwertgefühls gerichteter) Satz und das positive Körpergefühl fokussiert. Ist der Patient in innerem Kontakt damit, wird ein kürzeres Set langsamer EMDR-Stimulationen begonnen. In der Mehrzahl der Fälle verstärkt sich das Gefühl, und die bisher isolierte positive Erfahrung generalisiert etwas weiter. Nach einer derartigen Vorbereitung ließen sich die Trigger (und negative Erfahrungen) der Patienten deutlich leichter mittels EMDR bearbeiten.

Die „Point-of-Power-Technik" wird heute noch bei Patienten mit Abhängigkeitserkrankungen und bei fragilen Patienten, bei denen die Technik des „sicheren Ortes" nicht möglich ist, mit klinischem Erfolg eingesetzt. In den folgenden Jahren wurde die Technik auch vermehrt zur Stabilisierung im weiteren Vorfeld einer Traumabearbeitung genutzt.

Eine wichtige Kontraindikation zum Einsatz dieser Technik ist eine frühe Therapiephase bei gleichzeitig hoher dissoziativer Fragilität des Patienten. In einem derartigen Fall kann aber mit anderen (meist imaginativen) Techniken eine gute Stabilisierung auch anders erreicht werden.

Eine ausgearbeitete Version eines Protokolls zur Ressourcenaktivierung hat Leeds (1998) vorgelegt. Dieses Protokoll zur Ressourcenaktivierung wurde von Korn und Leeds (2002) mit 2 eindrucksvollen Fällen in seiner Effektivität belegt. Ein Beispiel ist in Abb. 7.**6** dargestellt.

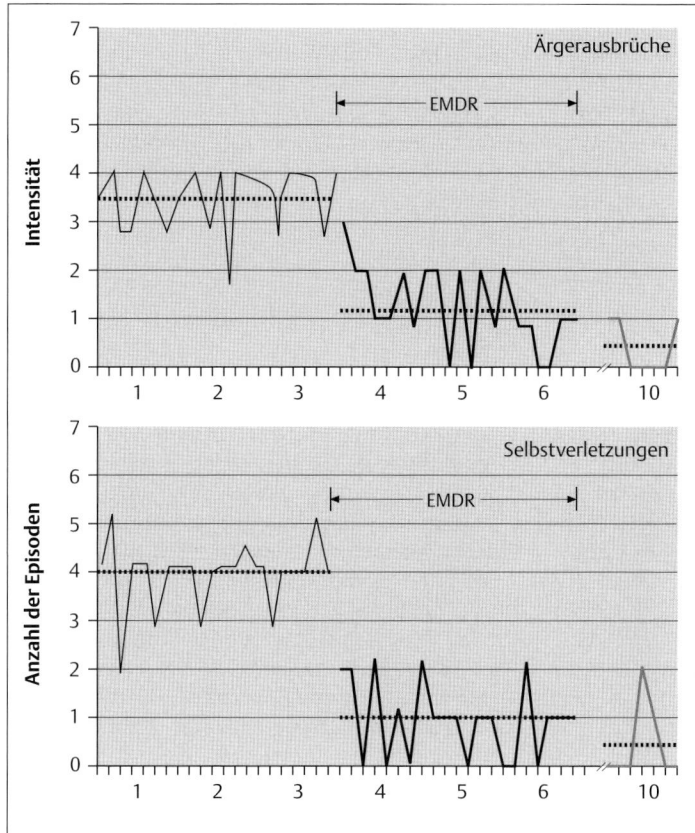

Abb. 7.6 Abnahme der Ärgerausbrüche und der Selbstverletzungen bei einer Patientin unter drei Sitzungen einer ressourcenaktivierenden EMDR-Behandlung (nach Korn u. Leeds 2002).

Das Verstärken von Ressourcen kann mit und ohne Verankerung durch Augenbewegungen (oder andere Stimulationen) eingesetzt werden. (Der Einsatz von Augenbewegungen wird dabei nicht zu Beginn einer Behandlung eines hochdissoziativen oder traumatisch hochbelasteten Patienten empfohlen. In beiden Fällen kann es zum Durchbrechen einer dissoziativen Barriere und zur Überflutung des Patienten kommen.)

Indikationen sind eine gegenwärtige herausfordernde Lebenssituation sowie eine voraussehbare Problematik (z. B. im Rahmen der Traumabearbeitung), für die die gegenwärtigen inneren Ressourcen des Patienten nicht sicher ausreichen. Ressourcen sind dabei Fähigkeiten oder innere Haltungen bzw. „Reserven", die benötigt werden, um eine Situation erfolgreich zu bewältigen (z. B. innere Stärke, Selbstsicherheit oder ausreichende Fähigkeit, sich selbst zu beruhigen).

Ansatzpunkte für derartige Ressourcen werden während der Stabilisierungsphase gefunden, z. B. durch:
- Erinnerung von *positiven Erfahrungen*, z. B. Erfolgserlebnissen (wie im „Point of Power"),
- Erinnerungen an geeignete positive *Beziehungspersonen* (Hilfspersonen in und außerhalb der Ursprungsfamilie, Lehrer oder Gleichaltrige),
- *innere Bilder*, die Träume, Geschichten (z. B. Fernsehen oder Film), Tiere und ihre „Eigenschaften" oder andere Ansätze haben, die die bei dem Patienten vorhandene Vorstellung von der (neuen) Fähigkeit kristallisieren helfen; dies können auch Metaphern des Therapeuten sein, auf welche der Patient besonders anspricht.

Als Vorgehensweise bei der *Verstärkung derartiger Ressourcen* kann man dabei eine spontan auftauchende Ressource in einer Therapiesitzung noch einmal (ungezielt) verankern (z. B. die Ressource

taucht in Berichten oder während einer traumabearbeitenden Therapiesitzung auf). Diese Verwendung ist derjenigen des „Point of Power" ähnlich und kann lange vor einer gezielten Traumabearbeitung eingesetzt werden. Eine zweite Vorgehensweise ist das von Leeds und Korn (2004) vorgeschlagene Protokoll zur Ressourcenverankerung:
- Der Patient konzentriert sich auf eine gegenwärtige herausfordernde Lebenssituation.
- Suche nach der Fähigkeit, die helfen würde, die Situation besser bewältigen zu können, und einer Ressource, in der diese Fähigkeit ansatzweise angelegt ist. Wichtig ist dabei, dass die Ressource mit einem positiven Gefühlszustand verbunden sowie eine bildliche und sensorische Repräsentanz der Ressource vorhanden ist oder erarbeitet werden kann (z. B. ein positives Wärmegefühl im Brustkorb).
- Suche nach einem Bild, das diese Ressource repräsentiert (erleichternd, aber nicht immer möglich).
- Entfaltung des Bildes (bzw. der Beschreibung) mit Hilfe beschreibender Worte und eventuell damit verbundener sensorischer Qualitäten.
- Fokussierung auf die Körperwahrnehmung und deren Lokalisation.
- Verstärkung durch Wiederholung der beschreibenden Worte und der sensorischen Qualitäten; Entscheidung, ob durch Stimulation verankert wird oder nicht (wenn nicht, wird zum viertletzten Punkt weitergegangen).
- Ein zu der zu verstärkenden Ressource gehöriges Schlüsselwort bzw. ein Schlüsselsatz wird erarbeitet (z. B. „Gelassenheit" oder „Ich kann es schaffen").
- Der Patient stellt sich eine „physische Verbindung" mit der Ressource (oder ihrem Symbol) vor (z. B. in Kontakt mit seinem Vorbild zu treten bzw. in dessen Körper einzutreten; wenn das Symbol ein kleines Tier ist, kann der Patient es auch dicht am Körper halten).
- Der Kontakt mit dem Bild, dem (Körper-)Gefühl und dem Schlüsselwort oder -satz wird aufgenommen, während Augenbewegungen (bzw. andere Stimulationen) begonnen werden. Das Set ist etwa 12–18 bilaterale Stimulationen lang. Es wird gefragt, was sich jetzt im Bewusstsein des Patienten befindet.
- Hat sich die Ressource verstärkt, können weitere Sets z. B. von Augenbewegungen die Erfahrung verstärken (gerade zu Beginn einer Behandlung ist hier ein vorsichtiges Verstärken indiziert). Bei Einbruch negativer Affekte sollten die Assoziationskette gestoppt und eine andere Ressource aufgegriffen werden.
- Dieser Prozess kann für jede Fähigkeit oder Qualität, die verstärkt werden soll, wiederholt werden (der gesamte Verankerungsprozess sollte unter Berücksichtigung blockierender Überzeugungen, wie „Ich darf mich sonst nicht besser fühlen", geschehen und hat viele Querverbindungen mit z. B. den Erfahrungen einer ressourcenorientierten Hypnotherapie oder der kognitiven Therapie).
- Ein weiteres Einsatzfeld der Ressourcenverstärkung ist die Zukunftsperspektive im Standardprotokoll. Hier kann der Patient imaginativ mit Ressourcen arbeiten, um seine Strategien zur Alltagsbewältigung zu verbessern. Derartige Imaginationen kann der Patient auch zwischen den Sitzungen erproben und einsetzen (z. B. selbstsicher in bestimmten Situationen auftreten).
- Eine sehr praktische Kurzform des klassischen Ressourcenprotokolls von Leeds ist die Absorbtionstechnik, die der Übersichtlichkeit halber auf einige der komplexen Elemente des klassischen Protokolls verzichtet. Die Technik ist sehr breit einsetzbar und wurde nach dem HAP-Manual entwickelt (Wedge Technique).

Weitere Wege zur Stabilisierung

Grounding

Im Fall einer völligen Überflutung eines Patienten – besonders wenn dieser zu Beginn der Behandlung die Distanzierungstechniken noch nicht beherrscht – muss eine andere Technik verwandt werden: das *Grounding*. Dabei geht es darum, dass der Patient, der manchmal die Gegenwart von der Vergangenheit des Flashbacks kaum noch oder nicht mehr unterscheiden kann, wieder in die Gegenwart „zurückgeholt" wird. Dies muss in der Regel durch gezieltes direktes Ansprechen geschehen: „Hallo, Frau Müller, hören Sie mich? Wir haben das Jahr ... Hallo, kennen Sie mich? Ich bin Frau Dr. ... Schauen Sie hierher!"

Wenn darauf keine Reaktion erfolgt, kann man fragen, ob man den Patienten anfassen darf, und wenn darauf keine Verneinung geäußert wird, den Patienten an der Schulter anfassen. Spätestens dann sollte – besonders wenn ein männlicher Therapeut mit einer traumatisierten Patientin arbeitet – eine Schwester oder eine andere Hilfe hinzugezogen werden. Man kann dann z. B. versuchen, die Patientin zum Gehen zu veranlassen. Der sensorische Reiz bringt viele Patienten wieder in die Gegenwart zurück, und der Flashback verliert an Intensität.

Im Fall einer dissoziativen Identitätsstörung kann man auch einen Wechsel desjenigen Personenanteils veranlassen, der „vorne" ist und überflutet wird, und einen anderen – am besten vorher abgesprochenen – Anteil nach „vorne" holen (Kluft beschreibt diese Intervention als „shuffling the deck").

Psychoedukative Maßnahmen

Zur weiteren Stabilisierung gehören zudem psychoedukative Maßnahmen, während derer mit dem Patienten z. B. über seine psychotraumatische Erkrankung und ihre geplante Behandlung, Auslöser und ihre Vermeidung sowie Flashbacks und ihre Vermeidung gesprochen wird, aber auch der Umgang mit intensiven Gefühlen, Sicherheit im Alltag und andere wichtige Themen zu diskutieren sind.

Ein wichtiges Element ist dabei die „Normalisierung" der traumaspezifischen Symptomatik im Sinne eines Abbaus der „Ich-bin-/-werde-verrückt"-Fantasie vieler Traumapatienten und einer Hilfe zu einer angemessenen Selbstempathie. Ein Teil dieser Themen (soweit sie nicht Traumata, sondern innere Entwicklung betreffen) wird in übersichtlicher Weise im Praxisbuch von M. Linehan (1998; nicht identisch mit dem Theoriebuch) praxisnah ausgeführt.

Insgesamt lassen sich viele der stabileren komplex traumatisierten Patienten mit Hilfe einer deutlich verlängerten Stabilisierung und Vorbereitungsphase (wenn auch in längeren Behandlungen) gut therapieren. Bei einer Reihe dieser Patienten können nach einer ausreichenden Stabilisierung auch durchaus zügig die anstehenden belastenden Erinnerungen – auch aus der Kindheit – erfolgreich behandelt werden. Dass diese Vorgehensweise effektiv und einer medikamentösen Therapie überlegen ist, hat Bessel van der Kolk in einer kontrollierte Studie belegt (van der Kolk 2004).

Bei instabileren oder schwerer dissoziativen Patienten ist das direkte Bearbeiten einer belastenden Kindheitstraumatisierung vor oder direkt nach der Phase der Stabilisierung jedoch mit der Gefahr schwerer Dekompensationen verbunden (Hase u. Hofmann 2005).

8 EMDR in der Behandlung komplex Traumatisierter – Traumabearbeitung

8.1 Durcharbeiten traumatischer Erinnerungen

Zentraler Teil der Behandlung seelisch traumatisierter Patienten scheint nach den bisherigen Forschungsergebnissen in den meisten Fällen eine Bearbeitung zumindest der wesentlichen belastenden Erinnerungen (die im Alltag der Patienten Symptome verursachen) zu sein. Problematisch ist bei komplex Traumatisierten die Bearbeitung dieser Erinnerungen, ohne vorher für eine ausreichende Stabilisierung vor allem der Affekttoleranz gesorgt zu haben. Nun gibt es sicher innerhalb der großen Gruppe der „komplex traumatisierten Patienten" eine Reihe von Untergruppierungen, die unterschiedliche Fähigkeiten besitzen, ihre Traumata zu bearbeitenden. Bislang gibt es im Bereich der EMDR-Behandlung dieser Patienten daher auch mindestens zwei etablierte Behandlungsstrategien.

Die erste Behandlungsstrategie (*verlängerte Stabilisierungsphase*) betrifft meist in ambulanter Psychotherapie befindliche komplex traumatisierte Patienten mit besserer Alltagsstabilität und Affekttoleranz. In diesen Fällen genügen häufig eine Verlängerung und eine Intensivierung der Stabilisierung sowie eine Vorbereitung, bevor wesentliche traumatischen Erinnerungen mittels EMDR (oder anderen traumabearbeitenden Methoden) fokussierter bearbeitet werden können. Bei über lange Zeit traumatisierten Patienten, die eine längere Stabilisierungsphase benötigten, sollte der weitere Aufbau vor allem der Affekttoleranz durch ein gestuftes Angehen zunehmend schwieriger Traumata charakterisiert sein. Auf diese Weise kann der Patient mit zunehmend schwierigeren Affekten umgehen lernen und ein zunehmendes Gefühl der (Selbst-)Sicherheit und der Kontrolle („Sense of Mastery") entwickeln. Diese Vorgehensweise wurde bei Shapiro (2001) beschrieben und ist in ihrer Effektivität belegt.

Die zweite Behandlungsstrategie (*Affektunterdrückung vor Affektverdünnung*) ist eine Behandlungsstrategie, die von Fine und anderen zur Behandlung schwer dissoziativ erkrankter Patienten entwickelt wurde, die nicht nur eine stark reduzierte Affekttoleranz und wenig Alltagsstabilität besitzen, sondern diese auch erst langsam im Verlauf einer Behandlung aufbauen können (Huber 2004, Reddemann 2004).

In der klinischen Praxis findet sich jedoch eine größere Gruppe, vor allem in stationären Intervalltherapien befindlicher Patienten, die mit lediglich einer verlängerten Stabilisierungsphase nicht ausreichend stabil für die Bearbeitung ihrer schweren Kindheitserinnerungen sind. Auf der anderen Seite brauchen sie aber auch nicht die höherfrequente Behandlung und die komplexe Stabilisierung die hochdissoziative Patienten benötigen. Für diese Patienten möchte ich eine dritte Behandlungsstrategie vorschlagen, die ich *das umgekehrte Standardprotokoll* nenne.

Als erstes möchte ich auf Besonderheiten des Vorgehens bei einer verlängerten Stabilisierungsphase eingehen: Ist der Patient ausreichend stabilisiert und sind die Kriterien zum Beginn einer Traumabearbeitung erfüllt, kann mit der Bearbeitung von traumatischen Erinnerungen begonnen werden. Bei mehrfach traumatisierten Patienten, die jedoch zügig zu stabilisieren waren und die über gute Ressourcen verfügen, kann dabei durchaus schon früh ein schwierigeres Ereignis – eventuell gleich zu Beginn der Traumabearbeitung das problematischste traumatische Ereignis – bearbeitet werden (Shapiro 1995).

> Bei komplexer traumatisierten Patienten greifen die Phasen der Stabilisierung, der Traumabearbeitung und der Integration auch während der formalen Phase der Traumabearbeitung immer wieder ineinander.

So kann nach einer Stunde mit der Bearbeitung eines sehr belastenden Traumas durchaus ein Intervall mit einer oder mehreren Stunden der Stabilisation folgen. Ebenso mag nach einer erfolgreichen Bearbeitung eines Clusters von Erinnerungen (z. B. an die traumatischen Ereignisse in einer Ehe mit einem gewalttätigen Partner) eine Phase der Trauer und Integration dieses Wissens in die (Beziehungs-)Gegenwart folgen, bevor ein neuer Abschnitt der Traumabearbeitung (z. B. mit schwierigen Kindheitstraumatisierungen) angegangen wird.

> Wesentlich bei diesem immer wieder von dem Patienten mitgestalteten Rhythmus von Traumabearbeitung, Stabilisierung und Integration in den neuen Alltag ist, dass eine an die persönliche Situation und (wachsende) Stärke des Patienten angepasste Systematik der Behandlungsplanung eingehalten wird.

So sollte nicht ohne guten Grund vor der vollständigen Bearbeitung einer traumatischen Erinnerung zur Bearbeitung einer nächsten Erinnerung gewechselt werden. Ebenso sollte bei der Bearbeitung der Trauma-Cluster (z. B. einer aktuellen Vergewaltigungssituation, einer Ehe mit einem gewalttätigen Partner und einem Cluster mit sexueller Gewalt in der Kindheit) nicht unnötig hin und her gewechselt werden.

8.2 Kriterien für eine Traumabearbeitung

Bevor mit einer Traumabearbeitung begonnen wird, sollte geprüft werden, ob die Voraussetzungen für einen erfolgreichen Abschluss der Traumabearbeitung in ausreichender Weise gegeben sind. In der Regel führt der Beginn der Traumabearbeitung zu einer Belastung der Patienten und nicht selten auch zu einer Abnahme des Wohlbefindens und der psychischen Stabilität, da der Prozess der Integration traumatischer Erinnerungen häufig viele Energien absorbiert (Trauma-U, Abb. 8.1).

Folgende Kriterien haben sich bei der Entscheidung, ob eine Traumabearbeitung derzeit indiziert ist, als testbar und hilfreich erwiesen (alle drei Tests versuchen mit Hilfe praktischer Kriterien die Affekttoleranz und die Stärke der Ressourcen des Patienten einschätzen zu helfen, sodass zu Beginn der Bearbeitung einer traumatischen Erinnerung abschätzbar ist, ob die Traumabearbeitung

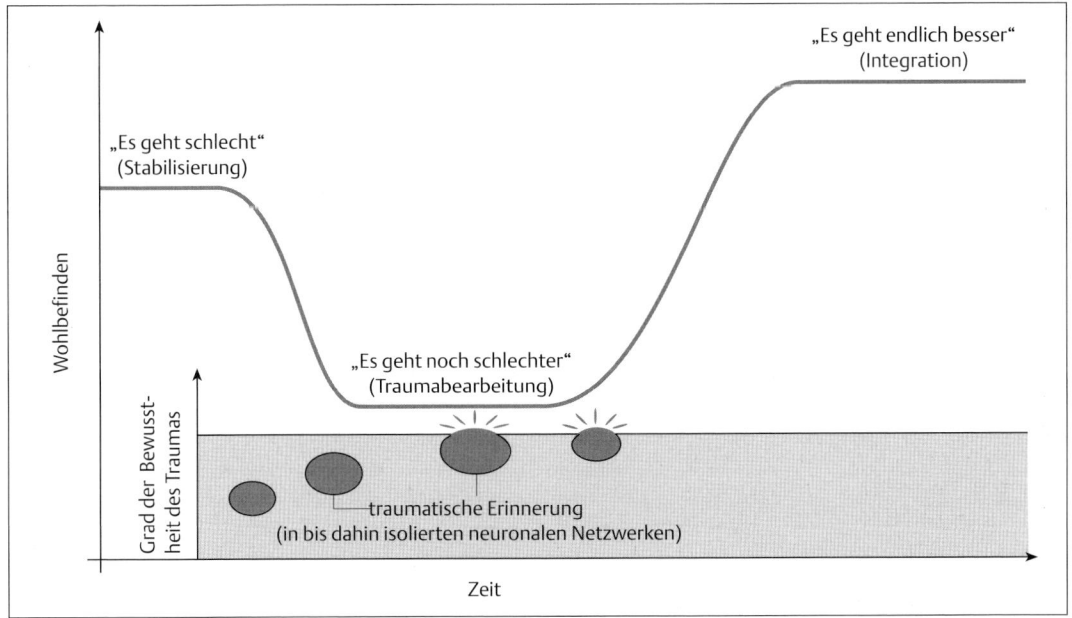

Abb. 8.1 Das „Trauma-U": Verlauf der Behandlungsphasen bei psychotraumatischen Erkrankungen.

ohne zu große Belastungen gut zum Abschluss geführt werden kann):
Alltagstest. Verfügt der Patient über ausreichende Ressourcen, um die Belastungen eines normalen Lebensalltags zu bewältigen?
Sichere-Ort-Test. Verfügt der Patient über ausreichende positive Ressourcen, um beim Prozessieren einer belastenden Erinnerungen nicht endlos im negativen Material zu kreisen, sondern einen positiven Abschluss der Bearbeitung finden zu können?
Anamnesetest. Ist der Patient in der Lage, aus einer gewissen affektiven Distanz heraus die zu bearbeitenden belastenden Erinnerungen wahrzunehmen, ohne zu dekompensieren oder zu dissoziieren?

Alltagstest

Hilfreiche zusätzliche Kriterien zur Einschätzung der Alltagsstabilität (*Alltagstest*), die auch eine Einschätzung der sozialen Stabilisierung ermöglichen, sind:

- Ausreichende Stabilität des Patienten im Alltag (medizinisch-körperlich, sozial und ökonomisch).
- Stabile therapeutische Beziehung:
  - Klare Absprachen, die eingehalten werden, besonders betreffs der Sicherheit, sind möglich.
  - Der Patient kann ehrlich auch konflikthafte Punkte in der Therapie ansprechen und „Nein" sagen (wichtig, sonst wird der Patient das Prozessieren nicht durch ein Stoppsignal unterbrechen, selbst wenn es nötig wäre, da er denkt, der Therapeut möchte dies nicht!).
  - Geklärtes Therapiesetting (Dauer, Frequenz, Anrufe des Therapeuten, Therapiefinanzierung).
- Es besteht keine akute Suizidalität.
- Verlässliche Absprachen bezüglich möglicherweise auftretender akuter Suizidalitäts- und Selbstschädigungsimpulse (*Antiselbstschädigungsvertrag*); die Gefahr dazu ist besonders groß, wenn nach der damaligen traumatischen Situation derartige Impulse auftraten.
- Es sind keine zusätzlichen Belastungen voraussehbar (drohende Wohnungs- oder Arbeitsplatzkündigung, anstehende Prozesse oder Täterkonfrontationen, akute familiäre Konflikte).

- Es besteht eine ausreichende Affekttoleranz, das heißt ein erfolgreicher Umgang mit emotionalen Belastungen, die in der Intensität einer zu erwartenden Abreaktion bei der Bearbeitung der anvisierten traumatischen Erinnerung gleichkommen (dies ist häufig schwer und nicht selten erst nach den ersten traumabearbeitenden Sitzungen möglich). Kriterien können aber sein:
  - Umgang mit Konflikten im sozialen Umfeld (z. B. Arbeitsplatz),
  - schon geleistete Integration der aggressiven Potenziale (bzw. aggressiver Anteile).
- Eine Liste von Notfallmaßnahmen im Fall einer psychischen Dekompensation besteht (am besten durch einen „Vertrag" mit dem Patienten abgesichert):
  - abgesprochene Maßnahmen zur Stabilisierung und Ablenkung (Flashback stoppen),
  - andere Maßnahmen zur Aktivierung des traumakompensatorischen Schemas des Patienten,
  - telefonischer oder anderer Kontakt zu Freunden,
  - Einnahme einer Bedarfsmedikation,
  - Festlegung einer Stufe der Krise, bei der eine Notfallambulanz (am besten eine vorher bestimmte) zuverlässig aufgesucht wird,
  - klare Absprachen über die Einbeziehung oder Nichteinbeziehung des Therapeuten (Sicherheit gegenüber verstärkender Dynamik).
- Nach einer erfolgreichen Bearbeitung der Erinnerung ist eine gewisse Erholungs- und Nachverarbeitungszeit möglich (Traumabearbeitung kostet Kraft!).
- Der Therapeut verfügt über ausreichende:
  - Fortbildung in der EMDR-Methode (in der Regel sind dies für die Behandlung komplex traumatisierter Patienten der Fortgeschrittenenkurs sowie ausreichende Supervision in EMDR);
  - Erfahrungen (eventuell auch Supervision) in der Behandlung der speziellen Untergruppe von Traumapatienten, der der Patient angehört (z. B. Suchtkranke, schwer anorektische oder dissoziativ identitätsgestörte Patienten).

Sichere-Ort-Test

Der *Sichere-Ort-Test* zählt dann als positiv, wenn der Patient in der Lage ist, auch nach der Besprechung belastenden Materials das Wissen um seine Ressourcen und Fähigkeiten zu behalten oder zügig wiederzugewinnen. Hierbei ist weniger das „Wissen im Kopf" gemeint, sondern die Fähigkeit, positive Ressourcen im Körper zu spüren. Derartige Patienten verfügen über innere sichere Orte bzw. Wohlfühlorte und können das positive Körpergefühl, das damit verbunden ist, eine zeitlang in Kontakt behalten, ohne zügig wieder in negative Erinnerungen abzugleiten.

Anamnesetest

Bei einem positiven *Anamnesetest* ist der Patient in der Lage, kurz aus dem inneren Beobachter heraus über die anvisierte belastende Erinnerung (ohne viele Details) zu berichten, ohne zu dekompensieren, sodass zumindest eine Bewertungsphase (Phase 3) vor dem Einsatz von EMDR möglich ist. Voraussetzung dazu ist natürlich, dass die traumatische Erinnerung bzw. das Erinnerungs-Cluster, dass sie repräsentiert, schon ausreichend Gestalt gewonnen hat, um erfolgreich anvisiert und bearbeitet zu werden. *Spontane Affektbrücken* (Watkins 1971), die während des EMDR-Prozessierens auftreten und in eine andere Erinnerung führen, können dabei durchaus in vielen Fällen unterbrochen und der Bearbeitungsprozess auf das ursprüngliche Trauma refokussiert werden. So können, wenn sich eine Assoziation im Bereich eines anderen Clusters ankündigt (Personen oder zentrale Themen des anderen Clusters tauchen auf), die Assoziationskette mit folgender Intervention unterbrochen und das Prozessieren wieder auf die ursprüngliche Erinnerung refokussiert werden: „Es kann sein, dass wir gerade in die Nähe anderer Erinnerungen gekommen sind, von denen wir zu Beginn überlegt haben, sie zu einem anderen Zeitpunkt zu bearbeiten. Ich möchte Ihnen vorschlagen, dass wir an dieser Stelle das Prozessieren beenden … (Durch längeres Sprechen bringen Sie den Patienten meist bereits deutlich aus dem Prozessieren heraus. Sie bemerken dies daran, dass der Patient Ihren Worten folgen kann und nicht in eine Abreaktion hineinkommt.) Ich möchte Ihnen vorschlagen, dass Sie sich noch einmal die Erinnerung vor Augen führen, mit der wir angefangen haben. Wie belastend fühlt diese Erinnerung sich im Moment an? … Meist lassen sich derartige spontane Affektbrücken in dieser Weise gut unterbrechen, und die Traumabearbeitung kann so systematisch eine Erinnerung nach der anderen (eventuell mit Stabilisierungspausen etc.) bearbeiten. Problematisch wird diese Form der Assoziationsunterbrechung lediglich in den Fällen, in denen z. B. ein bisher nicht erinnertes Trauma mit der Intensität und Energie eines Flashbacks in der Assoziationskette aufkommt, sodass nur zwei Optionen bleiben:

- Das in der Assoziation wieder in (lebhafte) Erinnerung gekommene Trauma wird wie bei einer intensiven Abreaktion durch ein längeres Set prozessiert, bis der Patient wieder zur Ruhe kommt oder gar die zweite Erinnerung abschließend bearbeiten kann.
- Das Prozessieren wird an dieser Stelle mit einer Distanzierungstechnik abgeschlossen.

Ob Option 1 oder 2 günstiger ist, hängt von einer Reihe von Faktoren ab. Neben der zur Verfügung stehenden Zeit in der Therapiestunde sind dies vor allem Faktoren, die den Patienten und die therapeutische Gesamtlage betreffen.

(Durch-)Prozessieren des Traumamaterials (Option 1)

Ein (Durch-)Prozessieren des Traumamaterials (Option 1) sollte eher bevorzugt werden, wenn
- der Patient keine schwere dissoziative Symptomatik hat (vor allem nicht zu Beginn der Traumabearbeitung);
- der Patient relativ stabil oder so weit in seiner Therapie ist, dass ein positiver Abschluss des „Umwegs" erwartet werden kann;
- ausreichend Zeit für einen Abschluss des Prozessierens vorhanden ist;
- die Möglichkeit besteht, bei einem nicht befriedigenden Abschluss der Stunde (Patient ist noch sehr belastet) ausreichende äußere Stabilisierungen (z. B. auf einer Station) durchzuführen;
- die „einbrechende" Erinnerung eine ambulante Behandlung immer wieder behindert hat, ohne dass eine befriedigende Lösung gefunden wurde; es wurde eine stationäre Behandlung (z. B. auf einer spezialisierten Traumastation) begonnen, mit dem Ziel, beide Erinnerungen in der Bearbeitung soweit zu bringen, dass wieder stabil ambulant weiterbehandelt werden kann.

■ **Unterbrechen der Bearbeitung des Traumamaterials (Option 2)**

Ein Unterbrechen der Bearbeitung des Traumamaterials (Option 2) sollte eher bevorzugt werden, wenn
- der Patient hochdissoziativ (FDS-Wert von >25%; s. Kap. 3) und am Anfang der Traumabearbeitung steht;
- der Patient eher wenig stabil und (emotional) belastbar ist und ein erfolgreicher Abschluss einer belastenden Therapiesitzung eher nicht erwartet werden kann;
- die Gefahr von Selbstschädigung im Fall einer psychischen Überlastung gegeben ist;
- der Therapeut sich speziell bei diesem Patienten oder insgesamt unsicher im Umgang mit komplizierteren Abreaktionen fühlt; ein Unterbrechen ist dann die sicherere Option (ein Grund, die formale Ausbildung zum „EMDR-Therapeuten" inklusive Supervision abzuschließen).

In jedem Fall – ob nun eine Unterbrechung oder ein Durchprozessieren oder ein Abbruch der Abreaktion gewählt wurde – sollten der Patient noch einmal besonders auf die Liste der Notfallmaßnahmen verwiesen und diese eventuell noch einmal im Einzelnen geklärt werden. Nach dem Prozessieren der Erinnerung aus dem „anderen Cluster" sollte man – in Absprache mit dem Patienten – wieder im ursprünglich vereinbarten Cluster weiterarbeiten. Nur durch ein derartig (weitgehend) vorhersehbares systematisches Aufarbeiten kommt es mit der Zeit auch bei schwer komplex Traumatisierten zu einer signifikanten Abnahme der Symptomatik, und die Abschnitte, in denen eine *Integrationsarbeit im Sinne einer Gestaltung eines erfüllten „Lebens nach dem Trauma"* möglich wird, nehmen zu. Nach aller Erfahrung ist dies bei einem unsystematischen Aufarbeiten von Teilen verschiedener Erinnerungen – abgesehen von der Unübersichtlichkeit für Patient und Therapeut – bei weitem nicht in dieser Weise der Fall.

Diese grundsätzliche Vorgehensweise sollte nicht davon abhalten, nach der Bearbeitung einer traumatischen Erinnerung jedes Mal zu prüfen, welches ein nächstes günstiges Ziel für eine Traumabearbeitung ist. Im Zuge einer meist mehrjährigen Therapie kann es zu unterschiedlichen Zeitpunkten zu einer Gestaltbildung der verschiedenen Erinnerungen kommen. (Beispielsweise gewinnt die Vergewaltigung der oben genannten Patientin zuerst Gestalt, während die Erinnerungen an die Ehe noch durch soziale Probleme überlagert sind und die frühere traumatische Erinnerung noch durch erhebliche Amnesien eingeschränkt ist. In diesem Fall würde zuerst das akute Vergewaltigungstrauma fokussiert werden, während die Therapeutin durch soziale Stabilisierungsmaßnahmen auf eine Gestaltbildung – und damit ein gemeinsames „von außen Betrachten" – der Traumatisierungen in der gescheiterten Ehe zielt. Die Kindheitstraumata werden – sofern nicht früh durch spontane Affektbrücken die Verarbeitungsvorgänge der anderen Traumata unterbrochen sind – erst an dritter Stelle eingeplant, in der Hoffnung, auf diese häufig belastenderen Traumata nach erfolgreicher Bearbeitung der anderen Erinnerungen besser vorbereitet zu sein, und mit der Erwartung, dass die frühen Erinnerungen möglicherweise in der Zwischenzeit mehr Gestalt gewinnen.)

Man kann den Patienten eine derartige Therapieplanung z. B. mit Hilfe der *Metapher des „Zusammensetzen eines Puzzles"* nahe bringen. Die Bearbeitung einzelner traumatischer Erinnerungen entspricht dabei dem Zusammensetzen, eine von Amnesien gekennzeichnete Erinnerung entspricht fehlenden Puzzlesteinen, die ein Zusammensetzen der Erinnerung derzeit noch nicht zulassen. In dieser Metapher kann auch leichter erklärt werden, dass *EMDR nicht zum „Suchen traumatischer Erinnerungen"* geeignet ist. Ein gemeinsames Betrachten des (auch teilfertigen) Bildes und das Ziehen von Schlussfolgerungen für die Gegenwart entsprechen der letzten Phase, der Integration.

Dass diese systematische Arbeit am Gesamtbild des Puzzles nur gemeinsam in einer guten und offenen therapeutischen Beziehung möglich ist, leuchtet den meisten Patienten ein.

8.3 Kriterien für eine erneute Stabilisierung

Auch in einer laufenden Traumabearbeitungsphase kann es zur erneuten Notwendigkeit einer Stabilisierung kommen. Hinweise dafür sind:
- Der *Patient signalisiert* (direkt oder indirekt), dass ihm die Traumbearbeitung im Moment zu belastend wird. Ausfallende Stunden, soziale Destabilisierung oder gehäufte (meist banale) Erkrankungen etc. können solche Signale sein.
- Neu aufgetauchtes *Erinnerungsmaterial muss besprochen* und (nicht mit EMDR) bearbeitet werden (z. B. Erinnerungen an sexuelle Übergriffe

durch eine Person, bei der dies bisher nicht vermutet wurde).
- Eine *starke Zunahme der Depressivität* tritt auf (dies ist nicht selten, da bei vielen Patienten zusammen mit dem traumatischen Material kindliche depressive Gefühle wieder aktiviert werden). Dies kann bis zur Notwendigkeit einer medikamentösen antidepressiven Therapie gehen. Wichtig ist es, dem Patienten den Vorgang zu erklären und therapeutisch eher langsamer vorzugehen (besonders wenn noch viele Amnesien bestehen).
- Äußerlich bedingte Destabilisierungen (Umzüge, Arbeits- oder Ausbildungsplatzveränderungen oder schwerere eigene Erkrankungen bzw. Erkrankungen oder Belastungen von Familienmitgliedern) können ebenfalls Indikationen für erneute Stabilisierungsphasen sein.

Erneute Stabilisierungsphasen können dabei einige Therapiestunden, aber auch mehrere Monate umfassen.

8.4 Kriterien für eine erneute Fokussierung der therapeutischen Beziehung

Zusätzlich zu den Kriterien für eine erneute Stabilisierung verlangt auch eine erneute Arbeit an der therapeutischen Beziehung eine Unterbrechung der systematischen Traumabearbeitung und eine erneute Beziehungs- und Settingklärung. Indikationen dazu sind:
- In der Therapie macht sich eine *(Übertragungs-)Konstellation* bemerkbar, in der eine *Täter-/Opfer-Rollenverteilung* – über längere Zeit – *nicht zu lösen* ist (Patient oder Therapeut können dabei beide Rollen übernehmen!). Es kann auch eine Situation auftreten, in der bei dem Patienten das Gefühl auftritt, dass er gegenüber dem Therapeuten nicht mehr „nein" sagen kann (auch wenn er es vorher konnte!). (Wenn der Patient es überhaupt nie konnte, sollte mit einer Traumabearbeitung ohnehin gewartet werden, bis der Patient „nein" zu sagen gelernt hat. Ohne diese Möglichkeit ist die Gefahr einer Überforderung und einer folgenden Dekompensation bei einer Traumabearbeitung sehr groß.)
- Die therapeutische Beziehung zeigt sich als nicht stabil, es wird offensichtlich, dass der Patient wichtige Dinge zurückhält und *nicht mehr offen* ist. (Dies kann auch dadurch bedingt sein, dass der Therapeut bemerkt, dass die Komplexität des Krankheitsbildes ihn selbst an eine *Überforderungsgrenze* bringt und diese Unsicherheit auch von dem Patient bemerkt wird. Ist dieses Problem nicht durch normalerweise wirksame Maßnahmen – Psychohygiene, Supervision oder Fortbildungen – zu beheben, ist gelegentlich auch eine Änderung des Settings erforderlich.)
- Der Patient hat offensichtlich die Unwahrheit gesagt oder eine *wichtige Therapievereinbarung gebrochen* (z. B. Täterkontakt, Suchtrückfall).

In einigen Fällen, besonders bei Rückfällen einer Suchterkrankung oder schweren Selbstschädigungen, kann ein (passagerer) Wechsel des Settings (z. B. aus dem ambulanten Bereich in eine spezialisierte Klinik) hilfreich sein. Die Option eines endgültigen Therapeutenwechsels nach einer längeren Behandlung sollte sehr vorsichtig abgewogen werden, da es sich in der Regel auch um eine Retraumatisierung des Patienten handelt. Am besten werden derartige Wechsel zu Beginn einer Behandlung, z. B. unter der Fragestellung „Behandlung bei einem männlichen oder weiblichen Therapeuten", vorgenommen.

Bei schwer komplex traumatisierten Patienten sind in vielen Fällen Krisen der therapeutischen Beziehung, so genanntes „Agieren" und Insuffizienzgefühle des Therapeuten, zu erwarten. Es gibt für viele dieser Patienten keine „einfache Behandlung", und in vielen Fällen sind diese Patienten auch erst nach Monaten und Jahren – in einigen Fällen mit den bisherigen Behandlungsmöglichkeiten auch nie – stabil genug, um eine erfolgreiche Bearbeitung ihrer traumatischen Erinnerungen durchführen zu können. All dies muss in der therapeutischen Beziehung verkraftet und gelegentlich auch angesprochen werden, um in einer Behandlung tatsächlich die therapeutischen Möglichkeiten optimal für einen Patienten nutzen zu können. Der idealtypische Verlauf der Gewichtung der 3 Dimensionen im Verlauf einer Therapie (Beziehung, Stabilisierung und Differenzierung, Traumabearbeitung) ist in Abb. 8.2 dargestellt.

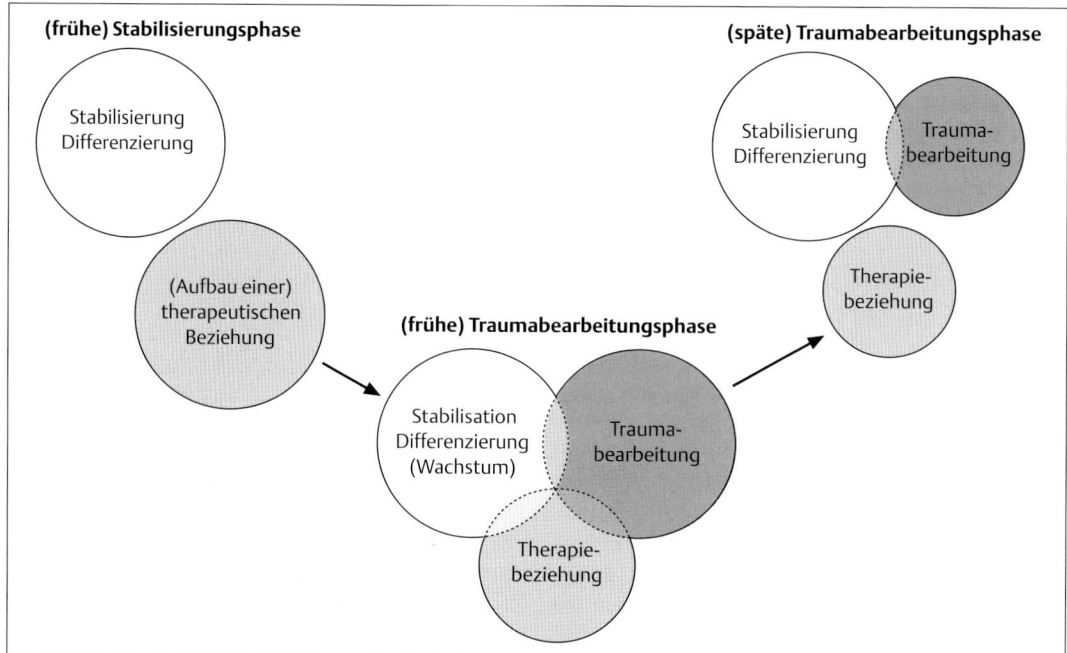

Abb. 8.2 Idealtypischer Verlauf der Gewichtung der drei Dimensionen in einer traumabearbeitenden Psychotherapie mit EMDR.

8.5 Wahl des Settings

Die Wahl des *Settings* für eine traumabearbeitende Therapie schließt folgende Möglichkeiten ein:

Ambulantes Setting

Dies ist das wichtigste und erfolgversprechendste Setting für eine traumabearbeitende Behandlung, da es die Alltagsproblematik der Patienten nicht ausschließt, sondern sie mit einbezieht. Aus Gründen der psychischen Belastung durch sekundäre Traumatisierungen ist bei den so genannten *Schwerpunktpraxen für Traumapatienten* jedoch auch ein erhöhter Bedarf an Supervision und psychohygienischen Maßnahmen erforderlich, um ein sekundäres posttraumatisches Belastungssyndrom (PTBS) und eine Burnout-Problematik von Therapeuten und Mitarbeitern zu vermeiden! Der ambulante Therapeut sollte in jedem Fall als der primäre, therapiesteuernde Behandler angesehen werden.

Stationäres Setting

In vielen Fällen beginnt eine traumazentrierte Psychotherapie durch eine entsprechende Diagnose in einem stationären Setting. (Ähnlich wie im ambulanten Setting besteht auch bei der zunehmenden Zahl der spezialisierten stationären Settings – Traumaschwerpunktstationen – eine nicht unerhebliche Gefahr einer sekundären Traumatisierung der dort tätigen Mitarbeiter. Dies gilt insbesondere, wenn eine gezielte Traumabearbeitung – mit hoher sekundärer Traumatisierungsgefahr – bei gleichzeitig nicht ausreichendem Therapeuten-Patienten-Verhältnis angeboten wird. Bei aller Wichtigkeit derartiger stationärer Angebote sollten z. B. Symptome psychischer Erschöpfung und ein häufiger Mitarbeiterwechsel neben den Zahlen des Stellenschlüssels und den Supervisionsangeboten als Gütekriterien derartiger stationärer Angebote mit beachtet werden.) Spezielle Indikationen zur stationären Therapie sind:
- psychische oder somatische Krisensituationen (z. B. mit Suizidalität);
- Bearbeitung spezieller, schwer traumatisierender Erinnerungskomplexe, die im ambu-

lanten Setting eine nicht zu rechtfertigende Erhöhung der Gefährdung bedeuten würden;
- Indikation einer nicht ausreichenden ambulanten Psychotherapie, die derzeit noch nicht selten zur Aufnahme in spezialisierte stationäre Einheiten (Traumaschwerpunktstationen) führt (durch den erheblichen Informationsrückstand der deutschen Ausbildungssysteme im Bereich der Psychotraumatologie bedingt, sollte mit Zunahme entsprechend fortgebildeter Psychotherapeuten abnehmen).

Halbambulante Versorgung

In den USA bilden halbambulante Behandlungsangebote einen wichtigen Zwischenschritt zur *Enthospitalisierung* auch schwer traumatisierter Patienten. Die Vermeidung einer zu starken Regression durch zu lange stationäre Aufenthalte bei gleichzeitig etwas geschützterem Rahmen ist ein wichtiger Vorteil dieses Behandlungssettings.

Einbeziehung von (Mit-)Behandlern

Die Einbeziehung von (Mit-)Behandlern ist ebenfalls eine wichtige Settingvariable und sollte in die Planung eines Settings einbezogen werden. Hierher gehören:
- der für körperlich Aspekte und eventuell die Medikation zuständige *Hausarzt* (falls der Psychotherapeut nicht selbst Arzt ist),
- der *Facharzt* für eventuelle schwerere somatische Probleme,
- die *Selbsthilfegruppe* bzw. das Selbsthilfenetzwerk (sofern vorhanden),
- die *Helfer* im (meist neuen) familiären oder sozialen Umfeld (z. B. hilfreiche Geschwister, Lebenspartner, Seelsorger etc.).

Wesentlich ist, dass der Therapeut dieses Feld ebenfalls (mit der Zeit) überblickt und in der Therapieplanung berücksichtigt. Nicht unwichtig scheint mir dabei, dass für nicht wenige chronisch Traumatisierte die „Welt der Therapie" auch einen großen Teil ihres neuen sozialen Umfeldes, das ja in einer guten Psychotherapie auch wachsen soll, darstellt!

8.6 Das umgekehrte Standardprotokoll

Bei Patienten mit einer komplexen posttraumatischen Belastungsstörung, die weniger stabil sind, weil sie z. B. eine verstärkte dissoziative Symptomatik, zusätzliche Persönlichkeitsstörungen oder ein instabiles soziales Umfeld haben, genügt häufig eine verlängerten Stabilisierungsphase alleine nicht, um eine erfolgreiche Behandlung mittels EMDR durchführen zu können. In diesem Fall müssen auch die erst langsam wachsende Affekttoleranz sowie die Dauerbelastung durch einen instabilen Alltag (Belastungen am Arbeitsplatz, alleinerziehende Mütter mit kleinen Kindern) bei der Behandlung berücksichtigt werden. Dies geschieht im umgekehrte Standardprotokoll dadurch, dass neben der ausführlich Stabilisierung auch die *Wahl des Behandlungsfokus* auf die entsprechende Belastbarkeit des Patienten ausgerichtet ist. Es gilt zwar wie beim normalen Standardprotokoll die Regel, dass so zügig wie möglich versucht werden soll, auch die belastenden Erinnerungen zu bearbeiten; diese Erinnerungen sollten aber nicht schon früh in der Behandlung die häufig noch hinter dissoziativen Barrieren verborgenen Kindheitstraumata sein. Die Vorgehensweise der Fokusbildung im traumatischen Material erfolgt daher nicht nach der Formel des Standardprotokolls (erstens Veränderung der Vergangenheit, zweitens Belastungen der Gegenwart – Auslöser – und drittens in der Zukunft anstehende Belastungen – Zukunftsprojektion). Die Fokusbildung erfolgt vielmehr in umgekehrter Reihenfolge:

Erster Schritt: Nahe in der *Zukunft* liegende, vorhersehbare Belastungen (ein schreiendes 2-jähriges Kind, Probleme am Arbeitsplatz, Belastungen durch Hausaufgaben in der Therapie). Dieser erste Schritt der Fokusbildung mit belastendem Material muss dabei noch nicht einmal eine Bearbeitung dieses Materials mittels traumafokussiertem EMDR beinhalten. Als erster Schritt hat sich vielmehr in vielen Fällen eine Ressourcenaktivierung rund um das zukünftige belastende Erlebnis bewährt (Absorbtionstechnik). Bei sehr instabilen Patienten kann diese ressourcenzentrierte Vorgehensweise eingesetzt werden, bis die Patienten eine ausreichende Alltagsstabilität haben.

Zweiter Schritt: Sobald der äußere Alltag mehr Stabilität gewonnen hat, werden als nächstes weitere im Alltag gegenwärtige Probleme fokussiert, die zwar nicht unbedingt in der Zukunft zu starken

Belastungen führen müssen, aber *latente Krisenherde und Belastungen in der Gegenwart* darstellen. Häufig sind dies – ähnlich wie im Bereich der Zukunftsdimension – keine extremen Traumatisierungen, sondern Belastungen durch Stressoren aus dem Bereich der Bindungsstörungen (z. B. Partnerschaftskonflikte). Werden diese Belastungen ressourcenzentriert, auch mit Fokussierung auf erlebte Belastungssituationen, mittels EMDR bearbeitet, tritt nicht selten eine deutliche Entlastung des Alltags der Patienten (und damit ein Abklingen einer klinischer Symptomatik) ein. Entstehen von diesem Material Affektbrücken zu früheren Beziehungstraumatisierungen, ist es eine Frage der klinischen Einschätzung, ob die in den Vordergrund tretenden früheren Erinnerungen im EMDR-Prozess weiter zu bearbeiten sind oder die Affektbrücke zu diesen Erinnerungen unterbrochen wird.

Dritter Schritt: Erst im dritten Schritt wird auf die belastenden *Erinnerungen der Vergangenheit* direkt fokussiert. Dabei wird entsprechend dem häufigen Verlauf dissoziativer Erinnerungslücken meist *sekundäres Traumamaterial* (Nachtraumatisierungen in Schule, Ausbildung und früheren Beziehungen) zuerst bewusstseinsnäher gebracht und im Behandlungsprozess fokussiert, bevor schwere chronische Belastungssituationen – vor allem der frühen Kindheit, wie chronischer sexueller Missbrauch oder ständige schwere Gewaltübergriffe (*primäres Traumamaterial*) – aktiv in den Mittelpunkt zu stellen sind.

Auch wenn das umgekehrte Standardprotokoll derzeit noch nicht durch wissenschaftliche Studien untersucht ist, scheint doch angesichts der zunehmend schwer geschädigten Populationen, die mittels EMDR behandelt werden, ein derartiges Vorgehen sinnvoll.

8.7 EMDR bei Patienten mit einer dissoziativen Identitätsstörung (DIS)

Eine besonders komplex traumatisierte Patientengruppe sind die schwer dissoziativ gestörten Patienten, hierbei wiederum speziell die DIS-Patienten. Wie im Diagnostikabschnitt zu Beginn dieses Kapitels ausführlich dargestellt, kann eine Traumabearbeitung, die eine dissoziative Fragmentierung (eventuell bis in die Strukturen der Identität) nicht mit berücksichtigt, zu schweren Zwischenfällen – wie Überflutung des Patienten oder Dekompensation mit Suizidalität, Selbstverletzungen etc. – führen. Dies ist speziell wegen der besonderen Wirksamkeit von EMDR bei der Auflösung dissoziativer Barrieren wichtig. Grundlage der folgenden Empfehlungen sind:

- Behandlungsrichtlinien der International Society for the Study of Dissociation (ISSD 1997)
- Empfehlungen der Dissociative Disorder Task Force des EMDR-Instituts über den Einsatz von EMDR bei dissoziativen Störungen (Shapiro 1995 und 1998)
- Arbeiten von Lazrove und Fine (1996) sowie von Paulsen (1995)

Diagnostik und Behandlungsplanung

Voraussetzungen für die Planung einer traumabearbeitenden Psychotherapie bei einem Patienten mit einer dissoziativen Störung sind eine Screening-Untersuchung nach dissoziativer Symptomatik (FDS; s. Kap. 3), eine klinische Diagnostik sowie – wenn möglich – eine entsprechende Interviewdiagnostik (SCID-D, DDIS; s. Kap. 7). Die folgenden Empfehlungen beziehen sich dabei nicht nur auf das Vollbild einer dissoziativen Identitätsstörung allein, sondern auch auf weniger gravierende Formen der traumabedingten Identitätsveränderung, die diagnostisch z.B. als *„Ego-States"* (der Patient hat in sich Anteile, gegenüber denen er teilamnestisch ist und die eine eigene Identität haben, die er aber eindeutig als Anteile von sich selbst empfindet; Watkins u. Watkins 1981) und/oder als Störungen, die als *Dissociative Disorder not otherwise specified (DDNOS)* nach dem DSM-IV klassifizierbar sind, imponieren. Bei beiden Störungsbildern handelt es sich um traumabedingte (Identitäts-)Fragmentierungen, die in einer Therapie eine starke Berücksichtigung der inneren Fragmentierung verlangen, bevor eine gezielte Traumabearbeitung erfolgversprechend ist.

Die am häufigsten in der Fachliteratur zitierte Behandlungsorientierung bei DIS ist die tiefenpsychologisch fundierte Psychotherapie, die andere Techniken gezielt mit verwendet (Putnam u. Loewenstein 1993). *Ziele* der Behandlung sind die Durcharbeitung der belastenden Erinnerungen und die dadurch mögliche *Integration aller Persönlichkeitsanteile* (Ego-States oder Teilpersönlichkeiten). Bei Patienten, für die ein solches Vorgehen (noch) zu belastend ist, kann eine verbesserte Alltagsstabilität durch eine überwiegend supportive Variante der Behandlung erreicht werden.

Die am häufigsten eingesetzten Modalitäten bei DIS sind imaginative bzw. hypnotherapeutische Techniken zur (Selbst-)Beruhigung, Distanzierung und Strukturierung der inneren Realität sowie kognitive und verhaltenstherapeutische Techniken zur Verringerung der Alltagseinschränkung, z.B. durch dysfunktionale, durch das Traumaschema aufrechterhaltene Überzeugungen. (Die Unterscheidung in hypnotherapeutische und imaginative Techniken ist dabei angesichts der internationalen Literatur etwas ungenau, wobei imaginative Techniken in der deutschen Sprachverwendung mehr Kontrolle des Patienten über den Prozess implizieren als dies bei der klassischen Hypnose meist der Fall ist. Neuere Formen der Hypnotherapie, wie z.B. die Hypnose nach Erickson, schließen in dieser Definition jedoch einige imaginative Techniken mit ein. Imaginative Verfahren haben in Deutschland aber auch eine eigene Tradition entwickelt, wie dies besonders bei der von Luise Reddemann entwickelten psychodynamisch imaginativen Traumatherapie, PITT, deutlich wird; Reddemann 2004). Das Erlernen derartiger Techniken ist für die Behandlung schwer Traumatisierter in jedem Fall hilfreich. Ob „tiefere" Hypnosetechniken für die Therapie hochdissoziativer Patienten immer notwendig sind, ist in der wissenschaftlichen Diskussion noch offen.

Das von der ISSD empfohlene und in mehreren Studien (Ellason u. Ross 1997, Kluft 1985) als erfolgreich belegte Procedere zur Vorbereitung der Traumabearbeitung umfasst im Einzelnen folgende spezielle Vorgehensweisen:
- Erschließung des für den jeweiligen Therapieabschnitt relevanten Anteils der inneren Realität des Patienten (Herstellung von äußerer Sicherheit, Reduktion bedrängender Symptomatik durch Schaffung eines inneren Systems zur Kontrolle intrusiver Erinnerungsfragmente, Wiederherstellung der Alltagskompetenz und soziale Stabilisierung);
- Kontrolle problematischer Komorbidität, wie Süchte, selbstverletzendes Verhalten, Essstörungen, emotionale Störungen (vor allem Depressionen), Angststörungen (häufig in „jüngeren" traumatisch regressiv fixierten Anteilen) und sexuelle Störungen;
- Einbeziehung der Anteile, die aggressive Energien tragen, in die Therapie (Beschützer, täteridentifizierte innere Anteile);
- Verstärkung der (inneren) Kooperation der Anteile und der (Selbst-)Empathie sowie zunehmendes Kooperieren als ganzes „System";
- Unterstützung der zunehmenden Korrektur traumabedingter Entwicklungsunterbrechung durch z.B. psychoedukative Maßnahmen oder Bibliotherapie;
- Stellung der Indikation zur Bearbeitung einzelner traumatischer Erinnerungen, wenn alle Anteile dem zustimmen oder zumindest (explizit gefragt!) keine Einwände gegen eine Traumabearbeitung erheben;
- Herstellen einer sicheren „inneren Umgebung", in der im therapeutischen Setting die vorher (kognitiv) erfassten und in eine (vorläufige) Reihenfolge gebrachten Erinnerungen systematisch mit Hilfe fraktionierter Abreaktionen (Fine 1991), durch die Screen-Technik (Huber 1995) oder mittels EMDR (Fine u. Lazrove 1996, Hofmann 2004) bearbeitet werden;
- Durcharbeiten und Integration der Erinnerungen, wobei nicht selten spontane Reintegrationen innerer Anteile auftreten – dies sollte unter Berücksichtigung der erst langsam zunehmenden Belastbarkeit und vor allem der Lebenssituation der Patienten geschehen;
- Durchführung einer Postintegrationsbehandlung (nach Integration aller inneren Anteile), die den Abschied von verlorenen Möglichkeiten und den Aufbau eines neuen Lebensabschnitts in eigener Regie jenseits der Opfer-Täter-Polarität ermöglicht.

Therapeutenfaktoren für einen EMDR-Einsatz

Zusätzlich zu dem grundsätzlichen Procedere sollten beim Einsatz von EMDR als traumabearbeitendem Verfahren nach den Empfehlungen der Dissociative Disorder Task Force des EMDR-Instituts folgende Kriterien erfüllt sein:
- Der Therapeut sollte in *Diagnostik und Behandlung dissoziativer Störungen* ausreichend, am besten in *formellen Kursen*, ausgebildet sein. Derartige Kurse werden in Deutschland z.B. von der Lindauer Psychotherapiewoche, der MEG (Milton Erickson Gesellschaft) und im Rahmen der deutschen Sektion der ISSD (s. Anhang, Kap. 11) angeboten. Es sollte ein ausreichendes Maß von Supervision, speziell im Bereich der dissoziativen Störungen, erfolgt sein, sodass der Thera-

peut Sicherheit hat und diese auch vermitteln kann.
- Der Therapeut sollte insbesondere *Erfahrung* mit feindlich auftretenden, täteridentifizierten oder kindlichen Persönlichkeitsanteilen aufweisen. Erkennen und Umgang mit Übertragungsphänomenen, dissoziativen Phänomenen sowie Krisen in der Behandlung sollten vertraut sein. Die Indikation zu einer medikamentösen Stabilisierung bzw. einer stationären Notaufnahme sollte sicher gestellt werden können.
- Der Therapeut sollte in seiner *„Lernkurve"* über ausreichende Fortbildung (mindestens Fortgeschrittenenseminar/Level II) und Erfahrung in der Behandlung weniger komplex Traumatisierter haben, um beim Auftreten komplexer Prozessierungsphänomene (z. B. der Patient gerät in eine spontane Trance) über ausreichende Interventionsmöglichkeiten zu verfügen.
- Wenn die obigen Therapeutenfaktoren vorliegen, kann EMDR in einen umfassenden *Behandlungsplan* eingebettet werden, wenn die entsprechenden Faktoren auf Seiten des Patienten gegeben sind.

- aktive Suizidabsichten (oder sehr selten Homizidabsichten) bestehen;
- andauernde Selbstschädigungstendenzen zu beobachten sind;
- unkontrollierte Flashbacks auftreten;
- ein „Drehtürsyndrom" (sehr schneller Wechsel zwischen verschiedenen Teilpersönlichkeiten) vorliegt;
- Täterkontakt besteht;
- Teilpersönlichkeiten der Traumabearbeitung eindeutig nicht zustimmen (in dem Maße, in dem das gesamte innere System einer Traumabearbeitung zustimmt, wird die EMDR-Behandlung wahrscheinlich störungsfrei verlaufen);
- eine extreme Charakterstörung (Achse II nach DSM) vorliegt;
- eine schwerwiegende Zweiterkrankung (aktiver Drogenmissbrauch, Schizophrenie, schwere Schilddrüsenerkrankung oder unheilbare Erkrankung) oder körperliche Gebrechlichkeit vorliegt;
- die Medikation derzeit noch nicht stabil eingestellt ist und ständiger Korrekturen bedarf.

Patientenfaktoren für einen EMDR-Einsatz

Die Voraussetzungen für eine EMDR-Therapie sind bei Patienten ähnlich denen für eine Traumabearbeitung überhaupt:
- Das Lebensumfeld der Patienten sollte ausreichend stabil sein, sie sollten auf adäquate soziale Unterstützung und andere (äußere) Ressourcen zurückgreifen können.
- Der Patient sollte über eine ausreichende Affekttoleranz verfügen.
- Der Patient sollte bereit sein, für eine langfristige Entlastung auch zeitweilige zusätzliche Belastungen hinzunehmen.
- Der Patient hat in der Therapie schon bewiesen, dass er bereit ist, aktiv mitzuarbeiten.

Diese Faktoren sollten vor einer Behandlung mit EMDR vor allem deswegen besonders beachtet werden, da EMDR sehr wirksam, aber auch mit einem etwas höheren Risiko behaftet ist, als dies bei anderen Formen der Traumabearbeitung der Fall zu sein scheint.

Von einer Traumabearbeitung mittels EMDR wird eher abgeraten, wenn

Besonderheiten des EMDR-Prozesses bei dissoziativer Identitätsstörung (DIS)

Der gezielte Einsatz von EMDR weist bei DIS-Patienten einige Besonderheiten gegenüber anderen komplex Traumatisierten auf:

Je größer die Einwilligung des „Systems" der inneren Anteile in die Bearbeitung der speziellen Erinnerung ist, desto sicherer ist der Ablauf des Prozessierens. Ein hohes Maß von Ko-Bewusstheit und Kooperation der Anteile erleichtert dieses Vorgehen (z. B. jeder Anteil – der dies möchte – hat einen sicheren Ort, Flashbacks werden von einem „Team" gestoppt, innere Kindanteile werden von anderen inneren Anteilen versorgt).

Je stärker *Selbstempathie und gegenseitige Hilfe „im System"* ausgeprägt sind, umso leichter lässt sich eine Traumabearbeitung (z. B. ohne Beteiligung des „Hosts", der als so genannter Gastgeber für die äußeren Belange zuständig ist) in kleinen Gruppen von Anteilen, die sich z. B. nach der Traumabearbeitung auch an sichere Orte zurückziehen können, organisieren. Eine andere Gruppe von Anteilen übernimmt z. B. nach der Therapiesitzung die Fahrt nach Hause und die Regelung der anstehenden Alltagsfragen.

Spontane Affektbrücken treten bei DIS deutlich häufiger auf und können vermehrt therapeutisch genutzt (oder unterbrochen) werden. So können blockierende Überzeugung oder Deckerinnerungen gezielter, z.B. durch *Beobachter* in einem inneren System, erfasst und in die Traumabearbeitung (auch zu späteren Zeitpunkten in der Therapie) eingebracht werden (die Zusammenarbeit mit derartigen Beobachteranteilen oder sogar inneren Selbsthelfern ist für jede Form der Behandlung von DIS Patienten wichtig!). Nicht selten entsteht bei DIS-Patienten durch die vielfältigen Amnesiebarrieren erst während der Bearbeitung eines Traumas ein weiterer Anteil der „Karte der Erinnerungen" (und von Traumaschemata).

Die Belastung (SUD) geht lediglich bei sehr stark dissoziierten Systemen auf 0 oder 1 beim EMDR-Prozessieren zurück. Meist bleibt ein Belastungsgrad von 2–4, gelegentlich auch 5, zurück, was allerdings eher durch die Affektbrücken im Sinne eines *„Grundtraumapegels"* zu verstehen ist als dadurch, dass das einzelne Trauma nicht ausreichend bearbeitet wäre (auch wenn eine blockierende Überzeugung als Ursache dennoch ausgeschlossen werden sollte). Ein weiterer Rückgang der SUD kann jedoch bei vielen derartigen Systemen erst in den späten Stadien der Behandlung erwartet werden.

Entsprechend bleibt die Validity of Cognition (VoC; s. Kap. 4) als Gradmesser für die Stimmigkeit der positiven Kognition auf mittlerem Level stehen (3–5), ohne dass dies durch unvollständige Bearbeitung des Einzeltraumas oder sicher definierbare blockierende Überzeugungen zu erklären wäre.

Tief verankerte negative Überzeugungen (z.B. „Ich bin schuld" oder „Ich bin schlecht") haben in der Regel ein ausgeprägtes Netzwerk von überlappenden Erinnerungen und Traumaschemata hinter sich, sodass sie erst im Verlauf einer längeren traumabearbeitenden Therapie und dem zusätzlichen *Fokussieren auf die Kognition selbst* als Ziel der EMDR-Behandlung langsam ansprechen.

Vor Beginn des Prozessierens sollte ein bestimmter Anteil (oder später in der Traumabearbeitung mehrere) zusammen mit einer Gruppe von Helfern (und Beschützern, die äußere Störungen abhalten) in einem „inneren Raum" zusammenkommen. Alle sollten über das geplante Vorgehen informiert sein. Wenn mehrere Anteile prozessieren, sollte für jeden die gesamte Bewertung (Phase 3) für das betreffende Trauma (soweit möglich) erhoben werden. Die Kopplung der Anteile beim Prozessieren geschieht durch *„gemeinsames Durch-die-Augen-Schauen und Dem-Finger-Folgen"*. Diese Maßnahme kann – wenn zu viele Anteile durch die Augen schauen und getriggert werden – zu heftigen Abreaktionen führen und sollte daher bei DIS auf die zentralen Anteile beschränkt sein. Anders ist dies bei der so genannten „Ego-State-Disorder". Hier können mehrere Anteile gleichzeitig durch gemeinsames „Schauen durch die Augen" prozessieren (Paulsen 1995).

In späteren Sitzungen, wenn genügend Traumata bearbeitet sind, können auch (entsprechend vorbereitete) *Integrationen* mit der gleichen Vorgehensweise (bei gleichzeitiger Bearbeitung des restlichen, die Anteile trennenden Materials) durchgeführt werden.

Die Systematik der Rückkehr zum ursprünglichen Ausgangspunkt des Prozessierens sollte, wenn nicht eine sehr starke Fragmentierung vorliegt, möglichst beibehalten werden, auch wenn dies von vielen Patienten als unangenehm beschrieben und vermieden wird. Die Systematik der Traumabearbeitung wird sonst durch die verständliche Vermeidungstendenz aufgegeben, und Veränderungen im ursprünglichen Erinnerungsbild können z.B. nicht mehr registriert werden.

Intensive Abreaktionen können durch *Grounding* mit Hilfe der Stimme (z.B. durch Sätze wie „Es ist Vergangenheit"; Lazrove u. Fine 1996) sowie durch ein gleichzeitiges *hypnotisches Einweben* (z.B. „Sie brauchen diese Erinnerung nicht mit der gleichen Intensität wie damals zu erleben, ... es genügen 90% ... 80% ... 70% ... der Intensität") abgemildert werden (Hofmann et al. 1998). In vielen Fällen kann auch ein Umstellen der Stimulationsform (z.B. auf – vorher vereinbartes – Hand-Tapping oder auditive Stimulation) hilfreich sein. Die Differenzialindikation dieser beiden Stimulationsformen sollte in solchen Fällen ausreichend berücksichtigt sein (Bedeutung von Berührung bzw. eventuelle Regressionsförderung durch passive Stimulation).

Von einem Körpertest wird zu Beginn der Behandlung bei dissoziativen Patienten abgeraten. Der Versuch, „residuale" Erinnerungsfragmente am Ende einer Traumabearbeitung zu prozessieren, führt zu häufig in die nächste traumatische Erinnerung hinein.

Nach jeder traumabearbeitenden Therapiesitzung wird in dem Maße, in dem der Patient den Umgang mit Traumamaterial tolerieren kann, der

Status der bearbeiteten Erinnerung, z. B. durch einen affektiv wenig beteiligten Beobachter, evaluiert, bevor die Therapie weitergeführt wird. Bei der Auswahl des nächsten Materials zur Traumabearbeitung können die inneren Beobachter und/oder Selbsthelfer dabei in den späteren Phasen der Traumabearbeitung zunehmend die Initiative übernehmen, sodass der Patient zunehmend eigenständig auch die Verantwortung und die Kontrolle über seine Erinnerungen übernehmen kann. Wichtige Aufgabe des Therapeuten ist dabei sicherzustellen, dass nicht wesentliche Aspekte der Traumatisierung oder des Alltags dem Schutzmechanismus der Verleugnung anheimfallen. *Besondere Beachtung durch den Therapeuten verdient im Verlauf der gesamten Therapie der Aspekt der Sicherheit des Patienten.* Derartige Aspekte können von einem Teil der Patienten häufig erst spät aufgenommen werden und bleiben meist lange Thema der Behandlungssitzungen.

8.8 Erfolgskriterien für eine Behandlung bei komplex traumatisierten Patienten

Eine in dieser Weise komplex angelegte Behandlung von komplex traumatisierten Patienten braucht, um zu messbaren Ergebnissen zu kommen, Kriterien, an denen sich der Erfolg einer derartigen (aufwändigen) Therapie feststellen und die Therapieform systematisch weiter erforschen lässt. Einige Kriterien für eine derartige Messung, aber auch ein bereits von Kluft (1994) erarbeiteter Ansatz zur Messung des Therapiefortschritts bei DIS-Patienten, seien hierzu aufgeführt.

Einige Erfolgskriterien lassen sich auch in Anlehnung an die DESNOS-Kriterien von Herman (1993) formulieren:
- Aufbau eines eigenständigen Lebens jenseits der Opfer-Täter-Polarität
- Wahrnehmung eigener Impulse und die Fähigkeit, angemessen darauf zu reagieren (Wiederauftauchen bzw. Entwicklung des „verschütteten" Selbst)
- zunehmende Fähigkeit zur Wahrnehmung real gefährlicher oder riskanter Situationen oder Beziehungen
- Selbstsicherheit, entsprechend den eigenen Wahrnehmungen angemessen zu handeln
- Fähigkeit, mögliche Resteinflüsse der Traumatisierung als solche zu identifizieren und deren Einfluss, z. B. in sozialen Beziehungen, zu neutralisieren
- Fähigkeit zur Objektspaltung, das heißt Fähigkeit, den Täter als einen in sich gespaltenen (dissoziierten) Menschen wahrzunehmen (Fischer 1998)
- Fähigkeit zu einem eigenständigen Leben, in dem die Bandbreite menschlicher Gefühle erlebt werden kann
- Fähigkeit zur Kontrolle und dem angemessenen Einsatz starker Gefühle (Wut – schützende Gefühle, Zuneigung)
- Fähigkeit, nahe Beziehungen angemessen zu gestalten (eine Psychotherapie ist dabei für viele komplex Traumatisierte ein wichtiges Übungsfeld!)
- Fähigkeit, mit Einschränkungen und/oder trotz viel „verlorener Zeit" (z. B. als Folge einer langjährigen Traumatisierung und der dadurch bedingten Entwicklungsstörung) ein befriedigendes Leben zu gestalten

Als ausgearbeiteter Test zur Einschätzung des Therapiefortschritts bei (komplex traumatisierten) DIS-Patienten liegt derzeit die TES (Therapieeinschätzungsskala) vor, die auf einer Übersetzung eines Instruments von Kluft (1994) basiert (Hofmann et al. 2004) und die die therapeutischen Veränderungen in 13 Dimensionen erfasst. Jede der 13 Dimensionen wird dabei in manualisierter Form mit Punkten von 0 bis 5 bewertet:
- therapeutische Allianz
- Stadium der Integration
- Fähigkeit zur angemessenen Veränderung
- Umgang mit Alltagsstressoren
- Selbstverantwortlichkeit der Anteile
- Kontrolle von Selbstschädigungstendenzen
- Qualität der persönlichen Beziehungen
- Bedarf an Medikation
- Bedarf an Krankenhausaufenthalten
- Fähigkeit, Übertragungen aufzulösen
- Therapeutenkontakte zwischen den Sitzungen
- subjektives Wohlbefinden
- (nur nach einer Dekompensation): Funktionsniveau

Die Summe der Punkte wird bei den beobachteten Behandlungen in regelmäßigen Abständen addiert und der Verlauf dokumentiert.

9 EMDR in der Behandlung akut Traumatisierter

A. Hofmann, R. Solomon

9.1 Einleitung

Mit den zunehmenden Erfahrungen und Forschungsergebnissen im Bereich psychotraumatischer Reaktionen gelangte in den Jahren nach der Entwicklung der Konzepte über die chronischen traumatischen Störungen auch der Bereich der akuten Traumatisierungen in das Blickfeld systematischer Studien und Interventionsversuche. So wurden zunehmend diagnostische und therapeutische Konzepte entwickelt, in denen versucht wird, Opfern von z. B. krimineller Gewalt, schweren Unfällen oder kritischen Zwischenfällen im polizeilich/militärischen Bereich bereits kurz nach den traumatischen Ereignissen hilfreich zur Seite zu stehen und – wenn möglich – sogar die Entwicklung schwerer Störungen zu verhindern.

Als günstig erwies sich dabei, dass sich die Mehrzahl der Opfer akuter Traumatisierungen innerhalb einer Zeit von mehreren Wochen bis Monaten ohne äußeres therapeutisches Eingreifen spontan erholen und das Ereignis seelisch bewältigen können (Rothbaum u. Foa 1993).

Als problematisch zeigte sich aber einerseits die Vielfalt möglicher Symptome direkt nach einem traumatischen Ereignis, andererseits der zunehmende Übergang in eine posttraumatische Symptomatik (aber auch andere) bei einer meist kleineren Gruppe der Traumatisierten (Orner u. Schnyder 2003).

Forscherische und therapeutische Bemühungen versuchen derzeit, die Gruppe der Traumaopfer, die ein erhöhtes Risiko haben könnten, später eine posttraumatische Störung zu entwickeln, zu identifizieren und ihnen – wenn möglich – schon frühzeitig gezielt Hilfe zukommen zu lassen.

Auf der anderen Seite wird so versucht, die Traumaopfer, bei denen eine Bewältigung des traumatischen Ereignisses ohne spezifische therapeutische Hilfe erwartet werden kann, nicht unnötig zu pathologisieren, ihnen aber ausreichend Unterstützung und Hilfe zu gewähren, sodass sie den Verarbeitungsvorgang ohne äußere Irritationen abschließen können (Fischer et al. 1998). Diese diagnostischen und therapeutischen Forschungen sind derzeit noch in vollem Gange, gesicherte Forschungsergebnisse liegen bisher nur in wenigen Bereichen der Behandlung akuter Traumatisierungen vor (Barre u. Biesold 2002, Orner u. Schnyder 2003, Yehuda 1998). Dennoch liegen bereits Modellrechnungen der Kostenträger vor, die belegen, dass frühe, fundierte Interventionsansätze bei akut Traumatisierten (z. B. Überfallopfern) erhebliche Kosteneinsparungen der Kostenträger bewirken (Wiessmann 2002).

Angesichts der großen Zahl der täglich bei schweren Unfällen oder Verbrechen akut traumatisierten Menschen, die derzeit mit einer Vielzahl empirisch wenig validierter Konzepte behandelt werden müssen, wird der hohe Handlungsdruck einerseits, die Einschränkung vieler der folgenden Anhaltspunkte für therapeutische Intervention andererseits, deutlich.

Auch Hinweise und Empfehlungen bezüglich eines Einsatzes der EMDR-Methode bei diesen Patienten sollten mit diesen Einschränkungen verstanden werden. Auch wenn es einige erste Hinweise auf einen erfolgversprechenden Einsatz der EMDR-Methode bei akut Traumatisierten gibt, so sollte eine Therapie mittels EMDR in einen umfassenden, z. B. dynamisch-behavioralen, Behandlungsplan dieser Patienten eingebettet werden (Bisson 2003, McNally u. Solomon 1999). Weiterhin sollte der systematische Einsatz der EMDR-Methode derzeit – wenn irgend möglich – an hohen Qualitätsstandards orientiert und forschungsmäßig evaluiert werden, um die Nutzen-Risiko-Abwägung bezüglich bestimmter Patientengruppen sowie den optimalen Einsatzzeitpunkt konfrontierender Verfahren systematisch verbessern zu können.

9.2 Diagnostik

Schon in dem Unterschied zwischen der Definition einer akuten Belastungsreaktion (ABR; Acute Stress Disorder, ASD) nach ICD-10 (F 43.0) und der akuten Belastungsstörung nach DSM-IV (308.3) zeigt sich die derzeit noch nicht abgeschlossene Konzeptentwicklung in diesem Bereich. Die akute Belastungsreaktion nach ICD-10 definiert 2 Symptomgruppen: leicht- bzw. mittelgradige akute Belastungsreaktionen und mittelgradige oder schwere akute Belastungsreaktionen.

Leicht- bzw. mittelgradige akute Belastungsreaktionen weisen lediglich Symptome einer generalisierten Angststörung auf, wie z. B.:
- Schweißausbrüche
- erhöhte Herzfrequenz
- Tremor
- Atembeschwerden
- Beklemmungsgefühl
- Übelkeit
- Schwindel
- Schwäche
- Muskelverspannungen,
- Ruhelosigkeit
- Kloßgefühl
- Reizbarkeit
- Konzentrationsschwierigkeiten
- Einschlafstörungen

Es können dabei aber auch Symptome auftreten wie Derealisation, Depersonalisation und Gefühllosigkeit (Symptome, die auch im Bereich der dissoziativen Störungen auftreten können).

Bei *mittelgradigen oder schweren akuten Belastungsreaktionen* sind zunehmend folgende Symptome zu beobachten:
- Rückzug von erwarteten sozialen Interaktionen
- Einengung der Aufmerksamkeit
- offensichtliche Desorientierung
- Ärger oder verbale Aggression
- Verzweiflung oder Hoffnungslosigkeit
- unangemessene oder sinnlose Überaktivität
- unkontrollierbare und außergewöhnliche Trauer (zu beurteilen nach den jeweiligen kulturellen Normen)

Die Symptome beginnen innerhalb einer Stunde nach einer außergewöhnlichen psychischen oder physischen Belastung und klingen frühestens nach 8 Stunden wieder ab. Hält die Belastung an, beginnen die Symptome meist nach 48 Stunden nachzulassen.

Für die nach ICD-10 definierte akute Belastungsreaktion gibt es derzeit nur die Möglichkeit einer klinischen Diagnostik.

Anders ist dies für die akute Belastungsreaktion, wie sie im DSM-IV definiert ist: Die Störung ist hier definiert durch eine intensive Reaktion des Opfers nach dem traumatischen Ereignis. Diese Reaktion soll Gefühle von Furcht, Hilflosigkeit oder Horror umfassen – dieses (A2-)Kriterium ist mittlerweile schon wieder umstritten, da es z. B. Traumaopfer gibt, die während des Traumas überhaupt keine Gefühle empfinden. Während oder nach dem traumatischen Ereignis erleben viele Patienten Symptome *einer peritraumatischen Dissoziation*:
- subjektives Gefühl von Betäubung, Losgelöstheit oder der Abwesenheit von Gefühlen
- eingeschränkte Wahrnehmung der Umgebung
- Derealisation
- Depersonalisation
- dissoziative Amnesie (die Unfähigkeit, sich an einen wichtigen Aspekt der traumatischen Situation zu erinnern)

Zusätzlich zu diesen Symptomen treten alle Symptome einer posttraumatischen Belastungsstörung (PTBS) auf:
- intrusive Symptome
- Vermeidungssymptome
- Symptome der Übererregung

Die gesamte Symptomatik verursacht eine signifikante Belastung des Traumaopfers. Die Symptomatik besteht dabei mindestens über 2 Tage, maximal über 4 Wochen, und tritt innerhalb von 4 Wochen nach dem traumatischen Ereignis auf.

Die nach DSM-IV definierte akute Belastungsreaktion kann mit Hilfe des SKID-Moduls (s. Kap. 3) gut erfasst werden.

Einsatz psychotherapeutischer Behandlung

Auch wenn bezüglich der Diagnostik akuter Traumasyndrome erst in letzter Zeit mehr Klarheit gewonnen wird, scheinen doch überwiegend zwei Gruppen von Traumaopfern akuter psychotherapeutischer Behandlung zu bedürfen:
- *Patienten, die intensiv emotional nach einem traumatischen Ereignis reagieren* und die akuter

Unterstützung bedürfen, da sie zumindest teilweise ihre Alltagsfunktion nicht mehr aufrechterhalten können. Einige der intensiv reagierenden Traumaopfer sind aber durchaus in der Lage, nach einer kurzen stützenden Intervention ohne eine weitere Behandlung das traumatische Erlebnis selbstständig zu bewältigen. Speziell gilt dies für Patienten mit einer akuten Belastungsreaktion.

- Nicht ganz identisch mit der ersten Gruppe ist die Gruppe akut traumatisierter Patienten, die ein *Risiko* haben, später eine posttraumatische Belastungsstörung zu entwickeln. In dieser Gruppe treten vor allem Symptome einer peritraumatischen Dissoziation, aber auch intrusive Symptome und die Präsenz anderer Risikofaktoren, auf (Brewin et al. 2003, Fischer et al. 1998).

Gerade in dieser zweiten Gruppe bildet sich in den Folgewochen und -monaten nach der akuten Traumatisierung in einem komplexen biologischen, kognitiven und sozialen Prozess das Traumaschema aus, das zunehmend, meist mit den Symptomen einer posttraumatischen Belastungsstörung, auffällig wird (Yehuda 1998).

Dieses Abklingen der meisten akuten Reaktionen nach einer psychischen Traumatisierung bei Persistieren der Symptomatik in einer (Risiko-)Untergruppe lässt sich in den Untersuchungen von Rothbaum und Foa (1993) an Vergewaltigungsopfern nachvollziehen, deren Ergebnisse in Abb. 9.1 dargestellt sind.

▪ Schutz vor sequenzieller Traumatisierung

Bei Zugrundelegung der zunehmend in Forschungsstudien belegten Annahme, dass sich die spätere Störung häufig erst in den Folgewochen und -monaten nach einer Traumatisierung ausbildet, muss jeder therapeutische Ansatz den Schutz vor weiterer Traumatisierung und die Erleichterung natürlicher Verarbeitungsprozesse beinhalten (Fischer et al. 1998).

Der von Keilson im Zusammenhang mit einer Nachuntersuchung von (unter anderem jüdischen) Waisenkindern in den Nachkriegsjahren geprägte Ausdruck der *sequenziellen Traumatisierung* scheint hier ein angemessener Begriff zu sein. In dieser Untersuchung an über 2400 Kriegswaisen konnte belegt werden, dass traumatische Ereignisse während des Krieges und der Judenverfolgung deutlich besser verarbeitet werden konnten, wenn die Kinder in der Nachkriegszeit durch Pfle-

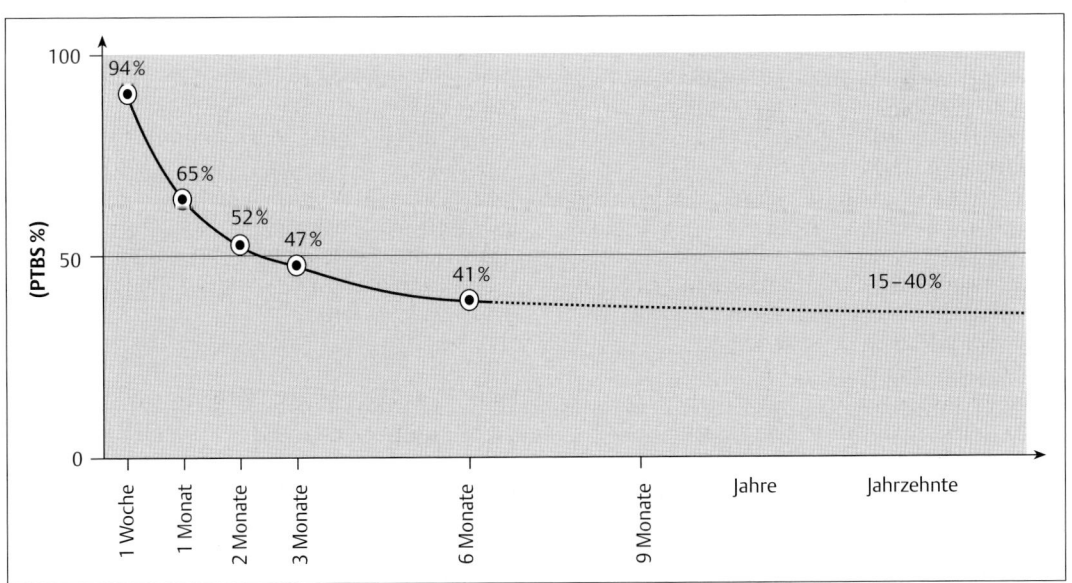

Abb. 9.1 Anteil der Frauen, bei denen nach einer Vergewaltigung eine volle psychotraumatische Belastungsstörung nachweisbar ist.
PTSB = posttraumatische Belastungsstörung

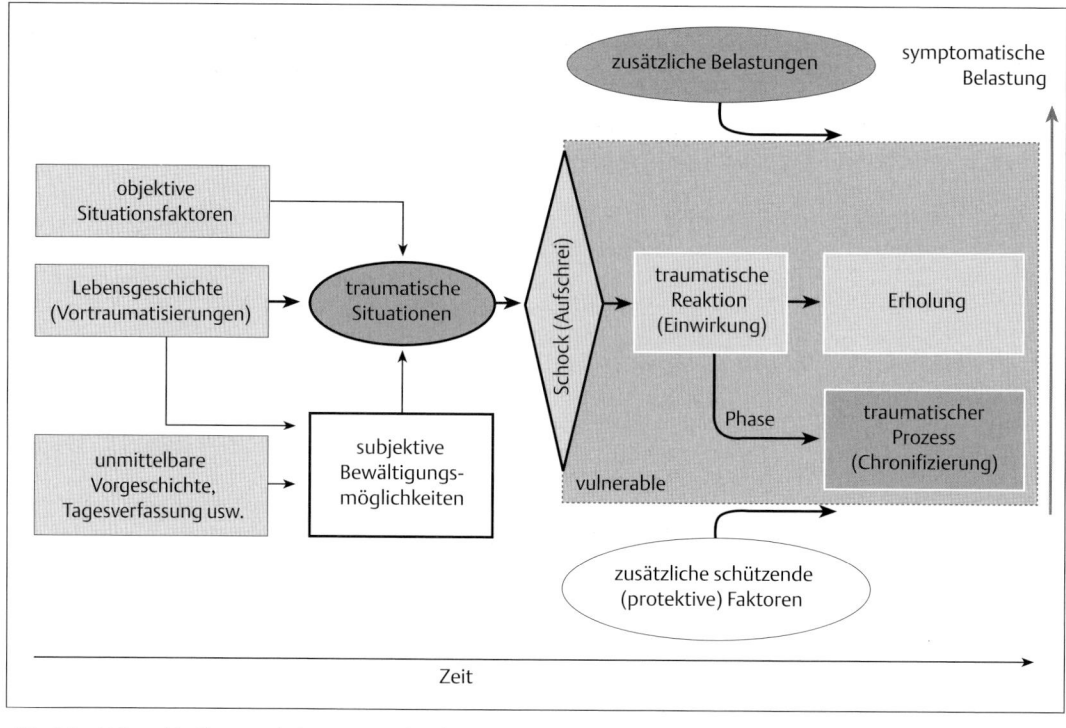

Abb. 9.2   Vulnerable Phase nach dem Trauma (nach Fischer et al. 1998).

gefamilien vor weiteren Traumatisierungen geschützt waren (Keilson u. Sarphatie 1979).

In ähnlicher Weise konnte im Rahmen der Studie des Kölner Opferhilfemodells belegt werden, dass auch bei akut Traumatisierten weitere Traumatisierungen (z.B. im Rahmen der behördlichen Erfassung eines Verbrechens oder der medizinischen Behandlung von Traumafolgen) ein deutlicher Risikofaktor für das Auftreten einer verstärkten psychotraumatischen Symptomatik waren (Fischer et al. 1999). Diese Phase erhöhter Vulnerabilität von Traumaopfern nach einer Traumatisierung ist in Abb. 9.2 dargestellt.

Aufstellung eines umfassenden medizinischen und sozialen Behandlungsplans

Die Behandlung akut Traumatisierter muss daher in erster Linie nicht allein in einer Rekonfrontation mit dem traumatischen Ereignis (wie dies in der EMDR-Methode geschieht) bestehen, sondern an einem umfassenden medizinischen und sozialen Behandlungsplan orientiert sein, wie er z.B. von Horowitz (1997) beschrieben wurde:

Schutz des Patienten vor übermäßiger Stimulation; Vermeidung von Situationen, in denen ständige Wachheit eine Voraussetzung für Sicherheit darstellt (gefährliche Maschinen etc.).

Aufklärung des Patienten und seines Freundeskreises über die „Normalität" der Reaktion auf die „unnormale" traumatische Situation; Schaffung des Bewusstseins, dass das Opfer noch eine Zeit lang (Wochen bis Monate) vermehrt verletzlich bleibt und in dieser Zeit Unterstützung braucht. Eine wesentliche Unterstützung kann dabei schon darin bestehen, als Helfer, Freund oder Therapeut einfach präsent und verfügbar zu sein.

Wenn der Patient von dem Trauma erzählen möchte, ist es *wichtig, dass Gefühle zugelassen werden dürfen und soziale Beziehungen stabil und zuverlässig bleiben*, während der Patient z.B. den Ablauf der Ereignisse zu rekonstruieren versucht (dabei sollte eine übermäßige Auslösung der traumatischen Erinnerungen durch z.B. das Ansehen der Fernsehaufzeichnungen des Ereignisses vermieden werden).

Ein wichtiger Faktor in der Wiedergewinnung des Selbstvertrauens ist häufig eine stützende *Beziehung*, egal wie neu oder vorübergehend sie ist (eventuell auch z. B. ein Ansprechpartner in einer Opferhilfeorganisation oder Traumaambulanz). In einer derartigen Beziehung können auch das schrittweise Wiederaufnehmen der Alltagstätigkeiten und die Wiedergewinnung einer aktiven Rolle im Leben aufgebaut werden.

Aktivitäten des Patienten, die die Bewahrung persönlicher oder sozialer Ziele und Werte des Patienten beinhalten, sollten ermutigt werden. Je länger eine Traumatisierung bestand, desto mehr Zeit braucht der Patient meist, bis er seine normalen Alltagstätigkeiten wieder aufnehmen und seine Ziele wieder eigenständig aktiv verfolgen kann. Ein besonderes Problem besteht häufig in der *Erwartung der Arbeitsumgebung*, dass ein Traumaopfer in wenigen Tagen bis Wochen wieder über seine volle Funktionsfähigkeit am Arbeitsplatz verfügt. In einer Reihe von Fällen gelingt dies auch; viele Traumaopfer zeigen jedoch noch deutlich länger stark einschränkende Symptome, die z. B. die Wiederaufnahme der Tätigkeit am alten Arbeitsort oder einem gleichartigen Arbeitsplatz einschränken können. Traumaopfer sollten hier in ihrem natürlichen Verarbeitungsverlauf auch gegenüber einem Arbeitgeber etc. unterstützt werden.

Die Behandlung von *Schlafstörungen* durch Verstärkung des Sicherheitsgefühls beim Einschlafen (z. B. Licht anlassen) scheint ein wichtiges Element der seelischen Bearbeitung traumatischer Ereignisse zu sein. Horowitz (1976) empfiehlt, eventuell auch vor dem Einschlafen, wenn der Patient ohnehin intrusive Erinnerungen hat, noch einmal Teile des Ereignisses zu berichten. Er vermutet, dass dadurch möglicherweise während des Schlafens und Träumens die Verarbeitung der traumatischen Erinnerung erleichtert werden könnte.

Der Patient sollte *über die Natur und den möglichen Verlauf seiner Symptome insoweit aufgeklärt* werden, dass er über die Phasen einer Stressreaktion sowie das mögliche Eintreten späterer intrusiver Symptomatik (bei einer Phase starker Verleugnung oder Dissoziation zu Beginn) Bescheid weiß und dass eine Verschlechterung keine Prognose „Ich drehe jetzt durch" bedeutet, sondern lediglich eine weitere Phase im Bewältigungsprozess des traumatischen Ereignisses darstellt.

In ein derartiges Setting kann, wenn entsprechende Risikofaktoren und/oder starke intrusive Symptome beim Traumaopfer vorliegen, nach bisherigen Erfahrungen auch schon frühzeitig nach dem Ereignis eine Behandlung mit der EMDR-Methode erfolgreich eingebettet werden (Bisson 2003, Jensen u. Baron 2003, McNally u. Solomon 1999, Solomon 1998).

9.3 Behandlung akut Traumatisierter mittels EMDR

Das Procedere in der Behandlung akut Traumatisierter und ein entsprechendes Protokoll wurden bereits früh nach der Entstehung des EMDR-Instituts von Shapiro und Solomon entwickelt (Shapiro 1995, Solomon 1992).

Grundlage für die Modifikation des EMDR-Protokolls war die Erfahrung, dass die einzelnen Fragmente einer traumatischen Erinnerung bei akut Traumatisierten häufig noch nicht in dem Maß in einem strukturierten Traumanetzwerk oder Traumaschema integriert sind, wie dies bei Traumatisierten der Fall ist, bei denen das Ereignis mehrere Jahre zurückliegt. Behandlungstechnisch bedeutet dies, dass für die fragmentierten und desorganisierten Erinnerungsfragmente akut Traumatisierter verschiedene Momente der gleichen Erinnerung häufig in verschiedenen Arbeitsschritten nacheinander gezielt angegangen werden müssen.

In der Metapher einer Potenziallandschaft dargestellt, sehen ein derartiges, sich formierendes Traumanetzwerk und seine Bearbeitung etwa so aus, wie dies in Abb. 9.3 dargestellt ist.

> Eine zeitliche Grenze für diese Formation der Erinnerungsstruktur scheint dabei bei etwa 3 Monaten nach einem traumatischen Ereignis zu liegen (Shapiro 1995).

Nach dieser Zeit ist die Wahrscheinlichkeit, isolierte Elemente der traumatischen Erinnerung zu finden, die nicht mit Hilfe des Standardprotokolls für einzelne traumatische (länger zurückliegende) Ereignisse erfasst werden können, deutlich reduziert.

▪ Standardprotokoll

Im Einzelnen folgt das Protokoll für akute Traumatisierungen folgenden Schritten:

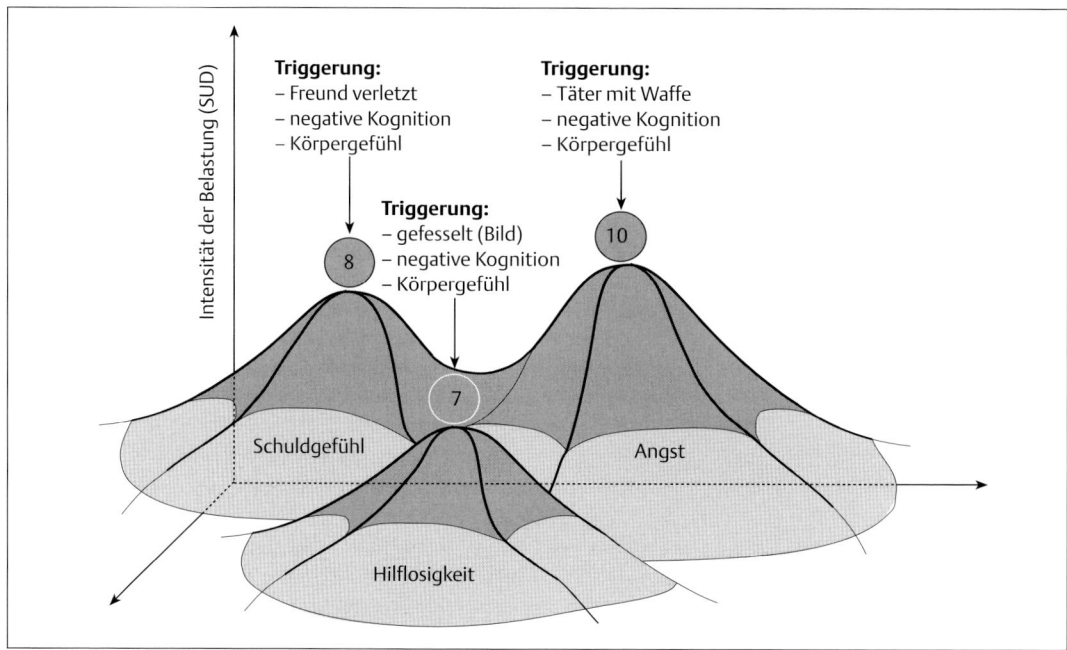

Abb. 9.3 Potenziallandschaft als Metapher für das idealtypische Prozessieren eines akuten Traumas (Überfall vor 2 Monaten).

- Bitten Sie den Patienten, die traumatische Erinnerung in den Einzelschritten ihres Ablaufes zu berichten. Achten Sie dabei besonders auf Momente der Vulnerabilität bzw. Hilflosigkeit (die besonders belastend sein können) sowie auf angemessenes und kompetentes Reagieren in der traumatischen Situation von Seiten des Patienten. Während um die Momente der Vulnerabilität häufig ein einzelner Schwerpunkt gebildet werden muss, der in allen acht Schritten des Standardprotokolls zu prozessieren ist, können die Momente der Kompetenz unter dem Eindruck der akuten traumatischen Erfahrung häufig anfangs vergessen oder nicht in die Bewertung des Ereignisses einbezogen sein. Im weiteren Verlauf der Behandlung können diese Momente jedoch Kristallisationspunkte für das Wiedererstarken des Selbstwertgefühles werden. Ein Verständnis des zentralen traumatischen Themas, das meist auch in der negativen Kognition Ausdruck findet, kann im weiteren Therapieverlauf hilfreich sein.
- Die einzelnen Momente des traumatischen Ereignisses werden entweder chronologisch bearbeitet oder es wird mit dem schlimmsten Moment der Erinnerung begonnen. Für jeden erfassten „Moment der Vulnerabilität" („Oh-Shit!"-Moment) sollten der Grad der Belastung (SUD), negative und positive Kognitionen sowie alle weiteren Elemente der Phase 3 erfasst werden.
- Reprozessieren Sie jeden dieser Momente in den ersten fünf Phasen des Standardprotokolls (bis einschließlich der Verankerung der positiven Kognition).
- Fordern Sie den Patienten auf, sich den gesamten Ablauf des traumatischen Ereignisses mit geschlossenen Augen zu vergegenwärtigen. Wenn an irgendeinem Punkt erneut Angst/Belastung spürbar wird, muss dieser Moment noch einmal reprozessiert (Augenbewegungen ohne weitere Maßnahmen) werden. Am Ende dieses Abschnitts kann der gesamte Film der traumatischen Erinnerung visualisiert werden, ohne dass Belastungen auftreten.
- Verankern Sie eine positive Kognition, die möglichst auf das gesamte Ereignis zutrifft (der Patient kann eine solche Kognition durchaus während der Behandlung der einzelnen Vulnerabilitätsmomente spontan entwickeln, z. B. „Es ist vorbei"). Die Verankerung kann – während der Patient mit dem Filmablauf des Ereignisses in-

nerlich in Kontakt steht – bei geöffneten Augen durchgeführt werden.
- Zum Abschluss wird erst ein Körpertest durchgeführt.
- Wenn irgend möglich, sollten ebenfalls *gegenwärtige Auslöser* prozessiert werden (Schritt 2 im Standardprotokoll), da sonst die Gefahr besteht, dass sich Vermeidungsverhalten weiterentwickelt und/oder der Patient durch residuales Material weiter triggerbar bleibt. Wichtig ist dabei, in Erinnerung zu behalten, dass sich neue Trigger in manchen Fällen erst im Laufe von mehreren Wochen nach einer akuten Traumatisierung ausbilden können.

In der Erfahrung der Therapeuten, die mit diesem Protokoll gearbeitet haben, kommt es in der Verarbeitung der akuten traumatischen Erinnerung in der Regel zu einer zunehmenden Reassoziation der traumatischen Erinnerungsfragmente und einer deutlichen affektiven Entladung. Mit dem zunehmenden Bearbeiten des Traumas kann der Patient auch zunehmend zusammenhängend vom traumatischen Ereignis berichten (Shapiro 1995, Solomon 1998).

Zwei klinische Phänomene während des Prozessierens erscheinen in diesem Zusammenhang bemerkenswert:
- Bei 30 % der Patienten, die nach akuten Ereignissen in eine EMDR-Behandlung kommen, findet sich in den Assoziationsketten, die bei vielen Patienten während des Prozessierens auftauchen, traumatisches Material früherer Belastungssituationen, die ebenfalls prozessiert werden. So berichtet Shapiro (1997), dass ein Erdbebenopfer in dem Moment, in dem die Bodenerschütterung spürbar wurde, einen Moment der Vulnerabilität erlebte. Als dieser Moment prozessiert wurde, assoziierte die Patientin spontan eine Situation in ihrem Elternhaus, in der sie den (emotionalen) „Boden" des familiären Zusammenlebens als stark erschüttert erlebte. In ähnlicher Weise werden gelegentlich auch sequenzielle Traumatisierungen, z. B. durch Angehörige der Behörden oder des Medizinsystems oder Familienangehörige (z. B. „Nehmen Sie sich doch einmal zusammen!"), in spontaner Assoziation reprozessiert.
- Im Verlauf des Prozessierens einzelner belastender Momente des Ereignisses kann es auch zum Wiedererinnern an bisher amnestische Anteile des traumatischen Ereignisses kommen.

Nicht selten zeigen sich hinter den Amnesiebarrieren die affektiv belastendsten Momente des Traumas, die in manchen Fällen auch zu intensiveren Abreaktionen führen. Ähnliches gilt für andere dissoziative Phänomene, wie Derealisation oder Depersonalisation. Beim Rückgang der dissoziativen Symptomatik kann es noch einmal zu einem deutlichen Ansteigen des Affekts kommen, ohne dass dies den weiteren Behandlungsverlauf ungünstig beeinflussen würde (in derartigen klinischen Situationen wird Dissoziation als Schutz- und Abwehrvorgang gegenüber überwältigenden Affekten deutlich nachvollziehbar).

Indikationen und Kontraindikationen

Nach derzeitigem Wissensstand lassen sich folgende Indikationen und Kontraindikationen für einen Einsatz von EMDR bei akut Traumatisierten formulieren:

Indikationen für EMDR:
- Erhöhtes *Risiko* bezüglich des Auftretens einer posttraumatischen Belastungsstörung oder eine bestehende akute Belastungsstörung. Als Risikofaktoren gelten z. B. deutliche peritraumatische Dissoziation, Erleben von Todesgefahr, Schwere des Traumas sowie unter anderem in geringerem Maße Vortraumatisierungen, aber auch spätere Retraumatisierungen (Brewin et al. 2003).
- Eine weitere Indikation besteht bei Patienten, die unter *Dauerintrusionen* bei akuter Belastungsreaktion (z. B. Schreie oder Schüsse hallen noch Tage danach in den Ohren, das Bild des Täters ist ständig vor Augen) leiden. Dieser Gruppe kann gelegentlich durch eine kurze Intervention direkt nach dem Trauma signifikante Entlastung ermöglicht werden.

Kontraindikationen für EMDR:
- Noch bestehender *Schock-/Verleugnungs-/Betäubungszustand*. Der Patient ist noch nicht in intensiverem Kontakt mit den Affekten des Traumanetzwerkes. Dieser Zustand sollte nicht durch eine Traumabearbeitung unterbrochen werden, da er in der Regel auch einen Schutzmechanismus darstellt.
- Der *Rahmen*, in dem eine EMDR-Behandlung eingesetzt werden kann (s. die oben genann-

ten Punkte zum allgemeinen Vorgehen bei akut Traumatisierten), ist *nicht gewährleistet*. Eine derartige Situation (z. B. der Patient ist noch nicht außer Gefahr in einer Bürgerkriegszone) sollte unter ähnlichen Gesichtspunkten wie bei länger zurückliegenden Traumatisierungen betrachtet werden. Die Belastung einer Traumaexposition gefährdet möglicherweise die aktuelle Lage des Patienten. Eher sind in solchen Situationen stabilisierende Maßnahmen (z. B. soziale Maßnahmen, sicherer Ort, Lichtstromtechnik) indiziert.

Diese Indikationen und Kontraindikationen sind Gegenstand weiterer Untersuchungen und sollten daher lediglich unter kontrollierten Forschungsbedingungen Grundlage systematischer Interventionsprogramme sein. EMDR ist eine Methode, durch die Patienten erneut mit ihren belastenden traumatischen Erinnerungen konfrontiert werden. Außerhalb derartig geschützter Untersuchungsbedingungen ist ein systematischer Einsatz der EMDR-Methode bei akut Traumatisierten – im Sinne des Schutzes der Opfer vor erneuter Traumatisierung – derzeit, trotz erster ermutigender Ergebnisse der Forschungsstudien, eher vorsichtig zu bewerten.

10 Perspektiven

10.1 Einleitung

Eine Darstellung der EMDR-Methode wäre unvollständig, wenn sie nicht über den Bereich des psychotraumatischen Belastungssyndroms (im engen Sinne einer posttraumatischen Belastungsstörung, PTBS, nach ICD-10 oder DSM) hinausgehende Therapieansätze und Protokolle einbeziehen würde, die den experimentellen Einsatz von EMDR bei einer wachsenden Zahl von psychischen Störungen beschreiben. Die Entwicklung dieser Therapieansätze geht zum großen Teil einher mit einer zunehmenden Diskussion über den Einfluss traumatischer Lebensereignisse auf die Ätiologie einer größeren Zahl von psychischen Störungen (Chilcoat u. Breslau 1998, Egle et al. 1997, Fischer u. Riedesser 1998, Horowitz 1976, Moreau u. Zisook 2002).

Aus dieser Perspektive könnte der von Shapiro in die Diskussion gebrachte Ansatz durchaus neue Behandlungsperspektiven für verschiedene Patientengruppen eröffnen, die bisher (wie z.B. schwer traumatisierte Kinder) nur schwer psychotherapeutisch behandelbar waren (Shapiro 2002).

Auf der anderen Seite darf die Suche nach Behandlungsmöglichkeiten mit EMDR nicht unkritisch mit überhöhten Erwartungen und ohne systematische Studien bei den jeweiligen Patientengruppen vorgenommen werden (Hudson et al. 1998, Lohr et al. 1992).

Die EMDR-Methode, die sicher eine der wichtigen neuen Entwicklungen in der Psychotherapie psychotraumatisch verursachter Erkrankungen darstellt, ist auch im Bereich der Störungen infolge psychischer Traumatisierungen keine Methode, die nur Erfolge hat. Selbst in den erfolgreichsten kontrollierten Studien gibt es eine Gruppe von Patienten, die etwa ein Fünftel bis ein Sechstel der behandelten Patienten umfasst, die nicht, trotz klarer Indikationsstellung und guter EMDR-Ausbildung der Therapeuten, statistisch signifikant vom Einsatz der EMDR-Methode zu profitieren scheinen. Glücklicherweise dürfte auch die Zahl der negativen therapeutischen Reaktionen sehr gering sein (Lipke 1994, Hase u. Hofmann 2005). Insofern ist es gerechtfertigt zu prüfen, ob die EMDR-Methode über das klassische Indikationsgebiet des PTBS hinaus, eventuell in Kombination mit weiteren bei den entsprechenden Störungen bewährten Verfahren, auch anderen Patientengruppen Entlastung verschaffen kann.

Die folgende Auflistung einiger dem Autor bekannter Felder, in denen der Einsatz der EMDR-Methode mit bestimmten Patientengruppen erprobt wird, muss im Rahmen dieser Darstellung unvollständig bleiben. Als abschließendes Kapitel dieses Buches sollen diese Beispiele lediglich die Perspektiven aufzeigen, in deren Kontext die EMDR-Methode diskutiert und systematisch weiter erforscht wird.

10.2 Pathologische Trauerreaktion

Die pathologische Trauerreaktion ist im DSM-IV mit V 62.82 kodiert und tritt nach schweren Reaktionen auf den Tod eines geliebten Menschen auf (in der ICD-10 wird sie nicht gesondert aufgeführt). Sie weist dabei einige Überschneidungen mit einer schweren depressiven Episode auf (zu der sie auch eine komorbide Störung sein kann). Nach Horowitz (1976) weist die Störung nicht selten auch Züge einer PTBS mit intrusiven Symptomen neben den z.B. für eine depressive Anpassungsstörung (nach ICD-10) charakteristischen Symptomen auf.

Das Protokoll für pathologische Trauerreaktionen geht nach folgendem Procedere vor:
- Die *realen (traumatischen) Ereignisse* einschließlich des Leidens oder des Todes der geliebten Person bzw. die Mitteilung des Todes oder Imaginationen vom Tod der Person werden als erste Ziele anvisiert und reprozessiert.
- Die *intrusive Symptomatik*, speziell Bilder und Bilder aus Alpträumen, werden prozessiert.
- Aktuelle *Auslöser* werden reprozessiert.
- Probleme, die persönliche Verantwortung, Sterblichkeit oder während der Bearbeitung aufge-

tauchte weitere unaufgelöste Verlusterlebnisse beinhalten, die bis zu diesem Zeitpunkt noch nicht bearbeitet sind, werden ebenfalls prozessiert.

Nach den Erfahrungen der Therapeuten, die dieses Protokoll vermehrt einsetzen, bestätigt sich, dass EMDR auch in diesen Fällen nicht den natürlichen seelischen Verarbeitungsprozess unnötig macht, sondern lediglich Hindernisse, die diese Verarbeitung blockieren, zu beseitigen scheint (Shapiro 1995, Solomon 1994).

Auch wenn die pathologische Trauerreaktion eine starke Überlappung mit der PTBS aufweist, wird sie doch den Anpassungsstörungen zugerechnet, die formal nach der ICD-10 nach 2 Jahren abgeklungen sein sollten (was leider nicht der Fall ist). Eine systematische kontrollierte, leider aber nicht randomisierte Studie von Sprang (2001), in der EMDR mit einem verhaltenstherapeutischen Ansatz (Guided Mourning) verglichen wird, zeigt, dass die höhere Effektivität, die EMDR im Bereich der PTBS aufweist, auch im Bereich der traumatischen Trauer nachweisbar ist.

10.3 Kinder und Jugendliche

Bereits seit den ersten Jahren der Erprobung der EMDR-Methode gibt es eine auffällige Reihe von Berichten darüber, dass die Methode bei Kindern und Jugendlichen nach traumatischen Erlebnissen ebenso günstige Behandlungsergebnisse zu erbringen scheint, wie dies bei Erwachsenen belegt ist (Chemtob u. Nakashima 1996, Chemtob et al. 2002, Cocco u. Sharpe 1993, Hofmann u. Besser 2003, Hofmann u. Freiha 2003, Jaberghaderi et al. 2002, Naumann-Lenzen 2003, Shapiro 2001, Tinker u. Wilson 1998).

Die EMDR-Protokolle, die bei verschiedenen Altersgruppen von Kindern Anwendung finden, stoßen auf eine Reihe verschiedener technischer Probleme, die hier nicht im Einzelnen erörtert werden können (z.B. verkürzte Aufmerksamkeitsspanne, stark vereinfachte bzw. Wegfall der Kognitionen etc.). Im Grundprinzip bleibt das generelle Vorgehen ähnlich dem bei den Erwachsenen:
- Es werden eine *Beziehung und eine sichere Umgebung* für das Kind hergestellt, die eventuell durch einen sicheren Ort oder eine Ressourcenverankerung einer positiven Erinnerung zu verstärken sind.
- Nach einer *Erklärung*, die das Kind in die Situation einbezieht, wird die traumatische Erinnerung getriggert, während gleichzeitig bilaterale Stimulationen initiiert werden. Häufig werden hierbei, besonders bei jüngeren Kindern, taktile Stimulationen, die die motorische Aktivität des Kindes berücksichtigen (das Kind schlägt in die Hände des Therapeuten), angewandt. Nach den bisherigen klinischen Erfahrungen sind die Assoziationsketten von Kindern und die Behandlungssitzungen deutlich kürzer, als dies bei Erwachsenen der Fall ist (zum Teil nur einige Sets bzw. 10–20 Minuten lang).
- Der *Abschluss* wird altersgemäß möglichst nahe dem Erwachsenenprotokoll (Verankerung, Körpertests etc.) vorgenommen.

Angesichts der Tatsache, dass auch bei Kindern psychotraumatisch verursachte seelische Störungen häufig noch unterdiagnostiziert werden, ist es nachvollziehbar, dass entsprechende therapeutische Behandlungsmöglichkeiten ebenfalls erst langsam zunehmend in größeren Studien untersucht werden (AACAP 1998).

Auch wenn im Rahmen der Studien zur Wirksamkeit von EMDR bei Kindern und Jugendlichen sicher verschiedene Alters- und Diagnosegruppen berücksichtigt werden müssen, liegen derzeit doch schon eine ganze Reihe kontrollierter Interventionsstudien bei Kindern und Jugendlichen vor, die die hohe Wirksamkeit der EMDR-Methode auch in diesem Bereich bestätigen. Das Spektrum der behandelten Kinder reicht dabei von jüngeren Schulkindern, die von einer Naturkatastrophe betroffen wurden, bis zu verhaltensauffälligen Jugendlichen und traumatisierten Flüchtlingskindern (Chemtob et al. 2002, Oras et al. 2004, Scheck et al. 1998). Außerdem liegen bereits eine Reihe von (meist aus dem Englischen übersetzten) Büchern vor, die den Einsatz der EMDR-Methode bei Kindern und Jugendlichen detailliert beschreiben (Lovett 2000, Wilson u. Tinker 2000).

10.4 Angststörungen

Der enge Zusammenhang der PTBS mit anderen Angststörungen ist seit vielen Jahren bekannt. Viele Patienten mit einer PTBS leiden unter einer komorbiden Angststörung. In die Kategorie der Angststörungen fallen aber auch soziale oder spezifische Phobien sowie Panikerkrankungen und generalisierte Angststörungen, bei denen in vielen Fällen ein Zusammenhang mit traumatischen Auslösern festgestellt werden kann.

Zur Behandlung von Angststörungen stehen folgende von Shapiro entwickelte Protokolle für therapeutisches Vorgehen zur Verfügung:
- Protokoll für eine *aktuelle Angst*, für die nicht immer ein auslösendes Trauma(-schema) gefunden werden kann;
- Protokoll für *einfache Phobien* (z.B. Spinnenphobien).

Protokoll für aktuelle Angst

- Die Angst, die behandelt werden soll, soll möglichst spezifiziert, und die *Ursache* für deren Entstehen bzw. die Erinnerung an deren Entstehung sollte, wenn möglich, identifiziert werden. Ein wichtiger Abschnitt besteht auch darin, dass mit dem Patienten eine Vorstellung von einer erwünschten Reaktion auf eine Situation mit andrängender Angst (z.B. bei einer Panikstörung) entwickelt wird.
- Als erster Schritt wird die Entstehungssituation der Angst bzw. die *erste Erinnerung an die Angst* als Zielpunkt mit der EMDR-Methode anvisiert. Das Ereignis des ersten Angstanfalls wird mit allen Schritten des EMDR-Verfahrens prozessiert.
- Das *belastendste Ereignis*, bei dem es zu dieser Angst kam, wird als nächstes anvisiert und in gleicher Weise bearbeitet.
- Zum Abschluss der Bearbeitung von Erinnerungen wird *der letzte Angstanfall* in gleicher Weise prozessiert.
- Als zweiter Schritt im Standardprotokoll werden die *gegenwärtigen Auslöser* und das anassimilierte Material prozessiert.
- Eine *Zukunftsprojektion* einer gewünschten emotionalen Reaktion bei einer potenziellen Auslösesituation wird zum Abschluss (am besten mit einer umfassenden positiven Kognition) prozessiert. Wenn der vierte oder fünfte Schritt des Protokolls ausgelassen wird, können entsprechende Auslöser wieder zu einer Verstärkung der nach den ersten Sitzungen abgeklungenen Problematik führen.

Handelt es sich bei der Angststörung um eine Angst vor einer konkreten Handlung (z.B. Flugangst), so wird der bei der EMDR-Methode bevorzugten Verarbeitung in sensu (der vor dem inneren Auge ablaufende Film der geplanten Flugreise wird gezielt mittels EMDR bearbeitet) eine für die Verhaltenstherapie typische Hausaufgabe im Sinne einer Realkonfrontation hinzugefügt. Treten dann während z.B. des Fluges erneut Ängste auf, werden diese wiederum zuerst mittels EMDR bearbeitet, bevor eine erneute Konfrontation in vivo unternommen wird.

Protokoll für Phobien

Das Protokoll für die Behandlung einfacher Phobien (z.B. Angst vor Spinnen oder Schlangen) umfasst folgende Schritte:
- Einübung von Selbstkontrolltechniken für den Umgang mit der Angst vor der Angst;
- Reprozessieren
  - aller Geschehnisse, die zur Aktivierung der Phobie beitragen;
  - der Situation, in der die Phobie das erste Mal aufgetaucht ist;
  - der beunruhigendsten Erfahrung;
  - der neuesten Situation, in der die Phobie aufgetaucht ist;
- Prozessieren
  - aller mit der Phobie verbundenen Auslöser;
  - aller körperlichen Empfindungen oder anderweitiger Manifestationen der Phobie, einschließlich Hyperventilation;
- Visualisieren und Verankern eines positiven Verhaltensmodells für zukünftiges phobiefreies Handeln.

Bedauerlich ist, dass bei der Diagnostik von Phobien nicht zwischen traumatisch ausgelösten und nichttraumatisch bedingten Phobien unterschieden wird, da die diagnostischen Systeme überwiegend phänomenologisch orientiert sind. In der Praxis der EMDR-Therapie mit verschiedenen Phobien scheint diese diagnostische Unterscheidung jedoch eine Rolle zu spielen. Nach den Ergebnissen bisheriger, wenn auch methodisch teilweise kritisch zu bewertender Untersuchungen und Studien könnte EMDR bei nichttraumatisch bedingten Phobien der In-vivo-Exposition möglicherweise unterlegen, bei traumatisch bedingten Phobien möglicherweise überlegen sein (de Jongh u. ten Broeke 1998, de Jongh et al. 1999, Muris u. Merkelbach 1997, Muris et al. 1997 und 1998).

Ergebnisse einer kontrollierten Studie mit 5 Behandlungsstunden in einem von den Autoren leider modifizierten und um seine behavioral-übenden Elemente reduzierten EMDR-Protokoll zeigen bei Panikstörungen einen signifikanten, in einer 3-Monats-Katamnese aber wieder nachlassenden Effekt (Feske u. Goldstein 1997). Wie anhand der Protokolle von Shapiro (1999) offensichtlich, kann EMDR gerade im Bereich der Angststörungen als dynamisch-behaviorale Methode durchaus erfolgreich in bisher übliche Therapiekonzepte integriert werden. Aber weder zum Vergleich mit behavioralen Verfahren noch zur Kombination diese Methoden liegen bisher systematisch kontrollierte Untersuchungsergebnisse vor.

Das mexikanische EMDR-Protokoll

Ein bemerkenswertes, bei verschiedenen Alters- und Patientengruppen mittlerweile erprobtes Vorgehen in der EMDR-Methode ist das von der Mexikanerin Lucina Artigas entwickelte Vorgehen. Nach einem Orkan im Jahre 1997 in Acapulco versuchte die EMDR-Therapeutin, vielen der betroffenen Kinder zu helfen, sah sich aber nicht in der Lage, alle betroffenen Kinder einzeln zu behandeln. Sie entwickelte daraufhin folgendes Vorgehen: Eine Gruppe von Kindern setzte sich im Kreis zusammen, und jedes Kind hatte ein leeres Blatt Papier vor sich. Dieses quer liegende Blatt wurde in 4 gleich große Felder unterteilt. Daraufhin wurden die Kinder aufgefordert, sich einen schönen Ort vorzustellen. Ein Bild dieses Ortes zeichneten die Kinder dann in das linke obere Feld. Nachdem sie das Körpergefühl des schönen Ortes in sich spürten, wurden die Kinder aufgefordert, eine Reihe von „Schmetterlingsumarmungen" durchzuführen; dabei liegen die Arme über Kreuz auf der Brust, während die Hände abwechselnd beide Schulterbereiche berühren. Als nächstes wurden die Kinder aufgefordert, ein schlimmes Bild in Erinnerung zu rufen. Dieses Bild wurde kurz in das rechte obere Feld gezeichnet. Es erfolgte eine Serie von Schmetterlingsumarmungen, bis dieses Bild sich veränderte. Das neue Bild wurde in das linke untere Feld gezeichnet. Die Kinder konzentrierten sich dann auf dieses Bild und führten eine neue Serie von Umarmungen durch, bis auch dieses Bild sich wieder veränderte. Als letztes gingen die Kinder erneut zum Bild des schönen Ortes links oben und verankerten dieses mit erneuten Schmetterlingsumarmungen.

Mit dieser wiederholt bei verschiedenen Kindergruppen durchgeführten Intervention gelang es Frau Artigas, eine ganze Reihe der schwer traumatisierten Kinder erfolgreich zu behandeln (Artigas u. Jarero 2002). Auf der folgenden internationalen Fachkonferenz für EMDR im Jahre 2000 wurde Frau Artigas für ihre Pionierarbeit mit dem Creative Innovation Award der Fachgesellschaft ausgezeichnet.

Dieses „mexikanische EMDR-Protokoll" hat mittlerweile seine Wirksamkeit unter anderem auch in einer kontrollierten prospektiven Studie an kosovarischen Flüchtlingskindern und in vielen einzeltherapeutischen Sitzungen belegt (Wilson et al. 1998). Als wichtig erwies sich in dieser und anderen Studien jedoch, dass die teilnehmenden Kinder (oder Erwachsenen) vorher angemessen untersucht und stabilisiert worden waren. In einigen derartigen Gruppen kann es sonst zur schweren Dekompensation der Patienten kommen, ohne dass der die Gruppe anleitende Therapeut sich den dekompensierten Patienten und der Gruppe gleichzeitig zuwenden könnte.

10.5 Andere Störungen

Ein weiterer Bereich experimenteller Forschung, in dem EMDR eingesetzt wird, ist der Bereich der *psychosomatischen Schmerzstörungen*, die häufig im Bereich der somatoformen Schmerzstörungen anzusiedeln sind – Störungen, bei denen zumindest eine signifikante Untergruppe von Patienten auch einen Traumahintergrund aufweist (Alpert 1995, Heuft 1993, Saxe et al. 1994, Wickramasekera 1994, Wickramasekera u. Wickramasekera 1997). Bei einer nicht geringen Zahl derartiger Patienten wird auch über eine Besserung bzw. das Verschwinden der Symptome nach einer EMDR-Behandlung berichtet (Shapiro 1995, Shapiro u. Silk-Forrest 1998). Ein EMDR-Protokoll, das sich mit dieser Störungsgruppe befasst, sowie die Ergebnisse einer ersten Fallserie von Patienten mit nicht organisch bedingten Schmerzen wurden von Mark Grant (2002) veröffentlicht.

Eine weitere Gruppe von Schmerzpatienten, die von einer EMDR-Intervention signifikant zu profitieren scheint, ist die Gruppe der Patienten mit Phantomschmerzen. Dieses Störungsbild wird von führenden Forschern auf eine pathologische Veränderung des „Schmerzgedächtnisses" zurückgeführt, und es liegen derzeit schon eine Reihe von

Fallberichten vor, die über den erfolgreichen Einsatz der EMDR-Methode bei diesen Patienten berichten. Nach einem erfolgreich behandelten Einzelfall in Mexiko gelang es Sandra Wilson (1997) in einer prospektiven Studie mit 9 Patienten mit Phantomschmerzen, eine signifikante Besserung (und bei über der Hälfte Beschwerdefreiheit) mit einem speziellen EMDR-Protokoll zu erreichen. Mittlerweile existieren eine Reihe weiterer Fallberichte, die diese Behandlungsergebnisse zu bestätigen scheinen und weitere Forschungsstudien angeregt haben (Schneider et al. 2005).

Drei weitere Studien können gerade im Bereich der psychosomatischen Störungsbilder weitere Forschungsarbeiten anregen:
- Die Arbeitsgruppe von Brown veröffentlichte eine Fallserie von Patienten mit körperdysmorphophoben Störungen, von denen eine große Mehrzahl deutlich von einer wenige Sitzungen umfassenden EMDR-Behandlung profitierte. Angesichts der Tatsache, dass viele Patienten mit psychosomatischen Essstörungen auch unter einer derartigen Symptomatik leiden, könnten weitere Forschungen in diesem Gebiet durchaus gewinnbringend sein (Brown et al. 1997).
- In einer Fallserie von 4 chronisch hautkranken Patienten (2 mit Neurodermitis, 2 mit Psoriasis) zeigte sich, dass eine psychotherapeutische Unterstützung der hautmedizinischen Behandlung mittels EMDR zu einer deutlichen Reduktion der Symptomatik der Patienten beitrug (Gupta u. Gupta 2002).
- In einer Fallserie mit 61 anorektischen und 69 bulimischen Patientinnen konnte Plassmann (2005) die deutliche Symptomminderung durch den Einsatz von EMDR in einem stationären Setting zeigen.

10.6 EMDR-Ressourcenprotokolle

Ein spezielles Anwendungsgebiet der EMDR-Methode ist die meist bei komplex traumatisierten Patienten angewandte Methode der Ressourcenaktivierung (Korn u. Leeds 2002, Shapiro 2001). Für sich selbst genommen und mit anderen Methoden kombiniert hat diese Methode auch im Bereich der Anpassungsstörungen bis z.B. zum Coaching in Mobbing-Situationen oder bei der Unterstützung von Spitzensportlern in Stresssituationen Eingang gefunden. Pionier dieses ressourcenzentrierten Einsatzes der EMDR-Methode ist die ehemalige Stanford-Dozentin Dr. Sandra Foster, die bis heute in diesem Bereich schwerpunktmäßig tätig ist (Foster u. Lendl 1997 und 2002).

Ein weiterer Bereich, in dem EMDR in einigen Studien erprobt wird, ist der der Behandlung traumatisierter Patienten mit *Suchterkrankungen*. So haben Chilcoat und Breslau (1998) an 1007 befragten 21- bis 30-Jährigen, die sie über 5 Jahre prospektiv untersuchten, bei den an einem PTBS Erkrankten ein deutlich erhöhtes Risiko für eine Suchterkrankung (Frauen: 2,6fach; Männer: 7,6fach) festgestellt. Von diesen Beobachtungen ausgehend gibt es eine Reihe von Berichten über mit EMDR-Behandlung erfolgreich abgeschlossene Fälle sowie eine internationale Studiengruppe, die ein EMDR-Protokoll für Suchtpatienten entwickelt hat und über den Einsatz von EMDR bei Suchtpatienten arbeitet (Shapiro et al. 1994, Shapiro u. Silk-Forrest 1998, Vogelman-Sine u. Sine 1997). Einen neuen Ansatz in diesem Bereich bieten auch die Vorschläge von Hase (2005), der bei seinen EMDR-Behandlungen von Suchtpatienten Strukturen eines möglichen Suchtgedächtnisses zu bearbeiten scheint.

Eine sehr spezielle Gruppe von Patienten sind traumatisierte Patienten mit *forensischem Hintergrund*, die eher von einem verhaltenstherapeutisch orientierten traumazentrierten Behandlungskonzept, in das EMDR eingebettet wird, zu profitieren scheinen (Datta u. Wallace 1994 und 1996, Shapiro u. Silk-Forrest 1998). Gerade im Bereich der Persönlichkeitsstörungen erscheinen trotz erster erfolgversprechender Berichte (Wöller 2003) weitere systematische Studien unerlässlich, bevor Indikationen zu einer die EMDR-Methode einschließenden Behandlung ohne eine systematische Begleitforschung gestellt werden können.

Auch wenn gerade die letztgenannten Bereiche des Einsatzes der EMDR-Methode derzeit als experimentell eingestuft werden müssen, zeigen sie doch, dass sich das Potenzial der EMDR-Methode nicht mit dem derzeit eng gefassten Bereich der PTBS zu erschöpfen scheint. Dieses Potenzial in umsichtiger Weise auszuloten, ist Aufgabe, Herausforderung und Chance der Forscher und Kliniker, die Patienten mit psychotraumatischen Belastungssyndromen diagnostizieren und behandeln.

11 Anhang

11.1 Glossar

Abreaktion: Die Abreaktion ist eine Form der Prozessierens in Phase 4 der EMDR-Behandlung. Sie kann einen hohen Grad von emotionaler Belastung aufweisen, der während des Wiedererlebens einer früheren Erfahrung auftritt.

Abschluss: Der Abschluss ist die siebte Phase der EMDR-Behandlung. Während dieser Phase wird der Patient in einen Zustand der emotionalen Ausgeglichenheit geleitet, nachdem das in der Sitzung bearbeitete Material zu einer der Situation angemessenen Verarbeitung gebracht worden ist. Eine gründliche Nachbesprechung schließt sich an. Zudem wird an das Führen eines Tagebuchs erinnert.

Adaptiertes Informationsverarbeitungsmodell (AIP-Modell): s. Informationsverarbeitung.

Affektbrücke: Die Affektbrücke ist eine 1971 von Watkins beschriebene Verbindung zwischen verschiedenen durch diesen gemeinsamen Affekt verbundenen Erinnerungen (und ihren Traumaschemata). In der Behandlung können diese Verbindungen zur Exploration traumatischer Erinnerungsnetzwerke eingesetzt werden. In der EMDR-Behandlung komplex Traumatisierter können diese assoziativen Brücken – besonders bei zu geringer Vorbereitung – jedoch erhebliche klinische Komplikationen verursachen.

Affekttoleranz: Die Affekttoleranz ist die Fähigkeit, intensive, mit einer traumatischen Erinnerung verbundene Affekte ohne psychische Dekompensation (z.B. unkontrollierte Regression oder Realitätsverlust im Rahmen einer Überflutung), stärkere Dissoziation oder soziale Kontrollverluste zu bearbeiten.

Alternative Stimuli: Alternative Stimuli sind weitere Techniken neben den Augenbewegungen, um das Informationsverarbeitungssystem anzuregen. Beispiele sind der Gebrauch von links-rechts-wechselndem Fingertippen, wechselnden Klicks oder Tönen.

Amygdala: Die Amygdala, der Mandelkern, ist eine Gehirnregion im limbischen System, die eng mit der Erkennung und Zuordnung von (emotionaler) Signifikanz von Umgebungsreizen und der Entwicklung von Furchtstrukturen zusammenhängt. Die Arbeiten vor allem von LeDoux und van der Kolk legen ein teileigenständiges System nichtbewusster traumatischer Erinnerungen nahe, in dem der Mandelkern eine zentrale Rolle spielt.

Anamnese: Anamnese und Behandlungsplanung bilden die erste Phase in der EMDR-Behandlung. Die Anamnese beinhaltet die Informationssammlung aus der Vorgeschichte des Patienten und sein gegenwärtiges Funktionsniveau, die psychische Stabilität des Patienten, um unter anderem die Indikation für die EMDR-Behandlung zu stellen, sowie die Festlegung auf Behandlungsziele und erwünschte Behandlungsergebnisse.

Angestrebter Zustand: Der angestrebte Zustand bezeichnet die Art und Weise, wie der Patient gerne über sich denken und wie er sich gerne verhalten würde. Er wird durch die positive Kognition ausgedrückt.

Assoziative Verbindungen: Assoziative Verbindungen sind von gemeinsamen Gefühlen, Empfindungen, Kognitionen oder Geräuschen zusammengehaltene Verbindungen zwischen Erinnerungen. Während der EMDR-Behandlung können sich solche Verbindungen ergeben, wenn bei Patienten andere als die ursprünglich fokussierten Erinnerungen in das Bewusstsein treten (s. Affektbrücke).

Auditive Erinnerung: Die auditive Erinnerung bezieht sich auf ausgesprochene oder nichtausgesprochene Worte oder Töne, die mit einer Erinnerung verbunden sind und während der EMDR-Behandlung in das Bewusstsein treten können.

Auslösebedingungen: Auslösebedingungen sind interne und/oder externe Auslöser, die vorhandenes traumatisches Material stimulieren und ihrerseits selbst Ziele der EMDR-Behandlung werden können.

Auslöser (Trigger): Auslöser sind Ereignisse oder Auslösebedingungen, die traumatisches Material auslösen konnten oder können sowie emotionale und Verhaltensprobleme hervorrufen können.

Behandlungsplanung: s. Anamnese.

Bewertung: Die Bewertung bildet die dritte Phase der EMDR-Behandlung. Während dieser Phase skizziert der Therapeut die einzelnen Elemente der zu bearbeitenden traumatischen Erinnerung und nimmt die Ausgangsmessungen vor, um die Ausgangsbedingungen und die Ergebnisse der EMDR-Behandlung erfassen und skalieren zu können.

Blockade: Man spricht von einer Blockade, wenn während der EMDR-Behandlung die Durcharbeitung stoppt. Eine Blockade liegt vor, wenn z. B. nach 2 Serien von Augenbewegungen keine weitere Veränderung eintritt und der Patient nicht zu einem zufriedenstellenden Grad an Desensibilisierung und Reprozessierung oder Verankerung gelangt.

Cluster: Cluster sind auf der Basis von Örtlichkeit, beteiligten Personen oder ähnlicher Art des Traumas sich gruppierende Erinnerungen. Die sorgfältige Erfassung, Auswahl und Bearbeitung *einer* für ein Cluster repräsentativen Erinnerung kann im günstigen Fall zu einer Generalisierung des Behandlungsergebnisses für alle Erinnerungen innerhalb dieser Gruppe führen. Dadurch kann auch die Behandlungsdauer deutlich verkürzt werden. In der Regel wird bei der EMDR-Methode ein Cluster von ähnlichen Erinnerungen durch die Erfassung der ersten, der schlimmsten und der letzten Erinnerung beschrieben und meist auch dieser Abfolge bearbeitet (auch die Panikattacken einer Panikstörung bilden einen Cluster!).

Desensibilisierung und Reprozessierung: Desensibilisierung und Reprozessierung sind die Bezeichnungen für die vierte Phase der EMDR-Behandlung. Sie beziehen sich auch auf eines der Behandlungsergebnisse, wenn ursprünglich belastende Erinnerungen und Auslöser zu einer situationsangemessenen Lösung gebracht und nicht länger als belastend erlebt werden. Dieser Behandlungseffekt wird durch Erheben des SUD-Levels überprüft. Die Phase 4 wird im Allgemeinen durchgeführt, bis der SUD-Level auf 0 abgesunken ist.

Dissoziation: Die Dissoziation ist im Unterschied zu einer dissoziativen Störung ein in traumatisierenden Lebensumständen nicht selten auch unter nichtpathologischen Bedingungen erfahrener Prozess z. B. emotionaler Distanzierung. Bei einer traumatischen Abreaktion kann dies vom Patienten als Taubheit oder Verwirrung erlebt werden. Wenn der Patient weder unter einer dissoziativen Störung leidet noch im Behandlungssetting zur Vermeidung eines intensiveren Belastungsniveaus dissoziiert, wird Dissoziation in der EMDR-Behandlung wie eine weitere Schicht von Erinnerungen oder Gefühlen behandelt und im Folgenden dem normalen Weiterprozessieren unterzogen.

Dissoziative Identitätsstörung: Die dissoziative Identitätsstörung ist das Vorliegen einer schweren dissoziativen Störung, die bis zu einer im DSM definierten Aufteilung der Identität des Patienten reicht (DSM-IV: 300.14). Diese durch meist frühe Traumatisierungen hervorgerufene Aufteilungen von unter anderem Erinnerungen und Identität können, wenn sie nicht erkannt werden, beim Versuch einer therapeutischen Bearbeitung traumatischer Erinnerungen mittels EMDR erhebliche klinische Probleme verursachen. Der frühere, noch in der ICD-10 (F 44.81) verwandte Begriff der „Multiplen Persönlichkeitsstörung", der die gleiche Patientengruppe umfasst, wurde wegen seiner fehlenden Präzision nach den Empfehlungen der Internationalen Fachgesellschaft für dissoziative Störungen (ISSD) aufgegeben.

Dissoziative Störungen: Die Behandlung von dissoziativen Störungen ist ein Spezialgebiet in der EMDR-Behandlung, das erfahreneren Therapeuten mit entsprechender Vorbildung, Erfahrung mit diesen Patienten, Supervision sowie dem Abschluss auch des EMDR-Fortgeschrittenenseminars vorbehalten bleiben sollte. Alle für eine EMDR-Behandlung infrage kommenden Patienten sollten vor der Behandlung sorgfältig in Richtung möglicher dissoziativer Störungen untersucht werden, um das Risiko iatrogener (das heißt durch die Behandlung ausgelöster) Komplikationen besonders bei dissoziativ identitätsgestörten Patienten (DIS) zu verringern bzw. auszuschließen.

Distanzierungstechniken: Distanzierungstechniken sind Behandlungstechniken aus dem Bereich der imaginativen und hypnotherapeutischen Interventionen, in denen die dissoziative Fähigkeit von Patienten genutzt wird, um ihnen eine zunehmend selbstständige Distanzierung von belastenden Erinnerungen und Flashbacks zu ermöglichen.

DSM: Das DSM ist das amerikanische Diagnostische Statistische Manual zur Erfassung anerkannter Störungen, das in seinem psychiatrischen Abschnitt von der Amerikanischen Psychiatrischen Fachgesellschaft (APA) festgelegte diagnostische Kriterien für alle Störungsbilder definiert. Das Manual liegt seit 1994 in seiner 4. Ausgabe vor (DSM-IV) und stellt das amerikanische Gegenstück zur internationalen ICD dar.

Dynamisch-behaviorale Behandlung: Die dynamisch-behaviorale Behandlung ist eine von Fischer beschriebene Gruppe von psychotherapeutischen Behandlungsverfahren, die durch die Nutzung von Erkenntnissen und Behandlungstechniken sowohl aus dem Bereich der psychodynamischen als auch der behavioral-kognitiven Therapieschulen eine erfolgreiche Behandlung auch bislang nur schwer behandelbarer komplex traumatisierter Patienten ermöglichen.

Einfache Phobien: Einfache Phobien sind chronische Ängste vor bestimmten, klar bezeichenbaren Dingen, die von der allgemeinen Funktionsfähigkeit des Patienten relativ losgelöst sind (z. B. eine Spinnenphobie).

Einwebetechniken: Einwebetechniken sind Interventionen in den Prozessierungsphasen, die eingesetzt werden, wenn der spontane Verarbeitungsprozess z. B. im Kreiseln steckengeblieben ist. Dabei wird vor allem auf kognitiver Ebene Informationsmaterial angestoßen oder angeboten, das den Vorgang des Prozessierens wieder in Bewegung bringen soll. Das Erlernen dieser Techniken setzt ausreichende Kenntnisse in den normalen Verläufen der Verarbeitung mit EMDR voraus und wird in den EMDR-Seminaren erst im Anschluss daran gelehrt, da eine zu frühe „Aktivität" des Therapeuten ein erhebliches Hindernis im meist spontanen Prozessieren einer traumatischen Erinnerung darstellen kann.

Flashback: Der Flashback ist das meist plötzliche Eintreten einer (teilweisen) Erinnerung an eine traumatische Situation. Flashbacks sind in der Art der in Kapitel 1 beschriebenen Erinnerungsprozesse sensorische, meist emotional belastende Fragmente, die in der Theorie der EMDR-Methode nicht verarbeitete, „steckengebliebene" traumatische Information anzeigen und so wichtige Zielpunkte zur Traumabearbeitung mittels EMDR signalisieren. Der Begriff wird ähnlich verwendet wie Intrusionen.

Hintergrunderinnerungen (Feeder Memories): Hintergrunderinnerungen sind Erinnerungen, die zu einem höheren Grad von Belastung bei der Bearbeitung einer zeitlich späteren traumatischen Erinnerung führen und ihre Verarbeitung damit zunächst blockieren können. Die Hintergrunderinnerungen werden oft *nicht* spontan geschildert und offenbaren sich erst bei direktem Nachfragen. Die im Vordergrund stehende Erinnerung kann daher auch als eine Art Deckerinnerung betrachtet werden. Beim Versuch des Prozessierens dieser kann es zur (Mit-)Aktivierung der Hintergrunderinnerung und zu entsprechenden Blockaden oder gelegentlich auch zum belastenden Auftauchen dieser Erinnerung kommen.

Hippocampus: Der Hippocampus, nach seiner Form, das „Seepferdchen", benannt, ist eine der Strukturen im limbischen System des Gehirns. Den Arbeiten vor allem von O'Keefe folgend, wird der Hippocampus von vielen Psychotraumatologen als zentrale Schaltstelle kognitiv, kategorial verarbeiteter Erinnerung betrachtet, die dem Bewusstsein als eine Art „kognitive Landkarte" für Planungen etc. zur Verfügung steht.

ICD: Die ICD ist die von der WHO entwickelte International Classification of Diseases, die ähnlich dem DSM anerkannte Störungsbilder definiert. ICD und DSM sind in einigen diagnostischen Kategorien unterschiedlich. Die letzte Ausgabe der

ICD war die 1990 herausgegebene ICD-10, deren psychiatrischer Teil 1991 in deutscher Sprache erschienen ist.

Imaginative Verfahren: Imaginative Verfahren sind die auf der natürlichen Fähigkeit zur Imagination und (auch nichtpathologischen) Formen der Dissoziation beruhenden Behandlungstechniken, mit deren Hilfe z. B. Traumapatienten stabilisiert werden können. Die Beherrschung zumindest eines Teils dieser Techniken ist eine wichtige Voraussetzung für eine traumabearbeitende Psychotherapie mit komplex traumatisierten Patienten. Während in der amerikanischen Psychotherapie diese Verfahren meist im Rahmen hypnotherapeutischer Ausbildungen unterrichtet werden, hat sich im deutschsprachigen Raum eine eigene Tradition entwickelt (Reddemann 2004).

Informationseinheit: Die Informationseinheit ist die von Shapiro geprägte metaphorische Bezeichnung für die 5 im neuronalen Netzwerk zusammen gespeicherten Informationsaspekte einer traumatischen Erinnerung. Sie wird als eine Mischung aus: körperlichen Empfindungen, Gefühlen (Emotionen), auditiv (gegebenenfalls verbal) aufgenommenem Material, visuell aufgenommenen Bildern sowie kognitiven Schemata betrachtet. Alle Elemente dieser Informationseinheit verändern sich gemeinsam, wenn das Informationsverarbeitungssystem in der EMDR-Behandlung angeregt wird.

Informationsverarbeitung: Die Informationsverarbeitung bezieht sich auf die – ähnlich der einer Verletzung folgenden körperlichen Selbstheilungskraft – physiologisch verankerten Fähigkeit des Gehirns, sich in Richtung positiver emotionaler und kognitiver Schemata zu bewegen, solange dies nicht durch Traumaerfahrungen blockiert oder aus dem Gleichgewicht gebracht wird (s. auch Informationsverarbeitung, beschleunigte und situationsangemessene Lösung).

Informationsverarbeitung, adaptive (Adaptive Information Processing, AIP): Die adaptive Informationsverarbeitung ist ein von Shapiro entwickeltes theoretisches Modell, in dem die zügige Wirkung von EMDR durch eine Entblockierung einer dem Gehirn inhärenten Fähigkeit, problematische Lebenserfahrungen zu befriedigenden Lösungen zu bringen, erklärt wird. Das AIP-Modell postuliert, dass durch die Einwirkung eines Traumas das Informationsverarbeitungssystem des Gehirns blockiert werden kann und spezifische Techniken, wie EMDR, eine effektive und adaptive Informationsverarbeitung in Richtung situationsangemessener Bewältigung des Traumas anzuregen in der Lage sind (Katalysatorwirkung).

Intrusionen: s. Flashback.

Kanal: Der Kanal ist eine Metapher, die sich auf die Manifestationen gespeicherten traumatischen Erinnerungsmaterials bezieht, das, wenn es in das Erleben des Patienten rückt, in Form von Gefühlen, Körperempfindungen, Bildern und/oder Kognitionen ausgedrückt wird. Ein Kanal enthält durch einen gemeinsamen „roten" Faden verbundene Informationen; dieser kann eine gemeinsame Umgebung, ein Bild, eine Einstellung, eine Körperempfindung oder ein Gefühl sein. Das Bewusstsein des Patienten bewegt sich während der Durcharbeitung durch assoziative Kanäle zusammenhängenden Materials.

Kindliche Schlüsselerinnerungen: Die kindlichen Schlüsselerinnerungen sind frühe Erfahrungen, die sich bei Wiederholung oder Verstärkung zu Grundeinstellungen oder komplexen kognitiven (Trauma-)Schemata weiterentwickeln können.

Knoten: Die Knoten sind in Annäherung an einen Begriff des von Lang (1977 und 1979) überarbeiteten Netzwerkmodells spezielle traumatische Erinnerungen, die zur beschleunigten Informationsverarbeitung anvisiert werden können. Spezifische Knoten werden ausgewählt, benannt und bearbeitet, um die Erinnerungen in den dazugehörigen Informationskanälen zugänglich zu machen. Der klinische Begriff „Knoten" erfasst im Wesentlichen die in der EMDR-Methode behandlungstechnisch zentralen Anteile eines Traumanetzwerkes.

Konditionierung zweiten Grades: Die Konditionierung zweiten Grades meint konditionierte Reaktionen auf emotionale oder behaviorale Stimuli, die an und für sich nicht besonders bedrohlich sind. Dies findet sich bei Traumatisierten, die häufig in eine ähnliche Situation (oder eine einzelne, hochgradig belastende Situation) mit negativen Emotionen und einem neutralen Stichwort geraten sind. Das kann dazu führen, dass eine vordem neutrale Auslösesituation die gleiche Belastung auslösen kann wie die ursprüngliche Situation. Ein Beispiel dafür wäre eine konditionierte Angst vor allen Einbahnstraßen von jemandem, der nach einem Autounfall eine Einbahnstraße heruntergefahren ist. Die konditionierte Reaktion ersten Grades wäre die Angst vor Autos, denn ein Auto hat den Schaden zugefügt. Angst vor Einbahnstraßen wäre eine Konditionierung zweiten Grades, weil die Straße (eine ehemals neutrale Auslösesituation) nicht die Ursache des Traumas war. Psychodynamisch lässt sich dieser Vorgang auch als An-Assimilation traumatischen Materials an einen assoziativ nahen, bisher neutralen Bereich im Sinne einer Ausbreitung eines Traumaschemas verstehen. Klinisch sind die im Verlauf einer EMDR-Behandlung resultierenden Phänomene identisch. Die bei der EMDR-Methode verwendete Strategie zur Erfassung dieser Phänomene ist das „EMDR-Standardprotokoll". Diese Vorgehensweise erfasst die Erinnerungen der Vergangenheit, die Auslöser der Gegenwart wie auch in der Zukunft mögliche Auslöser, die durch das Ereignis entstanden sind.

Körpertest: Der Körpertest wird in der sechsten Phase der EMDR-Behandlung durchgeführt, um eine ausreichende Bearbeitung auch der somatischen Anteile der traumatischen Erinnerung („Körpererinnerung") festzustellen. Ein modifizierter Körpertest kann auch bei physischen Manifestationen oder Spannungen vor der eigentlichen Behandlung durchgeführt werden.

Kreiseln (Looping): Das Kreiseln ist eine Form der Blockierung der Prozessierens, in der sich statt fortschreitender Verarbeitung eine dauernde Wiederholung bestimmter Emotionen, körperlicher Empfindungen, Bilder oder Gedanken in einer Endlosschleife zeigt. Während des Kreiselns bleiben VoC- und SUD-Level unverändert. Eine Veränderung der Gedanken mag beobachtbar sein, aber diese bleiben auf gleichem Informationsniveau, ohne wirkliche affektive Veränderung oder neue Einsichten. Kreiseln ist die wichtigste Indikation zum Einsatz der aktiveren Formen der EMDR-Methode, vor allem der Einwebetechniken.

Limbisches System: Das limbische System ist eine 1952 von McLean vorgeschlagene Zusammenfassung funktionell eng verknüpfter Kerne und Rindensysteme, die phylogenetisch alte Anteile der Endhirnhemisphäre mit ihren Randgebieten sowie ihre Verbindungen zu kortikalen und subkortikalen Zentren erfasst. Es ist kein geschlossenes, topisch geordnetes Bahnensystem, sondern eher eine funktionelle Gruppierung, die mit Systemen der Motivation, der Verarbeitung von Emotionen und Erinnerung sowie Lernprozessen verbunden ist.

Negative Kognitionen: Negative Kognitionen sind negative Gedanken und Überzeugungen des Patienten, die einer sein gegenwärtiges Funktionieren behindernden Erfahrung folgen. Sie repräsentieren eine für die EMDR-Methode wichtige Dimension des Traumaschemas und bilden die Ausgangsbasis für die positiven Kognitionen.

Neuronales Netzwerk: Das neuronale Netzwerk bezieht sich auf die neurophysiologische(n) Struktur(en), in der/denen spezifische Elemente einer traumatischen Erinnerung häufig isoliert von anderen wesentlichen Informationen gespeichert sind.

Polare Reaktion: Die polare Reaktion beinhaltet ein plötzliches Auftauchen von positivem kognitiven und emotionalen Material in einem Informationskanal, in dem eigentlich das Auftauchen von weiterem negativen Material erwartet wurde. Ein Beispiel wäre der plötzliche Wechsel von „Ich bin schlecht" zu einer Aussage wie „Ich bin gut, so wie ich bin". Eine gegensätzliche Reaktion ist oft von Lachen oder Erstaunen, Überraschung oder Freude begleitet. Sie wird eher als Anzeichen eines vergleichsweise kurzen Informationskanals erachtet denn als „Flucht in die Gesundheit" oder Leugnung. Nach einer gegensätzlichen Reaktion geht man als Therapeut zurück zur Ausgangserinnerung und prüft, ob andere Kanäle weiter bearbeitet werden müssen.

Positive Kognition: Die positive Kognition ist ein in der Phase 3 erarbeiteter, meist auf das Traumaopfer selbst bezogener Gedanke, der anstelle der negativen Kognition angestrebt wird (z.B. anstelle „Ich bin schuld" der Gedanke „Ich habe getan, was ich konnte").

Protokoll (Standardprotokoll): Ein EMDR-Protokoll ist ein manualisierter Ablaufplan des Vorgehens bei einem bestimmten Störungsbild. Das wichtigste EMDR-Protokoll ist das EMDR-Standardprotokoll für eine traumatische Erinnerung und ihre Folgen. Es hat – wie die meisten anderen Protokolle – 3 Stränge, in denen jeweils spezifische Knoten bearbeitet werden:

- *Vergangenheit* – hier werden die frühen Erfahrungen bearbeitet, die zu den derzeitigen Symptomen führen.
- *Gegenwart* – hier werden gegenwärtige Auslöser des dysfunktionalen Erinnerungsmaterials bearbeitet.
- *Zukunft* – hier wird eine Zukunftsprojektion für den Umgang mit ähnlichen Situationen imaginativ erarbeitet (Erfassung zukünftiger Auslöser).

Dieser dreisträngige Ansatz ist typisch auch für alle spezielleren EMDR-Protokolle, obwohl in der Praxis Variationen vorkommen.

Psychodynamisch imaginative Traumatherapie (PITT): Eine von Dr. Luise Reddemann entwickelte Methode zur Behandlung von psychisch traumatisierten Patienten, die stark mit imaginativen und traumaspezifisch modifizierten tiefenpsychologischen Ansätzen arbeitet. Die PITT ist sehr gut mit der EMDR-Methode kombinierbar und auch speziell für komplex traumatisierte Patienten, die eine verlängerte Stabilisierungsphase benötigen, als Methode sehr zu empfehlen (Reddemann 2001 und 2004).

Psychotraumatisches Belastungssyndrom (PTBS): Das PTBS ist der Symptomkomplex von Intrusion, Vermeidung und Übererregung, wie er infolge seelischer Traumatisierungen auftritt (basales psychotraumatisches Belastungssyndrom nach Fischer). Er lässt sich bei vielen Traumafolgestörungen nachweisen, die nicht alle die strengen Kriterien einer posttraumatischen Belastungsstörung erfüllen. Die Beschreibung dieses Syndroms umgeht die in der derzeitigen Diagnostik problematische Teilung zwischen der gutachterlichen (nötigen) Präzision der Definition einer posttraumatischen Belastungsstörung und der klinischer Situation, dass es eine große Zahl von Patienten mit Traumafolgeerkrankungen gibt, die nicht alle Kriterien einer posttraumatischen Belastungsstörung erfüllen. Diese Traumafolgestörungen können trotz einer fehlenden Kategorie für komplexe Traumastörungen diagnostisch erfasst und ebenso traumaspezifisch (z. B. mittels EMDR) behandelt werden.

Quellenphänomen: Das Quellenphänomen, das durch hintergründige belastende Erinnerungsquellen zustande kommt und während des EMDR-Prozessierens zu Problemen führen kann, wird meist von einer (irrationalen) Überzeugung verursacht (z. B. „Männer zeigen keine Gefühle!"). Diese hält den Patienten davon ab, das wahre Ausmaß seiner zur gegenwärtigen Problematik beitragenden emotionalen Belastung bewusst zu erfassen und zu erleben.

Reprozessierung: Die Reprozessierung ist ein zentraler Vorgang bei der EMDR-Methode und bezieht sich auf die durch Stimulation mit z. B. Augenbewegungen hervorgerufene beschleunigte Informationsverarbeitung, wie sie während der Phasen 4, 5 und 6 der EMDR-Behandlung auftritt.

Ressourcenaktivierung: Die Ressourcenaktivierung ist eine von Leeds manualisierte Form der Verstärkung positiver Erinnerungen, Fantasien und anderer Ressourcen durch Fokussierung und den bei der EMDR-Methode üblichen Stimulationen. Die Technik wird in der Stabilisierung wenig stabiler Patienten vor einer Traumabearbeitung eingesetzt (Leeds u. Korn 2002).

Serie (Set): Die Serie ist eine kontinuierliche Reihe von bilateralen Stimulationen, z. B. Augenbewegungen oder Fingertippen.

Sicherer Ort: Der sichere Ort ist ein hilfreiches Bild oder eine Vorstellung, die meistens bereits in der Vorbereitungs- und Stabilisierungsphase durch den Patienten aufgestellt wird. Der „sichere Ort" kann als Ruhepunkt während ausgedehnterer Sitzungen benutzt werden oder als Möglichkeit, Unruhezustände am Ende einer unvollständigen Sitzung zu reduzieren. Er stellt auch eine Selbsthilfemethode bei eventuellem Auftauchen beunruhigenden Materials zwischen den Sitzungen dar.

Situationsangemessene Lösung: Eine situationsangemessene Lösung ist das Ergebnis, wenn zunächst schlecht angepasstes, dysfunktionales Material einer traumatischen Episode der Lebensgeschichte des Patienten in eine Form gebracht wird, die nun nicht länger belastende Verhaltensweisen emotionaler, somatischer, kognitiver oder behavioraler Art hervorruft.

SUD-Skala (SUD: Grad der Belastung): Die SUD-Skala ist eine Skala von 0 bis 10, wobei 0 keine Belastung (neutral), 10 dagegen die schlimmste dem Patienten vorstellbare Belastung darstellt. Sie wurde von Wolpe (als Skala von 0 bis 100) entwickelt und ist weit verbreitet. Forschungsergebnisse deuten darauf hin, dass der SUD hoch mit bestimmten physiologischen Indikatoren korreliert. Der SUD kann zur Messung der Intensität aller Arten von negativen Emotionen eingesetzt werden. Er wird zur Erhebung einer „Baseline" vor Beginn der Behandlung erhoben, indem der Patient ein für die Zielerinnerung repräsentatives Bild sowie die negative Kognition in das Bewusstsein ruft. Des Weiteren wird der SUD fallweise erhoben, wenn es am Ende einer Assoziationskette so aussieht, als sei die Zielerinnerung prozessiert/desensibilisiert worden. Die Desensibilisierungs- und die Reprozessierungsphase (Phase 4) werden bis zu einem Absinken des SUD-Belastungsgrades auf 0 oder, falls situationsangemessen, auf 1 oder höher fortgesetzt.

Tagebuch: Das in der Traumatherapie verwendete Tagebuch besteht aus schriftlichen Aufzeichnungen wichtiger Gedanken, Emotionen, Erinnerungen, Träume und Verhaltensweisen des Patienten, verbunden mit Angaben über die entsprechenden Auslöser, Orte, Tageszeiten und andere bestimmenden Faktoren. Das Tagebuch liefert essenzielle Informationen über Behandlungsergebnisse und erleichtert die Reevaluation sowie die weitere Behandlungsplanung.

Traumaschema: Das Traumaschema ist ein aus einer traumatischen Situation erwachsendes Wahrnehmungs- und Handlungsschema, das im Sinne einer unterbrochenen Handlung mit Kampf- und Fluchttendenz in der (überwiegend impliziten) Erinnerung gespeichert wird. In dem von Fischer entwickelten Konzept wird den Eigenschaften der (z. B. phobischen) Ausbreitung nach einem Trauma (durch die von Piaget beschriebene Tendenz zur reproduktiven Assimilation) wie auch der Triggerbarkeit Rechnung getragen (Tendenz zur wiedererkennenden Assimilation aller Reize, die in seinen Radius fallen). Beim Einsatz der EMDR-Methode ermöglicht das Erkennen der einer Störung zugrunde liegenden Traumaschemata eine weitere Differenzierung des von Shapiro behandlungstechnisch definierten Begriffs des Knotens, wodurch z. B. ein vertieftes Verständnis für dynamische Assimilationsvorgänge und die kognitive Verarbeitung psychischer Traumata ermöglicht werden.

Traumatischer Prozess: Der traumatische Prozeß (nach Fischer und Riedesser) ist der sich in Folge eines traumatischen Ereignisses entwickelnde Prozess von Kompensation und (kompromissartiger) Symptombildung, der als der Versuch verstanden werden kann, mit einer Erfahrung zu leben, mit der man eigentlich nicht leben kann. In den zum Teil häufigen Wechseln von Symptomen und dem Grad der Belastung im Verlauf eines derartigen traumatischen Prozesses liegt ein wichtiger Grund für wesentliche Probleme des rein klassifikatorischen Umgangs mit Symptomen bei Traumafolgestörungen begründet.

Überprüfung: Die Überprüfung ist die achte Phase der EMDR-Behandlung. Auch wird jede Sitzung nach dem ersten Einsatz beschleunigter Informationsverarbeitung mit einer Überprüfung der vorangegangenen Prozessierungsvorgänge eingeleitet. Je nach Behandlungsplan kann die Überprüfung aus einer Einschätzung des gegenwärtigen Zustands bisher behandelter Knoten bestehen, der Durchsicht des Tagebuchs oder z. B. der Einschätzung noch nicht bearbeiteter Erinnerungen aus einem bestimmten Cluster.

Veränderungen: Veränderungen werden von den Patienten zwischen den Serien von z. B. Augenbewegungen berichtet und beziehen sich auf Bilder, Gefühle, Kognitionen oder Körperempfindungen.

Verankerung: Die Verankerung ist die fünfte Phase der EMDR-Behandlung. Während der Verankerung wird die Stimmigkeit der positiven Kognition durch die Erhebung des VoC-Levels bestimmt. Erst nach abgeschlossener Desensibilisierungs- und Reprozessierungsphase kann mit der Verankerung begonnen werden. Die Verankerung wird üblicherweise durchgeführt, bis der VoC-Level 7 erreicht oder er sich auf einem Level von 6 (oder was der jeweiligen Situation angemessen ist) stabilisiert hat.

VoC-Skala (Skala der Stimmigkeit der Kognition): Die VoC-Skala ist eine Skala zur Selbsteinschätzung, die von 1 („völlig unglaubwürdig") bis 7 („völlig stimmig") reicht. Entwickelt wurde diese Skala von Francine Shapiro. Die Skala misst die gefühlsmäßige Stimmigkeit der positiven Kognition während der Bewertungs- und Verankerungsphase und kann so den durch das Prozessieren des Traumaschemas einer Erinnerung abnehmenden Widerspruch zwischen den Gefühlen und dem kognitiven „Wissen" bezüglich des traumabedingten (Selbst-)Erlebens eines Patienten gut erfassen.

Vorbereitung und Stabilisierung: Vorbereitung und Stabilisierung sind die zweite Phase der EMDR-Behandlung. Sie beinhaltet unter anderem die Stabilisierung des therapeutischen Arbeitsbündnisses bzw. Vertrauensverhältnisses mit dem Patienten sowie Etablierung und Einübung des Gebrauchs eines „sicheren Ortes" und andere eventuell notwendige Stabilisierungs- oder Distanzierungstechniken, zudem die Erörterung der Erwartungen und Ängste des Patienten. Weiterhin erfolgt in dieser Phase eine ausreichende theoretische Einführung in die Funktionsweise von EMDR und ein Testen der Augenbewegungen oder möglicher alternativer Stimuli. Bei manchen komplex traumatisierten Patienten kann die Vorbereitungs- und Stabilisierungsphase mehrere Monate oder Jahre benötigen.

11.2 Ausbildung in der EMDR-Methode

EMDR als Psychotherapiemethode

Eye Movement Desensitization and Reprocessing (EMDR) ist eine von *Dr. Francine Shapiro* entwickelte traumabearbeitende Psychotherapiemethode, welche die Möglichkeiten der Behandlung seelisch traumatisierter Patienten (Erwachsene und Kinder) erheblich verbessern kann. Dr. Shapiro gründete das EMDR-Institut, das sich der höchsten Qualität in der Ausbildung und der wissenschaftlichen Weiterentwicklung der EMDR Methode verpflichtet sieht.

Das EMDR-Institut Deutschland ist eines der wenigen internationalen Partnerinstitute des EMDR-Instituts und arbeitet eng mit Dr. Shapiro zusammen. In der Schweiz und in Österreich sind die Kooperationspartner des EMDR-Instituts Deutschland das Institut im Park in Schaffhausen und das EMDR-Institut Austria.

Eine psychotherapeutische Ausbildung und klinische Erfahrung sind zur effektiven Anwendung von EMDR unerlässlich.

Teilnahmevoraussetzungen

Voraussetzung für eine Ausbildung in der EMDR-Methode ist in Deutschland eine abgeschlossene Ausbildung als Ärztlicher Psychotherapeut, Psychologischer Psychotherapeut oder als approbierter Kinder- und Jugendpsychotherapeut, mit jeweils abgeschlossener Psychotherapieausbildung. Es muss weiterhin die Möglichkeit bestehen, nach dem Einführungsseminar eigenständige Traumatherapien durchzuführen.

Eine Teilnahme an Seminaren, in denen Techniken zur Stabilisierung psychisch traumatisierter Patienten vermittelt werden, wird zusätzlich zur Fortbildung in EMDR empfohlen.

Aufbau der zertifizierten Ausbildung beim EMDR-Institut Deutschland

Die modulare Ausbildung besteht aus folgenden Bausteinen:
- Einführungsseminar und Praxistag,
- Supervision von Traumatherapien bei anerkannten Supervisoren des EMDR-Instituts,
- Fortgeschrittenenseminar,
- international zertifizierter Abschluss zum EMDR-Therapeuten.

Die Ausbildung in der EMDR-Methode wird von den Ärztekammern und Psychotherapeutenkammern anerkannt und mit *Fortbildungspunkten* zertifiziert.

Einführungsseminar mit Praxistag

Während des zweieinhalbtägigen Seminars werden die Grundlagen der EMDR-Methode vermittelt: Diagnostik unter psychotraumatologischen Gesichtspunkten, Indikation und Kontraindikation, die 8 Phasen der Behandlung, Anwendung bei Kindern und Erwachsenen mit psychotraumatischen Belastungssyndromen, Schutz vor eigener sekundärer Traumatisierung sowie Vorsichtsmaßnahmen zum Patientenschutz.

Das Seminar besteht aus Vorlesungen, Vorträgen und Videodemonstrationen. Die EMDR-Anwendung wird in Kleingruppen unter Anleitung und Betreuung erfahrener Supervisoren und Ko-Ausbilder praktisch eingeübt.

Der *Praxistag* (etwa 6 Wochen nach dem Einführungsseminar) dient zur Vertiefung. Grundlagen werden theoretisch und praktisch wiederholt. Es können erste mit EMDR behandelte Fälle supervidiert werden.

Supervision eigener Traumatherapien

Bereits nach dem Einführungsseminar können erste traumatisierte Patienten mittels EMDR behandelt werden. Die Fälle sind einzeln oder in Gruppen zu supervidieren. Hierzu bieten erfahrene Supervisoren des EMDR-Instituts regionale Ausbildungsgruppen an.

Neben dem Standardprotokoll für posttraumatische Belastungsstörungen sollten auch stabilisierende und ressourcenaktivierende Behandlungsstrategien bei komplex Traumatisierten durchgeführt und supervidiert werden.

Fortgeschrittenenseminar

Während dieses zweieinhalbtägigen Seminars wird die aktive Form des EMDR erläutert und praktisch (in oben erläuterten Kleingruppen) eingeübt: kognitives Einweben, ressourcenzentrierte EMDR-Techniken. Sie ist insbesondere für schwer gestörte und komplex traumatisierte Patienten erforderlich. Weiterhin werden einführende Spezialvorträge zu bestimmten Patientengruppen angeboten, wie z. B. traumatisierte Kinder sowie Patienten mit dissoziativen Störungen oder Akuttrauma.

Voraussetzungen für die Teilnahme am Fortgeschrittenenseminar sind die Beherrschung des EMDR-Standardprotokolls und die Behandlung erster eigener Fälle mittels EMDR (daher ist mindestens eine 3-monatige Zeitspanne zwischen Einführungs- und Fortgeschrittenenseminar erforderlich).

Abschluss als zertifizierter EMDR-Therapeut

Die Ausbildung im EMDR-Institut Deutschland führt zur international anerkannten Zertifizierung als EMDR-Therapeut – bislang der einzige in Deutschland mögliche und international anerkannte Abschluss in traumazentrierter Psychotherapie.

Voraussetzung für den Abschluss ist neben dem Besuch des Einführungs- und des Fortgeschrittenenseminars die Durchführung von mindestens 50 Behandlungsstunden bei mindestens 20 Patienten. Diese Fälle müssen mit insgesamt mindestens 20 Stunden EMDR-Supervision begleitet und durch Bestätigung des Supervisors abgeschlossen sein.

Die Zertifizierung wird durch die EMDRIA-Fachgesellschaft Deutschland erteilt und ist auf 5 Jahre begrenzt.

Dr. Arne Hofmann

Dr. Arne Hofmann ist Facharzt für Psychotherapeutische und Innere Medizin und Leiter des EMDR-Instituts Deutschland und vertritt die deutschsprachige Sektion des EMDR-Instituts von Dr. Francine Shapiro. Er erlernte 1991 die EMDR-Methode bei Dr. Shapiro in Palo Alto (USA) und ist der erste von ihr ausgebildete und anerkannte EMDR-Trainer in Europa.

Seit 1992 hat er Erfahrungen in Aufbau und Leitung verschiedener Modelleinrichtungen für psychisch traumatisierte Patienten und ist Mitglied der Leitlinienkommission zur posttraumatischen Belastungsstörung sowie Lehrbeauftragter an der Universität Köln und der Universität Witten-Herdecke.

Auf der Tagung der internationalen Fachgesellschaft (EMDRIA) wurde ihm 2003 für seinen Beitrag zur EMDR-Methode der Ronald A. Martinez Award verliehen.

Dr. Hofmann führt die Seminare mit einem Team von langjährig erfahrenen Mitarbeitern durch.

Weitere Fortbildungsangebote des EMDR-Instituts Deutschland

Spezialgebiete

Zu speziellen Bereichen der Traumapsychotherapie (EMDR und Trauer, Positive Psychologie, Behandlung dissoziativer Traumafolgestörungen ...) bietet das EMDR-Institut regelmäßig Seminare an.

Sektion für Kinder- und Jugendtherapeutie

Für die Arbeit mit traumatisierten Kindern und Jugendlichen besteht nach dem Einführungsseminar das Angebot weiterer qualifizierender Seminare, z.B. im Zentrum für Psychotraumatologie in Niedersachsen (ZPTN) oder im Traumazentrum Berlin.

Am Institut hat sich für die Ausbildung von kinder- und Jugendtherapeuten eine eigene Sektion gebildet. Die Angebote der Sektion sind unter www.EMDR-Institut.de abrufbar.

■ Traumacurriculum „Spezielle Psychotraumatherapie (DeGPT)"

In Zusammenarbeit mit verschiedenen anerkannten Ausbildungsinstituten bietet das EMDR-Institut im Rahmen eines Gesamtcurriculums eine über die Ausbildung zum EMDR-Therapeuten hinausgehende Qualifikation in Traumapsychotherapie an. Diese Curricula sind an den Vorgaben der deutschsprachigen Gesellschaft für Psychotraumatologie (s. unter www.DeGPT.de) orientiert und enthalten z.B. auch Seminare zur Stabilisierung psychisch Traumatisierter. Sie führen in der Regel sowohl zum Abschluss als EMDR-Therapeut (EMDRIA) als auch zum Abschluss in spezieller Traumapsychotherapie (DeGPT) (Adressen unter: www.emdr-institut.de).

■ Lernkurve

Wie viele andere Psychotherapieverfahren, kann auch die EMDR-Methode nicht allein an 2 Wochenenden mit einigen Stunden Supervision vollständig erlernt werden. Erst mit zunehmender eigener Erfahrung im Einsatz von EMDR und entsprechender Supervision erschließen sich komplexere Anwendungen oder neue zu behandelnde Patientengruppen (Abb. 11.1). Es ist natürlich deutlich leichter, in dieser „Lernkurve" weiterzukommen, wenn schon vor dem Erlernen der EMDR-Methode entsprechende Erfahrung im Umgang mit den entsprechend komplex traumatisierten Patienten besteht.

11.3 Wie finde ich einen guten EMDR-Therapeuten?

- Wie in allen psychotherapeutischen Verfahren ist, wenn Sie an den Folgen einer psychischen Traumatisierung leiden, Ihr *Grundgefühl während der ersten Probesitzungen* ausschlaggebend: „Kann ich mir vorstellen, mit diesem Therapeuten eine so stabile Beziehung zu entwickeln, dass das Arbeitsbündnis auch die Belastungen dieser Traumatisierung ertragen kann?"
- Ist es für mich *der richtige Zeitpunkt, Traumabearbeitung* mittels EMDR durchzuführen? Eventuell ist es durchaus sinnvoll, eine Therapie bei einem in der Traumabearbeitung erfahrenen Therapeuten zu beginnen, ohne dass gleich ei-

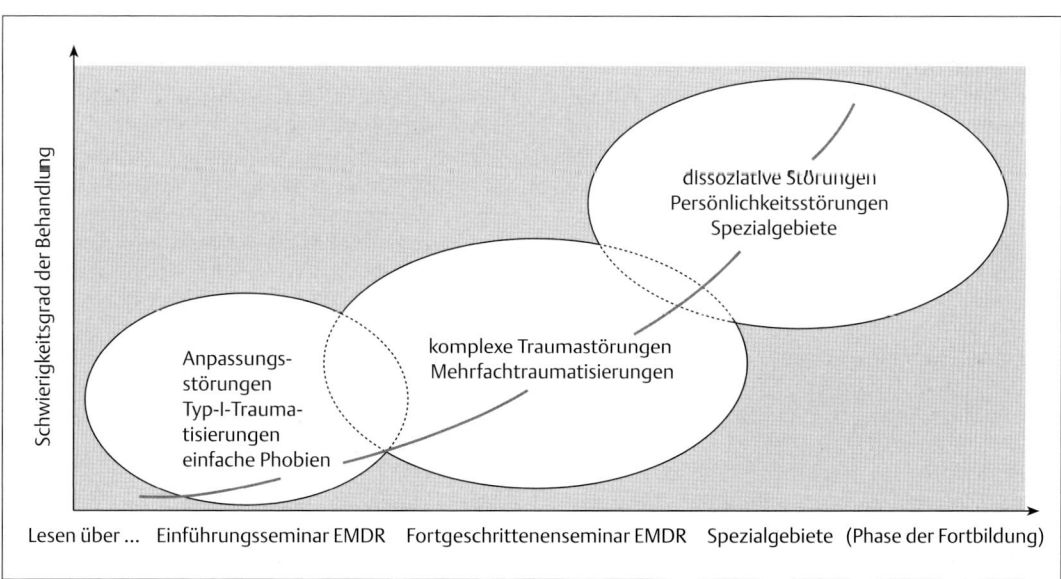

Abb. 11.1 Lernkurve von EMDR-Therapeuten.

ne direkte Bearbeitung der Traumata im Vordergrund der Therapie stehen muss. Besprechen Sie die Stadien der Behandlung und den Behandlungsplan offen mit Ihrem Therapeuten!
- Welche grundsätzliche Qualifikation hat der Therapeut?
  - Hat er eine Qualifikation, eigenständig Therapien durchführen zu können? In der Regel sind dies *approbierte* Ärzte, Psychologen oder Kinder- und Jugendtherapeuten.
  - Hat er eine abgeschlossene *Psychotherapiezusatzausbildung* (nicht jeder Arzt oder Psychologe ist in der Behandlung psychischer Probleme ausgebildet!)?
  - Bei Diplompsychologen ist die Approbation als Psychologischer Psychotherapeut ein Hinweis auf die abgeschlossene Psychotherapieausbildung, bei Kinder- und Jugendtherapeuten ebenfalls.
  - Mit der abgeschlossenen Ausbildung in der EMDR-Methode erwerben Ärztliche und Psychologische Psychotherapeuten sowie Kinder- und Jugendtherapeuten die Qualifikation als „EMDR-Therapeut (EMDRIA)". Diese von der Fachgesellschaft für EMDR zertifizierte Zusatzqualifikation ist der erste international anerkannte Abschluss in spezieller Traumatherapie, der in Deutschland möglich ist. Eine nach Postleitzahlen geordnete Liste der EMDR-Therapeuten finden Sie unter www.emdia.de.
- Hat er eine *Ausbildung sowie Erfahrung in der Behandlung von Psychotraumapatienten*? Fragen Sie, ob Ihr potenzieller Psychotherapeut eine solche Fortbildung hat.
  - Nicht alle Therapeuten, die Patienten mit Psychotraumata behandeln, tun dies nach den Einsichten der neueren Psychotraumatologie. So halten z. B. manche Psychotherapeuten die meisten Erinnerungen an traumatische Ereignisse der Kindheit für Fantasien. Fragen sie Ihren potenziellen Psychotherapeuten danach.
- Hat der Therapeut eine durch EMDRIA autorisierte Fortbildung in EMDR besucht?

> Die Fachgesellschaft EMDRIA Deutschland (EMDR-Europa) ist die einzige anerkannte Organisation zur Qualitätssicherung der EMDR-Methode. Stellen Sie sicher, dass Ihr möglicher Therapeut eine dort anerkannte Ausbildung hat.

  - Es gibt eine zunehmende Zahl von „Augenbewegungstherapien", aber *der „EMDR-Therapeut" ist ein geschützter Begriff*, und das Verfahren darf lediglich von den entsprechend fortgebildeten Psychotherapeuten angeboten werden.
- Die Zahl der in EMDR fortgebildeten Psychotherapeuten ist im deutschsprachigen Raum leider noch nicht sehr groß. Insofern *beenden Sie bitte, speziell wenn Sie eine gut laufende Psychotherapie haben, diese Therapie nicht einfach*, sondern klären Sie mit Ihrem Therapeuten Ihren Wunsch nach einer gezielten Behandlung der Folgen ihrer seelischen Traumatisierung. Oder sprechen Sie mit ihm offen über dieses Buch. Nicht wenige gute Therapeuten – wie der Autor selber auch – haben von Patienten immer wieder wichtige Hinweise über neuere Entwicklungen im Feld der Psychotraumatologie erhalten.
- Klären Sie, ob der von Ihnen angefragte Psychotherapeut *eine Zulassung zur Abrechnung mit der Kassenärztlichen Vereinigung* hat. Alle Therapeuten, die diese Zulassung haben, können nämlich mit der Kassenärztlichen Vereinigung der Region abrechnen, und Sie brauchen – wenn der Therapeut eine Indikation (Notwendigkeit) einer psychotherapeutischen Behandlung sieht – nichts extra zu bezahlen. Wenn Sie Privatpatient sind, entfällt das Letztgenannte natürlich.

11.4 Adressen

EMDR-Institut Deutschland
Leitung: Dr. Arne Hofmann
Dolmanstr. 86B, 51427 Bergisch-Gladbach
Tel.: 02204/25866
E-Mail: info@emdr-institut.de
EMDR-Seminare, Ausbildung und Forschung in Deutschland, autorisierter Kooperationspartner des EMDR-Instituts (USA). Termine zu Fortbildungsangeboten in der EMDR-Methode finden Sie auf der Homepage: www.EMDR-Institut.de.

EMDR-Institut Pacific Grove, USA
Leitung: Dr. Francine Shapiro
PO Box 750, Watsonville, CA 95077
E-Mail: inst@emdr.com
www.emdr.com (Liste der aktuellen vom Institut veranstalteten und autorisierten internationalen EMDR-Seminare)

Sektion Kinder und Jugendtherapie des EMDR-Instituts
Leitung: Lutz Besser, Dagmar Eckers, E. Soclaczewski, www.EMDR-Institut.de

Zentrum für Psychotraumatologie und Traumatherapie Niedersachsen (ZPTN)
Leitung: Lutz Besser, Facharzt für Kinder- und Jugendpsychiatrie
Waldstr. 4, 30916 Isernhagen
www.zptn.de

Traumaforum Berlin
Leitung: Dipl.-Psych. Dagmer Eckers
Leonardyweg 95
12101 Berlin
www.traumaforum-berlin.de
Angebot zusätzlich qualifizierender EMDR-Seminare im Bereich der Behandlung von Kindern und Jugendlichen.

EMDRIA Deutschland – Fachgesellschaft für EMDR
Niedernstr. 16
33602 Bielefeld
www.EMDRIA.de
Arbeitsgruppen, Fachnetzwerke und Ethikkommission. Zertifizierung von Therapeuten, die in anerkannt qualitätsgesicherten Instituten ausgebildet worden sind. Größte deutsche Traumatherapeutenliste im Internet (nach Postleitzahlen geordnet).

Europäische Fachgesellschaft für EMDR (EMDR-Europe)
www.emdr-europe.org
Jährliche internationale Fachkonferenzen. Zertifizierung von EMDR-Trainern und Ausbildungsinstituten in Europa. Im Internet sind eine komplette Liste der anerkannten EMDR-Trainer sowie eine ausführliche Sammlung von Forschungsinformationen zu EMDR zugänglich (Artikel unter Link zu Research).

Institut im Park
www.iip.ch
Leitung: Hanne Hummel und Raimund Dörr
CH-Schaffhausen
Kooperationspartner des EMDR-Institus. EMDR-Seminare und Ausbildung in Traumapsychotherapie in der Schweiz.

EMDR-Institut Austria
Penzingerstr. 52/7
A-1140 Wien
E-Mail: office@emdr-institut.at
www.EMDR-Institut.at.de
Kooperationspartner des EMDR-Instituts. EMDR-Seminare und Ausbildung in Traumapsychotherapie in Österreich.

Sektion Psychotraumatologie der Universität Heidelberg
Leitung: PD Dr. Günter Seidler
Sektion Psychotraumatologie an der Abteilung Psychosomatik der Psychosomatischen Universitätsklinik Heidelberg
Thibautstraße 2
69115 Heidelberg
E-Mail: Guenter_Seidler@med.uni-Heidelberg.de

11.5 Beispiele für Kognitionen

Häufig vorkommende Kognitionen sind fett gekennzeichnet.

Negative Kognitionen	Positive Kognitionen
Grundthema: Sicherheit/Überleben	
Ich sterbe jetzt	Es ist vorbei/Ich habe überlebt
Ich habe keine Kontrolle	Ich habe jetzt Kontrolle
Ich bin hilflos	Ich kann heute etwas tun
Ich kann mich nicht schützen	Ich kann (lernen) mich (zu) schützen
Grundthema: Verantwortlichkeit/Schuld	
Ich bin schuld (hätte etwas tun müssen)	Ich habe getan, was ich konnte
Ich habe etwas verkehrt gemacht	**Ich kann (daraus) lernen, Ich habe daraus gelernt**
Ich verdiene den Tod	Ich verdiene zu leben
Ich bin nicht vertrauenswürdig	Ich bin vertrauenswürdig
Ich kann meinem Urteil nicht trauen	Ich kann meinem Urteil trauen/Ich habe daraus gelernt
Grundthema: Selbstwertgefühl	
Ich bin nicht gut genug	Ich bin gut genug
Ich bin ein Versager (werde versagen)	**Ich kann es schaffen**
Ich bin dumm	Ich bin klug/Ich kann (daraus) lernen
Ich bin wertlos (nutzlos)	Ich bin wertvoll
Ich bin schwach	Ich bin stark
Ich bin unwichtig (unbedeutend)	Ich bin wichtig
Ich verdiene keine Liebe	Ich verdiene Liebe/kann Liebe bekommen
Ich bin nicht liebenswert	**Ich bin liebenswert**
Ich verdiene es nicht ...	Ich darf jetzt ... haben/verdiene es)
Ich bin ein schlechter Mensch	Ich bin ein guter (liebender) Mensch
Ich bin schrecklich	Ich bin in Ordnung so wie ich bin
Ich muss mich schämen	Ich kann/darf mich achten
Ich kann mir selbst nicht trauen	Ich kann (lernen) mir selbst zu vertrauen
Ich muss perfekt sein (allen gefallen)	Ich kann ich selbst sein (darf Fehler machen)
Ich verdiene nur Schlechtes	Ich verdiene Gutes
Ich bin (mein Körper ist) hässlich	Ich bin in Ordnung (attraktiv/liebenswert)

Negative Kognitionen	Positive Kognitionen
Grundthema: Wahlmöglichkeiten	
Ich bin gefangen	Ich bin frei
Ich kann nicht kriegen, was ich will	**Ich kann erreichen, was ich will/Ich habe eine Chance**
Ich habe keine Chance	Ich habe eine Chance
Ich kann niemandem vertrauen	Ich kann wählen, wem ich vertraue
Ich kann es nicht aushalten	**Ich kann damit umgehen (lernen)**
Ich bin allein, verlassen	Ich kann Freunde finden

11.6 Literatur zu EMDR und zur Psychotraumatologie

Francine Shapiro. EMDR, Grundlagen und Praxis. Paderborn: Junfermann; 1998.
Klassiker der EMDR-Methode. Übersetzung des 1995 in den USA erschienenen EMDR-Handbuchs.

Francine Shapiro. Paradigm Prism. Paderborn: Junfermann; 2003.
Ein Band, in dem Vertreter verschiedener Psychotherapieschulen einen Blick auf EMDR werfen und den Paradigmenwechsel, den EMDR auslösen kann, beschreiben.

Francine Shapiro. EMDR in Aktion. Paderborn: Junfermann; 1998.
Erfahrungsberichte mit EMDR bei verschiedenen (nicht nur direkt vom klassischen posttraumatischen Belastungssyndrom betroffenen) Patientengruppen.

Judith Lewis Herman. Die Narben der Gewalt. Paderborn: Junfermann; 2003.
Klassiker, der das weite Spektrum psychischer Traumafolgeerkrankungen eindrücklich darstellt.

Luise Reddemann. Die heilsame Kraft der Imagination. Stuttgart: Klett Cotta; 2002.
Grundlagenbuch zu den imaginativen Verfahren, auf denen die psychodynamisch imaginative Traumatherapie (PITT) aufbaut.

Bessel van der Kolk, Alexander McFarlane, Lars Weisaeth. Traumatic Stress. New York: Guilford; 1996. Beim Verlag Junfermann (Paderborn) in Deutsch erschienen.
Umfassender Überblick über den Entwicklungsstand verschiedener Bereiche der Psychotraumatologie.

Robert Tinker, Sandra Wilson. EMDR mit Kindern. Paderborn: Junfermann; 1998.
Erstes umfassendes Werk zum Einsatz von EMDR bei Kindern und Jugendlichen.

Luise Reddemann, Arne Hofmann, Ursula Gast. Psychotherapie der dissoziativen Störungen. Stuttgart: Thieme; 2004.
Klinisch orientierter Sammelband zum neusten Stand der Diagnostik und Behandlung dissoziativer Störungen. Enthält auch ein ausführliches Kapitel von Ellert Nijenhuis zur Theorie der strukturellen Dissoziation.

Michaela Huber. Trauma und die Folgen: Paderborn: Junfermann; 2003.
Eine gut lesbare Einführung in die Psychotraumatologie mit einem guten Kapitel über Trauma und Bindungsstörungen.

Michaela Huber. Wege der Traumabehandlung. Paderborn: Junfermann; 2004.
Ausführlicher Therapieband der zweiteiligen Serie.

Guido Flatten, Ursula Gast, Arne Hofmann, Peter Liebermann, Ernst Petzold, Luise Reddemann, Wolfgang Wöller. Leitlinien zur Posttraumatischen Belastungsstörung (2. überarbeitete Auflage). Stuttgart: Schattauer; 2004.

Die aktualisierte Neuauflage der bekannten Leitlinien zur posttraumatischen Belastungsstörung (erste Ausgabe: 1999).

Karl-Heinz Brisch. Bindung und Trauma. Stuttgart: Klett Cotta; 2002.

Ein Buch, das den wichtigen Bereich zwischen Bindungsforschung und psychischem Trauma beschreibt und den wesentlichen deutschen Beitrag zu dieser Diskussion darstellt.

Friedhelm Lamprecht, Wolfgang Lempa, Martin Sack. Praxis der Traumatherapie. Stuttgart: Klett Cotta; 2003.

Ein Sammelband, der auch eine Liste der Kliniken enthält, die über Programme oder Schwerpunktstationen für traumazentrierte Psychotherapie verfügen.

Ulrich Sachsse. Traumazetrierte Psychotherapie. Stuttgart: Schattauer; 2004.

Ein Sammelband mit vielen Detailausführungen zur Praxis der Traumatherapie und einigen nicht mehr erhältlichen Aufsätzen aus der Zeitschrift PTT.

11.7 Tabelle der kontrollierten EMDR-Studien bei Traumapatienten

Studie	Design	Population/Sitzungen	n	Ergebnis
Shapiro (1989)	WL-CTR SUD Kat: 3 Monate	Traumaopfer 1 Sitzung	22	signifikanter Abfall der SUD gegenüber CTR; nach 3 Monaten stabil
Boudewyns et al. (1993)	RCT: EMDR + EX + CTR CAPS, SUD, IES, MISS GSI + HF	Vietnam-Veteranen (chronische posttraumatische Belastungsstörung) 2 Sitzungen	20	signifikanter Abfall der SUD bei EMDR gegen EX und CTR, aber nicht bei Audiotranskript; mehr Responder bei EMDR, aber kein Unterschied in Physiologie und Tests (ANOVA)
Renfrey u. Spates (1994)	RCT: EMDR + LBAR + LPULS CAPS, IES, SCL-90, HF Kat: 1–3 Monate	Patienten mit posttraumatischer Belastungsstörung 2–6 Sitzungen	23	signifikanter Abfall aller Testinstrumente und der HF in allen 3 Konditionen, in der Katamnese stabil und nur noch 5 Fälle von posttraumatischer Belastungsstörung(1 EMDR, 1 LBAR, 3 LPULS); EMDR klinisch „effizienter" als Kontrollindikationen
Jensen (1994)	RCT: EMDR + CTR SI-PTSD, SUD	Vietnam-Veteranen (chronische posttraumatische Belastungsstörung) 2 Sitzungen	25	geringer (signifikanter) Abfall der SUD bei EMDR, keine Signifikanz in anderen Instrumenten (Therapeut unausgebildet in EMDR); „EMDR weniger effektiv"

11.7 Tabelle der kontrollierten EMDR-Studien bei Traumapatienten

Studie	Design	Population/Sitzungen	n	Ergebnis
Vaughan et al. (1994)	RCT: EMDR + AMR + IE + WL-CTR SI-PTSD, HAMD, ADIS-R, STAI, BDI, IES Kat: 3 Monate	Patienten mit posttraumatischer Belastungsstörung 3–5 Sitzungen (+ täglich 40–60 Minuten Hausaufgaben über 2–3 Wochen bei IE + AMR, keine EMDR)	53	signifikante Abnahme der Symptomatik der posttraumatischen Belastungsstörung in allen Therapien gegen CTR; Trend: Symptomreduktion der posttraumatischen Belastungsstörung auf 45 % bei EMDR, auf 25 % bei IE und auf 34 % bei AMR; intrusive Symptomatik sprach auf EMDR besser an, „möglicherweise typisch für EMDR"; „EMDR bisherigen Verfahren nicht überlegen"
Wilson et al. (1995 und 1997)	RCT: EMDR + WL-CTR PTSD-I, STAI, IES, SUD, SCL-90R Kat: 3 Monate/15 Monate	Traumaopfer (32 hatten keine posttraumatische Belastungsstörung) 3 Sitzungen	80	Signifikante Verbesserungen gegenüber Warteliste; 83 % (25) der Patienten mit posttraumatischer Belastungsstörung erfüllten Diagnosekriterien einer posttraumatischen Belastungsstörung nach der Behandlung nicht mehr. Die Symptomreduktion betrug 68 %. Die durchschnittliche Effektstärke der Behandlung lag bei 1,56. Die Ergebnisse zeigten sich bei einer Nachuntersuchung nach 15 Monaten als stabil.
Wilson et al. (1996)	RCT: EMDR + WL-TAP + WL-EX SUD, GSR, HF, RR, Atmung Kat: 3–12 Monate	Traumaopfer (12 mit posttraumatischer Belastungsstörung, 5 mit Phobie, eines mit posttraumatischer Belastungsstörung + Panikstörung) 1 Sitzung	18	Alle Patienten der EMDR-Gruppe zeigten eine Desensibilisierung, klinische Verbesserungen und eine Veränderung der autonomen Korrelate, verglichen mit den Kontrollen. Nur eine Desensibilisierung bei IE (mit Neuauftreten des Problems nach 3 Monaten) wurde beobachtet. EMDR löst eine Relaxation-Response aus. Nach 12 Monaten zeigten sich stabile Resultate.

Studie	Design	Population/Sitzungen	n	Ergebnis
Macklin et al. (2000), Pitman et al. (1996)	Crossover: EMDR + TAP SCID, IES, SCL-90, CAPS, MISS, GSI Kat: 5 Jahre	Vietnam-Veteranen (chronische posttraumatische Belastungsstörung) maximal 6 Sitzungen	27	signifikante, mäßige Verbesserung (23 %) in den Instrumenten. EMDR funktioniert ohne Augenbewegungen. Die Behandlungsintegrität korrelierte mit dem Effekt. „EMDR ist mindestens genauso effektiv wie Reizüberflutung („Flooding") (für das die gleiche Forschergruppe zu 13 % bzw. bei 14–16 Sitzungen zu 28 % Verbesserungen bei ähnlichen Patienten fand). EMDR wird aber von den Patienten besser toleriert."
Boudewyns u. Hyer (1996)	RCT: EMDR, EX + Gruppe (CTR) SUD, CAPS, POMS, IES HR (nach Script) Kat: 6 Monate	Vietnam-Veteranen (chronische posttraumatische Belastungsstörung) 5–7 Sitzungen	61	signifikante Verbesserung in SUD, CAPS und POMS nach Behandlungen gegenüber CTR; IES wahrscheinlich durch Ausgangsgruppenunterschied nicht signifikant verändert; HR: bei EMDR und EX signifikanter Abfall; Gruppe (CTR): signifikanter Anstieg; Katamnese: stabile Resultate
Rothbaum (1997)	RCT: EMDR + WL PSS, AII, UPDATE THC, IES, RAST, STAI, BDI, DES Integrity-Rating Kat: 3 Monate	Vergewaltigungsopfer (alle mit posttraumatischer Belastungsstörung) 3 Sitzungen mit EMDR	18	signifikante klinische Verbesserung in EMDR-Gruppe gegenüber Kontrolle, parallel in den Instrumenten; eine voll und 3 teilweise ausgeprägte posttraumatische Belastungsstörungen von 10 Patienten mit EMDR nach Behandlung gegenüber 7 voll und einer teilweise ausgeprägten posttraumatischen Belastungsstörung der 8 Kontrollpatienten (90 % hatten nach EMDR keine posttraumatische Belastungsstörung mehr, 60 % auch keine Symptome einer posttraumatischen Belastungsstörung); „EMDR ist eine effiziente Behandlungsmethode für die posttraumatische Belastungsstörung"

11.7 Tabelle der kontrollierten EMDR-Studien bei Traumapatienten

Studie	Design	Population/Sitzungen	n	Ergebnis
Scheck et al. (1998)	RCT: EMDR + AL Penn, IES, BDI, STAI, TSCS Kat: 3 Monate	traumatisierte „Risikofrauen" (16–25 Jahre), 46 mit posttraumatischer Belastungsstörung 2 Sitzungen	57	signifikante Verbesserung beider Gruppen, EMDR aber signifikant besser (außer im TSCS) als AL (Effektgröße: 1,56 gegenüber 0,65). 76 % der Patientinnen mit posttraumatischer Belastungsstörung erfüllten nach der EMDR-Behandlung den PTBS-Cut-off-Wert im Penn. Inventory nicht mehr. „Trotz der Kürze der Behandlung sind die Ergebnisse günstiger nach EMDR als in der erfolgreich behandelten Kontrollgruppe."
Marcus et al. (1997 und 2003)	RCT: EMDR + KSC SUD, IES, BDI, STAI, MPTSD, SCL-90 Kat: 6 Monate	Patienten mit posttraumatischer Belastungsstörung der HMO „Kaiser" etwa 3 Sitzungen EMDR	66	signifikante Verbesserungen der EMDR-Gruppe in allen Instrumenten gegenüber der „Kaiser-Standardversorgung" (KSC). 24 Patienten der EMDR-Gruppe wurden frei von den Symptomen der posttraumatischen Belastungsstörung (KSC: 15), 7 hatten noch eine posttraumatische Belastungsstörung (KSC: 15). Die mit EMDR Behandelten brauchten signifikant weniger Therapiestunden und Medikamentenverordnungen.
Carlson et al. (1998)	RCT: CST EMDR + RX + GT + WL-CTR CAPS, MISS, IES, PTSD-SS, MMPI-II, STAI Kat: 3 Monate und blind 9 Monate	Vietnam-Veteranen (alle mit chronischer posttraumatischer Belastungsstörung) 12 Sitzungen EMDR	34	signifikante klinische und in den Messinstrumenten nachweisbare Verbesserung. Katamnesen zeigen: 75 % der Patienten verloren die Diagnose der posttraumatischen Belastungsstörung.
Cussack u. Spates (1999)	RCT: EMDR + EMDR ohne Kognitionen SI-PTSD, IES, SCL-90R Kat: 1 + 2 Monate (telefonisch)	18 Patienten mit posttraumatischer Belastungsstörung, 9 Patienten mit inkompletter posttraumatischer Belastungsstörung bis zu 3 Sitzungen	26	kein signifikanter Unterschied der Gruppen. Trotz der inhomogenen, kleinen Teilnehmergruppe wurde direkt geschlossen, dass EMDR nur imaginative Exposition sei.

Studie	Design	Population/Sitzungen	n	Ergebnis
Devilly (1999)	EMDR + CBT PTSD-I, IES Kat: 3 Monate	posttraumatische Belastungsstörung maximal 8 Sitzungen	23	Das vom Erstautor entwickelte C/EX-Protokoll zeigt sich EMDR als signifikant überlegen. Kritisch zu bemerken: Nur 2 sehr unterschiedliche Therapeuten (Profi und Anfänger), eine atypische Randomsierung sowie eine sehr ungewöhnliche Abbruchrate bei EMDR (30%).
Rogers (1999)	RCT: EMDR + EXP, IES	posttraumatische Belastungsstörung 1 Sitzung	12	EMDR erbrachte in einer Sitzung signifikant größere Fortschritte bei den Patienten als die Exposition.
Sprang (2001)	EMDR + VT (Guided Mourning) IES, STATE Kat: 9 Monate	posttraumatische Belastungsstörung, traumatische Trauer 6–10 Sitzungen	50	In dieser nichtrandomisierten Studie zeigte sich die deutlich schnellere Behandlung mit EMDR sowie eine bei der EMDR-Gruppe nachweisbare positive Beeinflussung der positiven Erinnerungen (die bei VT nicht nachweisbar war).
Ironson (2002)	RCT: EMDR + PE PSS-SR, BDI Kat: 3 Monate	Vergewaltigungs- und Gewaltopfer, Patienten mit posttraumatischer Belastungsstörung 3-mal Vorbereitung, 3-mal Behandlung	19	In dieser Studie werden erstmals Effekte der Hausaufgaben kontrolliert. Bei kontrolliert gleichen Hausaufgaben ist EMDR der Exposition bezüglich posttraumatischer Belastungsstörung, aber auch bei Depression, signifikant überlegen. Die Abbrecherrate war bei EMDR signifikant geringer.
Lee (2002)	RCT: EMDR + SIT/PE + WL SI-PTSD, IES, BDI Kat: 3 Monate	Vergewaltigungs- und Gewaltopfer, Patienten mit posttraumatischer Belastungsstörung 7 Sitzungen	48	EMDR zeigte eine signifikant deutlichere Verbesserung bei posttraumatischer Belastungsstörung und in den psychometrischen Instrumenten in der Katamnese nach 3 Monaten.

11.7 Tabelle der kontrollierten EMDR-Studien bei Traumapatienten

Studie	Design	Population/Sitzungen	n	Ergebnis
Power (2002)	RCT: EMDR + CBT + WL SI-PTSD, HAMD; IES Kat: 15 Monate	Patienten mit posttraumatischer Belastungsstörung 4–6 Sitzungen	72	EMDR und CBT bezüglich posttraumatischer Belastungsstörung gleich effektiv, EMDR trotz 56 Stunden Hausaufgaben bei CBT tendenziell überlegen; nur bei EMDR signifikante Verbesserung nach 15 Monaten bezüglich Depression und Hausarztbesuchen
Taylor (2003)	RCT: EMDR + EXP + RELAXCAPS, BDI Kat: 3 Monate	Patienten mit posttraumatischer Belastungsstörung 8 Sitzungen	45	Bei zusätzlicher Applikation von 56 Stunden Hausaufgaben (inklusive In-vivo-Expositionsaufgaben) zeigten sich 8 Sitzungen Exposition 8 Behandlungsstunden mit EMDR (ohne Hausaufgaben) in 2 der 10 Subskalen für die posttraumatische Belastungsstörung überlegen. In den anderen 8 Skalen war auch bei dieser Ungleichgewichtung keine signifikante Differenz nachweisbar.
Sack (2003)	RCT: EMDR + WL IES; HF, STATE Kat: 6 Monate	posttraumatische Belastungsstörung 1–8 Sitzungen	16	signifikante Abnahme der Herzfrequenz nach Konfrontation mit der Erinnerung nach EMDR

AII	Assault Information Interview	Kat	Katamnesezeitpunkte
AL	Aktives Zuhören als Kontrollgruppe (Active Listening)	KSC	Standardversorgung mit bisher üblicher Behandlung bei der HMO-Kaiser
ADIS-R	Anxiety Disorders Interview Schedule Revised (Di Nardo u. Barlow 1988)	LBAR	Kontrollbedingung, bei der Lichter den Blick des Patienten lenken und nicht die Finger
AMR	Applied Muscle Relaxation	LPULS	Kontrollbedingung mit einem pulsierenden Licht statt eines Fingers
AudioSC	Tonbandaufnahme eines Traumascripts (SSCOs), das bei der Kontrolle wieder abgespielt wird	MISS	Mississippi Fragebogen für kriegsbedingtes posttraumatisches Belastungsstörung
BDI	Beck Depressionsinventar	MMPI-II	Minnesota Persönlichkeitsinventar II
CAPS	Klinisches Interview zur posttraumatischen Belastungsstörung	MPTSD	Modifizierte Skala zur posttraumatischen Belastungsstörung (Falsetti et al. 1993)
CBT	Kognitiv behaviorale Therapie	PE	Prolonged Exposure (verlängerte Exposition)
CTR	Kontrolle	POMS	Profile of Moods Scale (Angstsubskala)
DES	Dissociative Experience Scale	PSS	Symptom Interview zur posttraumatischen Belastungsstörung nach (Foa 1993)
EX	Exposition		
GAS	Goal Attainment Scale (nach Kiresuk et al. 1982)	PSS-SR	PTSD-Symptomskala als Fragebogen
GT	Gruppentherapie, die Standard im System der Veteranenkliniken ist	PTSD-SS	11-Item-Fragebogen zur posttraumatischen Belastungsstörung
GSI	Global Symptom Inventory	PTSD-I	Interview zur posttraumatischen Belastungsstörung nach Watson
GSR	Galvanischer Hautwiderstand		
HAM-D	Hamilton-Skala für Depression	RAST	Rape Aftermath Symptom Test (Kilpatrick et al. 1988)
HF	Herzfrequenz		
IES	Impact of Event Scale		

RCT	Kontrollierte Studie mit strenger Zufallszuteilung (Randomized controlled Trial)	TAP	Handberührungen (Taps)
		THC	Trauma History Checklist (erweiterte Traumaanamnese)
RELAX	Entspannungsverfahren		
RR	Blutdruck	SI-PTSD	Interview zur posttraumatischen Belastungsstörung nach Davidson
RX	Relaxationstechnik als Kontrollgruppe		
SCL-90	Symptom Checklist 90 nach Derogatis	TSCS	Tennesee Self Concept Scale
SCL-90R	Symptom Checklist 90 nach Derogatis, revidiert	UPDATE	Interview, das Vorbehandlungen, juristische Fragen und Aspekte zu Drogen abfragt
SI-PTSD	Strukturiertes Interview für PTBS		
SIT	Stress Inoculation Training (Stress Impfung)	VT	Verhaltenstherapie
SUD	Subjektiver Grad der Belastung nach Wolpe	WL	Warteliste
STAI	Angstinventar nach Spielberger		

Literatur

Allen, J., Lewis, L. (1996): A conceptual framework for treating traumatic memories and its application to EMDR. Bulletin of the Menninger Clinic 60 (2), 238–263.

Alpert, E.J. (1995): Violence in intimate relationships and the practicing internist: New „disease" or new agenda? Annals of Internal Medicine 10, 774–781.

American Academy of Child and Adolescent Psychiatry (AACAP) (1998): Summary of the practice parameters for the assessment and treatment of children and adolescents with posttraumatic stress disorder. Journal of the Academy of Child and Adolescent Psychiatry 9, 997–1001.

Andrade, J., Kavanagh, D., Baddeley, A. (1997): British Journal of Clinical Psychology 36, 209–223.

Andrade J, Kavanagh D, et al. Eye-movements and visual imagery: a working memory approach to the treatment of posttraumatic stress disorder. Br J Clin Psychol. 1996;36:209–23.

Argelander, H. (1970): Das Erstinterview in der Psychotherapie. Wissenschaftliche Buchgesellschaft Darmstadt.

Armstrong, M., Vaughan, K. (1996): An orienting response model of eye movement desensitization. Journal of Behavior Therapy and Experimental Psychiatry 27 (1), 21–32.

Baker, N., McBride, B. (1991): Clinical applications of EMDR in a law enforcement enviroment: Observations of the psychological service unit of the LA County Sheriff's Department. Paper presented at the Police Psychology (Division 18) Mini-convention at the American Psychological Association annual convention, San Francisco.

Barre K, Biesold K-H. Therapie psychischer Traumatisierungen bei Soldaten der Bundeswehr. Praxis Klinische Verhaltensmedizin und Rehabilitation. 2002;57:47–52.

Barrowcliff AL, Gray NS, et al. Horizontal rhythmical eye movements consistently diminish the arousal provoked by auditory stimuli. Br J Clin Psychol. 2003;42(Pt 3):289–302.

Benson, H. (1976):The relaxation response. Avon New York.

Bernstein, E.M., Putnam, F.W. (1986): Development, reliability and validity of a dissociation scale. Journal of Nervous and Mental Disease 174, 727–735.

Bjick S. Accessing the power in the patient with hypnosis and EMDR. Eye Movement Desensitization and Reprocessing. Am J Clin Hypn. 2001;43(3–4):203–16.

Bisson JI. A brief early intervention service for accident and assault victims. In: Orner R, Schnyder U, eds. Restructuring early intervention after trauma. Oxford: Oxford University Press; 2003: 206–11.

Blake, D.D., Nagy, L.M., Kaloupek, D.G., Klauminzer, G., Charney, D.S., Keane, T.M. (1990): A clinician rating scale for assessing current and lifetime PTSD: The CAPS-1. The Behavior Therapist 13, 187–188.

Blore, D.C. (1997): Use of EMDR to treat morbid jealousy: a case study. Br J Nurs 6 (17), 984–988.

Boudewyns, P.A., Hyer, L.A. (1996): Eye movement desensitization and reprocessing (EMDR) as treatment for post-traumatic stress disorder (PTSD). Clinical Psychology and Psychiatry 3, 185–195.

Boudewyns, P.A., Hyer, L.A., Peralme, J., Kiel, A. (1994): Eye movement desensitization and reprocessing for combat related PTSD: An early look. Presented at the annual convention of the American Psychological Association, Los Angeles.

Boudewyns, P.A., Stwertka, S.A., Hyer, L.A., Albrecht, J.W., Sperr, E.V. (1993): Eye movement desensitization and reprocessing: A pilot study. Behavior Therapist 16, 30–33.

Bradley, R.G., Greene, J. et al. (2005): A multidimensional meta-analysis of psychotherapy for PTSD. American Journal of Psychiatry 162 (2), 214–227.

Braun, B. (1988): The BASK (behavior, affect, sensation, knowledge) model of dissociation. Dissociation 1, 4–23.

Bremner, D.J. (1999): Acute and chronic responses to psychological trauma: Where we go from here? American Journal of Psychiatry 156, 349–351.

Bremner, D.J., Davis, M., Southwick, S.M., Krystal, J.H., Charney, D.S. (1993): Neurobiology of posttraumatic stress disorder. In: R.S. Pynoos (ed.). Posttraumatic stress disorder – A clinical review. Sidran Lutherville.

Breslau N, Kessler R, et al. Trauma and posttraumatic stress disorder in the community: the 1996 DEtroit Area Survey of TRauma. Arch Gen Psychiatry. 1998;55:626–33.

Brett, E.A. (1993): Classification of posttraumatic stress disorder in DSM-IV: Anxiety disorder, dissociative disorder, or stress disorder? In: J.R.T. Davidson, E.B. Foa (eds.): Posttraumatic stress disorder – DSM-IV and beyond. American Psychiatric Press.

Brewin CR, Rose S, et al. Screening to identify individuals at risk after exposure to trauma. In: Orner R, Schnyder U, eds. Restructuring early intervention after trauma. Oxford: Oxford University Press; 2003: 130–42.

Brisch, K. H., Hellbrügge T. (eds). (2003): Bindung und Trauma. Stuttgart: Klett Cotta.

Brown, K.W., McGoldrik, T., Buchanan, R. (1997): Body dysmorphic disorder: Seven cases treated with eye movement desensitization and reprocessing. Behavioural and Cognitive Psychotherapy 25, 203–207.

Burgmer, M., Heuft, G. (2004): Occurrence and treatment of post-traumatic stress disorder in an elderly patient after a traffic accident. International Journal of Geriatric Psychiatry 19 (2), 185–188.

Carlson, J.G., Chemtob, C.M., Rusnak, K., Hedlund, N.L. (1998): Eye movement desensitization and reprocessing treatment for combat PTSD. Psychotherapy 33, 104–113.

Carlson, J., Chemtob, C., Rusnak, K., Hedlund, N., Muraoka, M. (in press): Eye movement desensitization and reprocessing (EMDR) treatment for combat-related posttraumatic stress disorder. Journal of Traumatic Stress, 11 (1), 3–24.

Chambless, D.L., Baker, M.J., Baucom, D.H., Beutler, D.H., Calhoun, K.S., Crits-Christoph, P., Daiuto, A., Rubeis, R., Detweiler, J., Haaga, D.A.F., Bennet-Johnson, S., McCurry, S., Mueser, K.T., Pope, K.S., Sanderson, W.C., Shoham, V., Stickle, T., Williams, D.A., Woody, S.R. (1998): Update on empirically validated therapies, II., The Clinical Psychologist 51, 3–16.

Chemtob, C.M., Nakashima, J. (1996): Eye movement desensitization and reprocessing (EMDR) treatment for children with treatment resistant disaster distress. Paper presented at the annual conference of the International Society for Traumatic Stress Studies. San Francisco, USA.

Chemtob CM, Nakashima J, et al. Brief treatment from elementary school children with disaster related PTSD. J Clin Psychol. 2000;58:55–112.

Chemtob CM, Nakashima J, et al. Brief treatment for elementary school children with disaster-related posttraumatic stress disorder: a field study. J Clin Psychol. 2002;58(1):99–112

Chilcoat, H.D., Breslau, N. (1998): Posttraumatic stress disorder and drug disorders – Testing causal pathways. Archives of General Psychiatry 55, 913–917.

Cloitre M, Koenen KC, et al. Skills training in affective and interpersonal regulation followed by exposure: a phasebased treatment for PTSD related to childhood abuse. J Consulting Clin Psychol. 2002;70:1067–74.

Cocco, N., Sharpe, L. (1993): An auditory variant of the eye movement desensitization in a case of childhood post-traumatic stress disorder. Journal of Behavior Therapy and Experimental Psychiatry 24, 373–377.

Colosetti, S.D. (1997): Effect of relaxation training alone and relaxation training paired with EMDR on incarcerated, battered women. Dissertation, University of Georgia.

Cusack, K., Spates, C.R. (1999): The cognitive dismantling of Eye Movement Desensitization and Reprocessing (EMDR) treatment of Posttraumatic Stress Disorder (PTSD). J Anxiety Disord 13 (1–2), 87–99.

D'Anca, J.A.. (1996): Employing eye movment desensitization/reorientation (EMDR) to treat posttraumatic stress disorder: A case study. Dissertation. Chicago School of Professional Psychology.

Daniels, N., Lipke, H., Richardson, R., Silver, S. (1992): Vietnam veterans treatment programs using eye movement desensitization and reprocessing. Symposium presented at the International Society for Traumatic Stress Studies annual convention. Los Angeles, USA.

Datta, P.C., Wallace, J. (1994): Treatment of sexual traumas of sex offenders using eye movement desensitization and reprocessing. Paper presented at the 11th annual symposium in Forensic Psychology. San Francisco.

Datta, P.C., Wallace, J. (1996): Enhancement of victim empathy along with reduction of anxiety and increase of positive cognition of sex offenders after treatment with EMDR. Paper presented at the EMDR Special Interest Group at the annual convention of the Associacion for the Advancement of Behavior Therapy. New York.

Davidson, J.R.T. (1993): Issues in the diagnosis of posttraumatic stress disorder. In: Pynoos R.S. (ed.). Posttraumatic stress disorder – A clinical review. Sidran Press Lutherville.

Davidson, F., Foa, E.B. (1993): Posttraumatic stress disorder – DSM-IV and beyond. American Psychiatric Press Washington.

De Jongh, A., ten Broeke, E. (1998): Treatment of choking phobia by targeting traumatic memories with EMDR: A case study. Clinical Psychology and Psychotherapy 5, 264–269.

De Jongh, A., ten Broeke, E., Renssen, M.R. (1999): Treatment of specific phobias with eye movement desensitization and reprocessing (EMDR): Research, protocol and application. Journal of Anxiety Disorders 13, 69–85.

De Jongh A, van den Oord HJ, et al. Efficacy of eye movement desensitization and reprocessing in the treatment of specific phobias: Four single-case studies on dental phobia. J Clin Psychol. 2002;58(12):1489–503.

DePascalis, V., Penna, P.M. (1990): 40 Hz EEG activity during hypnotic induction and hypnotic testing. International Journal of Clinical and Experimental Hypnosis 38, 125–38.

Devilly, G.J., Spence, S.H. (1999): The relative efficacy and treatment distress of EMDR and a cognitive-behavior trauma treatment protocol in the amelioration of posttraumatic stress disorder. J Anxiety Disord 13 (1–2), 131–157.

Di Nardo, P.M.K. et al. (1993): Reliability of DSM-III-R anxiety disorder categories. Using the Anxiety Disorders Interview Schedule-Revised (ADIS-R). Arch Gen Psychiatry 50 (4): 251–256.

Doctor, R. (1994): Eye movement desensitization and reprocessing: A clinical and research examination with anxiety disorders. Paper presented at the annual meeting of the Anxiety Association of America. Santa Monica, USA.

Dunn, T.M., Schwartz, M., Hatfield, R.W., Wiegle, M. (1996): Measuring effectiveness of eye movment desensitization and reprocessing (EMDR) in nonclinical anxiety: A multi subject, yoked-control design. Journal of Behavior Therapy and Experimental Psychiatry 3, 231–239.

Edmond, T.E., Rubin, A. (2004): Assessing the long-term effects of EMDR: results from an 18-month follow-up study with adult female survivors of CSA. Journal of Child Sexual Abuse 13 (1): 69–86.

Egle, U.T., Hoffmann, S.O., Joraschky, P. (1997): Sexueller Mißbrauch, Mißhandlung, Vernachlässigung. Schattauer Stuttgart.

Elliott, D.M. (1997): Traumatic events: Prevalence and delayed recall in the general population. Journal of Consulting and Clinical Psychology 65 (5), 811–820.

Elliott, D.M., Briere, J. (1995): Posttraumatic stress associated with delayed recall of sexual abuse: A general population study. Journal of Traumatic Stress 8, 629–648.

Eschenröder, C.T. (1997): Entwicklung und gegenwärtiger Status der EMDR. In: C.T. Eschenröder (Hrsg.): EMDR. DGVT-Verlag Tübingen.

van Etten, M., Taylor, S. (1998): Comparative efficacy of treatments for posttraumatic stress disorder: A meta-analysis. Clinical Psychology and Psychotherapy 5, 126–144.

Falsetti, S.A., Resnick, H.S. et al. (1993): The Modified PTSD Symptom Scale: a brief self-report measure of posttraumatic stress disorder. Behavior Therapist 16, 161–162.

Fellitti V, Anda FR, et al. Relationship of childhood abuse and household dysfunctioning to many of the leading causes of death in adults. Am J Preventive Medicine. 1998;14(4):245–58.

Fensterheim, H. (1996): Eye movement desensitization and reprocessing with complex personality pathology: An integrative therapy. Journal of Psychotherapy Integration 6 (1), 27–38.

Feske, U., Goldstein, A. (1997): Eye movement desensitization and reprocessing treatment for panic disorder: A controlled outcome and partial dismantling study. Journal of Consulting and Clinical Psychology 65, 1026–1035.

Fine, C.G. (1991): Treatment stabilization and crisis prevention: Pacing the therapy of the MPD-patient. Psychiatric Clinics of North America 14, 661–675.

Fine, C.G. (1993): A tactical integrationalist perspective on the treatment of multiple personality disorder. In: R.P. Kluft, C.G. Fine: Clinical perspectives on multiple personality disorder. American Psychiatric Press Washington.

Fine, C.G. (1994): Eye movement desensitization and reprocessing (EMDR) for dissociative disorders. Presentation at the Eastern Regional Conference on Abuse and Multiple Personality. Alexandria, USA.

Fischer, G. (1986): Zur traumatischen Wirkung von Doppelbindungen bei der Entstehung von Charakterstörungen. Forum der Psychoanalyse 2, 1–17.

Fischer, G. (1998a): Mehrdimensionale Psychodynamische Trauma Therapie (MPTT). Asanger Heidelberg.

Fischer, G. (1998b): Kölner Dokumentationssystem für Psychotherapien (KÖDOPS). Deutsches Institut für Psychotraumatologie, Much.

Fischer, G., Becker-Fischer, M., Düchting, C. (1998): Neue Wege der Opferhilfe. Ergebnisse und Verfahrensvorschläge aus dem Kölner Opferhilfe Modell (KOM). Institut für Psychotraumatologie (Hrsg.) Ministerium für Arbeit, Soziales und Gesundheit NRW.

Fischer G, Becker-Fischer M, et al. Prävention chronifizierter psychischer Störungen und Behandlung bei Opfern von Gewaltverbrechen. Köln: Deutsches Institut für Psychotraumatologie und Fakultät für Klinische Psychologie der Universität zu Köln; 1999.

Fischer, G., Becker-Fischer, M. et al. (1999): Abschlussbericht zum Forschungsprojekt: Prävention chronifizierter psychischer Störungen und Behinderungen bei Opfern von Gewaltverbrechen. Köln: Deutsches Institut für Psychotraumatologie Köln/ Much in Zusammenarbeit mit dem Institut für Klinische Psychologie und Psychotherapie der Universität zu Köln.

Fischer, G., Klein, B. (1997): Psychotherapieforschung – Entwicklungstendenzen und Zukunftsperspektiven. In: F. Hildemann, P. Potthoff (Hrsg.): Psychotherapie Quo vadis? Vandenhoeck Göttingen.

Fischer, G., Riedesser, P. (1998): Lehrbuch der Psychotraumatologie, UTB (Reinhardt) München..

Fischer, G., Schedlich, C. (1996): Kölner Trauma Inventar. Abteilung Klinische Psychologie der Universität Köln.

Flatten G, Gast U, et al. Leitlinien Posttraumatische Belastungsstörung. Stuttgart: Schattauer; 2004.

Foa, E.B., Kozak, M.J. (1986): Emotional processing of fear: Exposure to corrective information. Psychological Bulletin 99, 20–35.

Foa, E.B., Riggs, D.S. et al. (1993): Reliability and validity of a brief instrument for assessing post-traumatic stress disorder. Journal of Traumatic Stress 6 (4), 459–473.

Foa, E.B., Rothbaum, B.O., Riggs, D. (1991): Treatment of PTSD in rape victims. Journal of Consulting and Clinical Psychology 59, 715–723.

Forbes, D., Creamer, M., Rycroft, P. (1994): Eye movement desensitization and reprocessing in post-traumaic stress disorder: A pilot study using assessment measures. Journal of Behavior Therapy and Experimental Psychiatry 25, 113–120.

Foster, S., Lendl, J. (1995): Eye movement desensitization and reprocessing: Initial applications for enhancing performance in athletes. Journal of Applied Sport Psychology, 7 (Supplement) 63.

Foster, S., Lendl, J. (1996): Eye movement desensitization and reprocessing: Four case studies of a new tool for executive coaching and restoring employee performance after setbacks. Consulting Psychology Journal 48, 155–161.

Foster S, Lendl J. Performance enhancement for the workplace. San Jose: Lendl; 1997.

Foster S, Lendl J. Peak performance EMDR – adapting trauma treatment to positive psychology outcomes and self-actualisation. EMDRIA-Newsletter. 2002;7(1):4–7.

Freud, S. (1920): Jenseits des Lustprinzips. Internationler Psychoanalytischer Verlag Leipzig, Wien, Zürich. Studienausgabe Bd. III. Fischer Stuttgart.

Freud, S., Breuer, J. (1970): Studien über Hysterie. Fischer Frankfurt.

Freyberger, H., Kühne, A., Freyberger, H.J. (1996): Psychosomatische Begutachtung im Sozialgerichtsver-

fahren. In: A.E. Meyer et al. (Hrsg.): Jores, Praktische Psychosomatik. 3. Aufl. Huber Bern.
Freyberger, H.J., Spitzer, C. et al. (1999): Der Fragebogen zu dissoziativen Symptomen (FDS). Deutsche Adaptation, Reliabilität und Validität der amerikanischen Dissociative Experience Scale (DES). Göttingen: Hogrefe.
Gast, U., Hofmann, A. et al. (2005): Die Dissoziative Identitätsstörung: schrilles Image – stilles Leid. Deutsches Ärzteblatt, im Druck.
Gast, U., Oswald, T., Hofmann, A., Zürndorf, B. (im Druck): Strukturiertes Diagnostisches Interview nach DSM-IV für Dissoziative Störungen (SKID-D). Hogrefe Göttingen.
Gast U, Rodewald F, et al. Prevalence of dissociative disorders among psychiatric inpatients in a German university clinic. J Nerv Ment Dis. 2001;189(4):249-57.
Gast U, Zürndorf F, et al. Manual zum Strukturierten Klinischen Interview für DSM-IV – Dissoziative Störungen (SCID-D). Göttingen: Hogrefe; 1999
Gloger-Tippelt, G. (1999): Transmission von Bindung über die Generationen – der Beitrag des Adult Attachment Interviews. Prax Kinderpsychol Kinderpsychiatr 48, 73–85.
Goldstein, A. (1992): Treatment of panic and agoraphobia with EMDR: Preliminary data of the agoraphobia and anxiety treatment center, Temple University. Paper presented at the 4th World Congress of Behavior Therapy. Queensland, Australia.
Goldstein, A., Feske, U. (1994): Eye movement desensitization and reprocessing for panic disorder: A case series. Journal of Anxiety Disorders 8, 351–362.
Grainger, R.D., Levin, C., Allen-Byrd, L., Doctor, R.M., Lee, H. (1997): An empirical evaluation of eye movement desensitization and reprocessing (EMDR) with survivors of a natural catastrophe. Journal of Traumatic Stress 10, 665–671.
Grant M. EMDR: a new treatment for trauma and chronic pain. Complement Ther Nurs Midwifery. 2000;6(2):91–4.
Grant M, Threlfo C. EMDR in the treatment of chronic pain. J Clin Psychol. 2002;58(12):1505–20.
Grawe, K. (1998): Psychologische Psychotherapie. Göttingen: Hogrefe.
Grayson JB, Foa EB, et al. Habituation during exposure treatment: distraction versus attention focussing. Behavior Research Therapy. 1982;20:323–28.
Greenwald, R. (1994): Applying eye movement desensitization and reprocessing (EMDR) to the treatment of traumatized children: Five case studies. Anxiety Disorders Practice Journal 1, 83–97.
Grossman R, Buchsbaum MS, et al. Neuroimaging studies in post-traumatic stress disorder. Psychiatr Clin North Am. 2002;25(2):317–40.
Gupta MA, Gupta AK. Use of eye movement desensitization and reprocessing (EMDR) in the treatment of dermatologic disorders. J Cutan Med Surg. 2002;6(5):415–21.
Hampel, J.C. (1997): The effects of eye movement desensitization and reprocessing (EMDR) on self reported test anxiety in college students. Dissertation Western Michigan University.

van der Hart, O., Friedman, B. (1989): A readers guide to Pierre Janet on dissociation: A neglected intellectual heritage. Dissociation 2 (1), 3–16.
Hase, M. (2005): EMDR – reprocessing of the addiction memory. 6th EMDR European Conference, Brussels.
Hase, M., Hofmann, A. (2005): Risiken und Nebenwirkungen beim Einsatz der EMDR-Methode. Persönlichkeitsstörungen Theorie und Therapie 9, 16–21.
Hassard, A. (1993): Eye movement desensitization of body image. Behavioral Psychotherapy 21, 157–160.
Heber R, Kellner M, et al. Salivary cortisol levels and the cortisol response to dexamethasone before and after EMDR: a case report. J Clin Psychol. 2002;58(12):1521–30.
Henry, S.L. (1996): Pathological gambling: Ethiological considerations and treatment efficacy of eye movement desensitization/reprocessing. Journal of Gambling Studies 12, 395–405.
Herman JL. Trauma and recovery. New York: Basic Books; 1992.
Herman, J.L. (1993): Die Narben der Gewalt. Kindler München.
Heuft, G. (1993): Psychoanalytische Gerontopsychosomatik – Zur Genese und differentiellen Therapieindikation akuter funktioneller Somatisierungen im Alter. Psychotherapie, Psychosomatik, Medizinische Psychologie 43, 46–54.
Hofmann, A. (1995): Beginnings – The start of an inpatient program for DID-patients in a German hospital. Dissociation 8, 125–126.
Hofmann, A. (1996): EMDR – eine neue Methode zur Behandlung posttraumatischer Belastungsstörungen. Psychotherapeut 41, 368–72.
Hofmann A. Dissoziation und posttraumatische Belastungsstörung. In: Eckhardt-Henn A, Hoffmann SO, Hrsg. Dissoziative Bewusstseinsstörungen. Stuttgart: Schattauer; 2004:295–301.
Hofmann A. EMDR bei schweren dissoziativen Störungen. In: Reddemann L, Hofmann A, Gast U, Hrsg. Psychotherapie der dissoziativen Störungen. Stuttgart: Thieme; 2004.
Hofmann A. Die dissoziative Amnesie. In: Eckhardt-Henn A, Hoffmann SO, Hrsg. Dissoziative Bewusstseinsstörungen. Stuttgart: Schattauer; 2004:133–43.
Hofmann, A., Ebner, F., Rost, C. (1997): EMDR in der Therapie posttraumatischer Belastungsstörungen. Fundamenta Psychiatrica 11, 74–78.
Hoffmann, S.O., Egle, U.T., Joraschky, P. (1997): Bedeutung von Traumatisierungen in Kindheit und Jugend für die Entstehung psychischer und psychosomatischer Erkrankungen – Versuch einer Bilanz. In: U.T. Egle, S.O. Hoffmann, P. Joraschky (Hrsg.): Sexueller Mißbrauch, Mißhandlung, Vernachlässigung. Schattauer Stuttgart.
Hofmann, A., Fischer, G., Galley, N., Shapiro, F. (1998): EMDR memory reprocessing. European Journal of Hypnosis 4, 206–213.
Hofmann A, Freiha T. Neue Forschungen zur posttraumatischen Belastungsstörung und Therapieverläufe bei schwerst traumatisierten Kindern. Kinder auf der Flucht. C. Z. f. F. Köln. Köln: Caritas Zentrum für Folteropfer; 2003:4–14.

Hofmann, A., Gast, U., Becker-Fischer, M., Matthes, H. (1999): Dimensionen therapeutischer Veränderungen bei DIS (DTMI nach Kluft). Köln.

Hofmann A, Gast U, et al. TES –Therapieeinschätzungsskala. In: Reddemann L, Hofmann A, Gast U, Hrsg. Psychotherapie der dissoziativen Störungen. Stuttgart: Thieme; 2004

Horowitz, M.J. (1979): States of mind. Plenum New York.

Horowitz, M.J. (1976): Stress response syndromes. Aronson New Jersey.

Huber, M. (1995): Multiple Persönlichkeitsstörungen – Überlebende extremer Gewalt. Fischer Frankfurt.

Huber M. Trauma und die Folgen. Paderborn: Junfermann; 2003.

Hudson, J., Chase, E., Pope, H. (1998): Eye movement desensitization and reprocessing in eating disorders: Caution against premature acceptance. International Journal of Eating Disorders 23 (1), 1–5.

Hütter, B.O., Fischer, G. (1997): Clinimetric evaluation of the German version of the Impact of Event Scale. Paper auf der Tagung der Europäischen Gesellschaft für Traumatische Stress Studien. Maastricht, Holland.

Hyer, L. (1995): Use of EMDR in a „dementing" PTSD survivor. Clinical Gerontologist 16, 70–73.

Hyer, L., Brandsma, J. (1997): EMDR minus eye movements equals good psychotherapy. Journal of Traumatic Stress 10 (3), 515–522.

International Society for the Study of Dissociation (ISSD) (1997): Guidelines for the treatment of dissociative identity disorder in adults. Author. Dt. Übersetzung der Behandlungsrichtlinien durch die deutsche Sektion der ISSD 1998.

Ironson G, Freund B, et al. Comparison of two treatments for traumatic stress: a community-based study of EMDR and prolonged exposure. J Clin Psychol. 2002;58(1):113–28.

Jaberghaderi, N., Greenwald, R. et al. (2002): A comaprison of CBT and EMDR for sexually abused Iranian girls.

Janet, P. (1925): Psychological healing (vol.1–2). Macmillan New York. (Original publ. 1919.)

Jarero I. The butterfly hug – an update. EMDRIA-Newsletter. 2002;7(3).4.

Jeffery, K.J., Reid, I.C. (1997): Modifiable neuronal connections: An overview for psychiatrists. American Journal of Psychiatry 154, 156–164.

Jensen, J.A. (1994): An investigation of eye movement desensitization and reprocessing (EMDR) as a treatment for posttraumatic stress disorder (PTSD) symptoms of Vietnam combat veterans. Behavior Therapy 25, 311–326.

Jensen SB, Baron N. Training programmes for building competence in early intervention skills. In: Orner R, Schnyder U, eds. Restructuring early intervention after trauma. Oxford: Oxford University Press; 2003: 236–45.

Kahl, H.J. (1998): Die Spirale der Gewalt unterbrechen. Rheinisches Ärzteblatt 1, 19–20.

Kaplan, R., Manicavasagar, V. (1998): Adverse effect of EMDR: A case report. Australian and New Zealand Journal of Psychiatry 32 (5), 731–732.

Kardiner, A. (1941): The traumatic neuroses of war. Hoeber New York.

O´Keefe, J., Nadel, L. (1978): The hippocampus as a cognitive map. Claredon Press Oxford.

Kessler RC, Nelson CB, et al. Comorbidity of DSM-III-R major depressive disorder in the general population: results from the US National Comorbidity Survey. Brit J Psychiatry. 1996;168(Suppl):17–30.

Kessler RC, Sonnega A, et al. Posttraumatic stress disorder in the National Comorbidity Survey. Arch General Psychiatry. 1995;52(12):1048–60.

Kessler, R.C., Sonnega, A. et al. (1999): Epidemiological risk factors for trauma and PTSD. In: Yehuda, R. (ed) Risk factors for posttraumatic stress disorder. Washington: American Psychiatric Press, 23–59.

Keilson. H., Sarphatie, H.R. (Hrsg.) (1979): Sequentielle Traumatisierung bei Kindern. Enke Stuttgart.

Kiresuk, T.J., Lund, S.H. et al. (1982): Measurement of goal attainment in clinical and health care programs. Drug Intell Clin Pharm 16 (2), 145–153.

Kleinknecht, R.A. (1993): Rapid treatment of blood and injection phobias with eye movement desensitization. Journal of Behavior Therapy and Experimental Psychiatry 24, 211–217.

Kleinknecht, R.A., Morgan, M.P. (1992): Treatment of posttraumatic stress disorder with eye movement desensitization and reprocessing. Journal of Behavior Therapy and Experimental Psychiatry 23, 43–50.

Kluft, R.P. (1985) (ed.): The childhood antecedents of multiple personality. American Psychiatric Press Washington.

Kluft, R.P. (1992): The use of hypnosis with dissociative disorders. Psychiatric Medicine 10, 31–46.

Kluft, R.P. (1993): Initial stages of psychotherapy in the treatment of multiple personality disorder patients. Dissociation 8 (2/3), 145–161.

Kluft, R.P. (1994): Clinical observations on the use of the CSDS Dimensions of Therapeutic Movement Instrument DTMI. Dissociation 7: 272–283.

Kluft, R.P. (1995): A new kid on the block and miscellaneous reflections. Dissociation 8 (1), 1–2.

van der Kolk B. Treatment outcome research of EMDR. Montreal: EMDR International Association Conference; 2004.

van der Kolk B, Pelcovitz D, et al. Dissociation, somatisation and affect dysregulation: the complexity of adaptation to trauma. Am J Psychiatry. 1996;153:83–93.

van der Kolk, B.A. (1994): The body keeps the score: Memory and the evolving psychobiology of posttraumatic stress. Harvard Review Psychiatry 1, 253–265.

van der Kolk, B.A. (1995): Traumatic Antecendents Questionaire (TAQ). Boston.

van der Kolk, B.A. (1998):Understanding the psychobiology of trauma. Conference conducted by the EMDR International Association. Baltimore Maryland.

van der Kolk, B.A. (2002): Assessment and treatment of complex PTSD. In: Yehuda, R. (ed): Treating trauma survivors with PTSD. Washington: American Psychiatric Publishing, 127–156.

van der Kolk, B.A., Fisler, R.E. (1994): Childhood abuse and neglect an loss of self-regulation. Bulletin of the Menninger Clinic 58, 145–168.

van der Kolk, B.A., Fisler, R.E. (1995) Dissociation and the perceptual nature of traumatic memories: Review and experimental confirmation. Journal of Traumatic Stress 8, 505–525.

van der Kolk, B.A., Burbridge, J.A., Suzuki, J. (1997): The psychobiology of traumatic memory: Clinical implications of neuroimaging studies. In R. Yehuda, A.C. McFarlane (eds.): Annals of the New York academy of sciences (vol. 821): Psychobiology of posttraumatic stress disorder. New York Academy of Sciences.

van der Kolk, B.A., Dreyfuss, D., Michaels, M., Shera, D., Berkowitz, R., Fisler, R., Saxe, G. (1994): Fluoxetine in posttraumatic stress disorder. Journal of Clinical Psychiatry 55, 517–522.

van der Kolk, B.A., van der Hart, O. (1989): Pierre Janet and the breakdown of adaptation in psychological trauma. American Journal of Psychiatry 146, 1530–1540.

van der Kolk, B.A., van der Hart, O., Marmar, C. (1996): Dissociation and information processing in posttraumatic stress disorder. In: B.A. van der Kolk, A.C. McFarlane, L. Weisaeth (eds.): Tramatic stress, effects of overwhelming stress in mind, body and society. 303–330. Guilford Press New York.

van der Kolk, B.A., McFarlane, A., Weiseath, L. (1996): Traumatic stress. Guilford New York.

Korn, D.L. (2000): EMDR: case conceptualisation, information processing and phase oriented psychotherapy. Seminar Manuskript. Cape Cod, Massachusets, 1–19.

Korn DL, Leeds AM. Preliminary evidence of efficacy for EMDR resource development and installation in the stabilization phase of treatment of complex posttraumatic stress disorder. J Clin Psychol. 2002;58(12):1465–87.

Kulka, R.A., Schlenger, W.E., Fairbank, J.A. et al. (1990): Trauma and the vietnam war generation. Brunner & Mazel New York.

Lamprecht F, Kohnke C, et al. Event-related potentials and EMDR treatment of post-traumatic stress disorder. Neurosci Res. 2004;49(2):267–72.

Lamprecht, F., Lempa, W. (1997): Psychoanalyse und EMDR. In: C.T. Eschenröder (1997): EMDR. DGVT-Verlag Tübingen.

Lang, P.J. (1977): Imagery in therapy: An information processing analysis of fear. Behavior Therapy 8, 862–886.

Lang, P.J. (1979): A bioinformational theory of emotional imagery. Psychophysiology 16: 495–512.

Lavie P. Sleep disturbances in the wake of traumatic events. New Engl J Med. 2001;345(25):1825–32.

Lazrove, S. (1997): Clinical notes – the safe place. EMDRIA Newsletter 4, 10–12.

Lazrove, S. (1998): Safe place techniques. EMDRIA-Newsletter.

Lazrove, S., Fine, C.G. (in press): The use of EMDR in patients with dissociative identity disorder: Part 1. EMDR-facilitated trauma work. Dissociation.

LeDoux J, Debiec J, et al., eds. The Self – from soul to brain. New York: Annals of the New York Academy of Sciences; 2003.

Le Doux, J.E. (1992): Emotion as memory: Anatomical systems underlying indeliable neural traces. In: Christianson (ed.): Handbook of Emotion and Memory. 269–288. Lawrence Erlbaum. Hillsdale New Jersey.

Le Doux, J.E. (1996): The emotional brain. Touchstone New York.

Lee, G.K., Beaton, R.D. et al. (2003): Eye movement desensitization and reprocessing. A brief and effective treatment for stress. J Psychosoc Nurs Ment Health Serv 41 (6), 22–31.

Lee C, Gavriel H, et al. Treatment of PTSD: stress inoculation training with prolonged exposure compared to EMDR. J Clin Psychol. 2002;58(9):1071–89.

Leeds, A. (1994, 1995): Case formulation: Strategies and criteria for selection of negative and positive cognitions in EMDR. Adapted and updated from a presentation at the EMDR conference: Research and clinical applications. Sunnyvale 1994; Santa Rosa 1995.

Leeds, A. (1998): Protocol for the installation of ressources. EMDR-Institut.

Leeds, A.M., Korn, D.L. (2004): Das klassische EMDR-Protokoll zur Verankerung von Ressourcen. Manual des EMDR-Forgeschrittenseminars. Bergisch Gladbach: EMDR-Institut Deutschland, 44–45.

Levin, P., Lazrove, S., van der Kolk, B.A. (1999): What psychological testing and neuroimaging tell us about treatment of posttraumatic stress disorder by eye movement desensitization and reprocessing (EMDR). Journal of Anxiety Disorders 13, 159–172.

Linden M, Hautzinger M Verhaltenstherapiemanual. Heidelberg: Springer; 2000.

Linehan, M. (1998): Dialektisch-behaviorale Therapie bei Borderline-Patienten. Praxisband. CIP-Medien München.

Lipke, H. (1994): Survey of practitioners trained in eye movement desensitization and reprocessing. Paper presented at the American Psychological Association annual convention. Los Angeles.

Lipke, H. (1999): Comments on „Thirty years of Behavior Therapy ...“ and the promise of scientific principles. Behavior Therapist 22, 11–14.

Lipke, H., Bodkin, A. (1992): Brief case studies of eye movement desensitization and reprocessing with chronic post-traumatic stress disorder. Psychotherapy 29, 591–595.

Lohr, J.M., Kleinknecht, R., Conley, A., dal Cerro, S., Schmidt, S., Sonntag, M. (1992): A methodological critique of the current status of eye movement desensitization (EMD). Journal of Behavior Therapy and Experimental Psychiatry 23, 159–167.

Lohr, J.M., Tolin, D.F., Lilienfeld, S.O. (1998): Efficacy of eye movement desensitization and reprocessing: Implications for behavior therapy. Behavior Therapy 123–156

Lovett, J. (1996): Creative approaches to EMDR with children. EMDRIA-Newsletter 2, 11.

Lovett J. Kleine Wunder. Paderborn: Junfermann; 2000.

Macculloch, M.J., Feldman, P. (1996): Eye movement desensitization treatment utilises the positive visceral element of the investigatory reflex to inhibit the memories of posttraumatic stress disorder: A theoretical analysis. British Journal of Psychiatry 169, 571–579.

Macklin ML, Metzger LJ, et al. Five-year follow-up study of eye movement desensitization and reprocessing therapy for combat-related posttraumatic stress disorder. Compr Psychiatry. 2000;41(1):24–7.

Manfield, P. (ed.) (1998): Extending EMDR. Norton New York.

Maerker, A. (Hrsg.) (1997): Therapie der posttraumatischen Belastungsstörung. Springer Heidelberg.

Maerker, A., Schützwohl, M. (1998): Die Erfassung von psychischen Belastungsfolgen: Impact of Event Skala-R(evidierte Version). Technische Universität, Fachrichtung Psychologie Dresden.

Marcus, S.V., Marquis, P. et al. (2003): Three and six moth follow up of EMDR treatment of PTSD in an HMO setting. EMDRIA Annual Conference, Denver.

Marcus, S.V., Marquis, P., Sakai, C. (1997): A controlled study of treatment of PTSD using EMDR in an HMO setting: A clinical outcome study for post-traumatic stress disorder. Psychotherapy 34 (3), 307–315.

Marquis, J.N. (1991): A report of seventy eight cases treated with eye movement desensitization and reprocessing. Journal of Behavior Therapy and Experimental Psychiatry 22, 187–192.

Maxfield L, Hyer L The relationship between efficacy and methodology in studies investigating EMDR treatment of PTSD. J Clin Psychol. 2002;58(1):23–41.

McCann, D.L. (1992): Post-traumatic stress disorder due to devastating burns overcome by a single session of eye movement desensitization. Journal of Behavior Therapy and Experimental Psychiatry 23, 319–323.

McCullough L. Exploring change mechanisms in EMDR applied to "small-t trauma" in short-term dynamic psychotherapy: research questions and speculations. J Clin Psychol. 2002;58(12):1531–44.

MacCulloch MJ, Feldman P. Eye Movement Desensitization treatment utilizes the positive visceral element of the investigatory reflex to inhibit the memories of posttraumatic stress disorder: a theoretical analysis. Br J Psychiatry. 1996;169:571–79.

McFarlane AC. Posttraumatic stress disorder: a model of the longitudinal course and the role of risk factors. J Clin Psychiatry. 2000;61(Suppl 5):15–20; discussion 21–3.

McFarlane, A., Weber, D., Clark, R. (1993): Abnormal stimulus processing in posttraumatic stress disorder. Biological Psychiatry 34, 311–320.

McFarlane, A., Atchison, M., Yehuda, R. (1997): The acute stress response following motor vehicle accidents and its relation to PTSD. In: R. Yehuda, A.C. McFarlane (eds.): Annals of the New York academy of sciences (vol. 821): Psychobiology of posttraumatic stress disorder. Academy of Sciences New York.

McFarlane AC, Yehuda R, et al. Biologic models of traumatic memories and post-traumatic stress disorder: the role of neural networks. Psych Clin North Am. 2002;25(2):253–70.

McLean, P.D. (1952): Some psychiatric implications of physiological studies on frontotemporal portion of limbic system (visceral brain). Electroencephalography and Clinical Neurophysiology 4, 407–18.

McNally, V.J., Solomon, R.M. (1999): The FBI's critical incident program. FBI Law Enforcement Bulletin 2, 20–26.

Mueser, K.T., Goodman, L.B., Trumbetta, S.L. et al. (1998): Trauma and posttraumatic stress disorder in severe mental illness. Journal of Consulting and Clinical Psychology 66 (3), 493–499.

Missildine, W.H. (1993): In dir lebt das Kind, das du einmal warst. Klett-Kotta Stuttgart.

Moreau C, Zisook S. Rationale for a posttraumatic stress spectrum disorder. Psychiatr Clin North Am. 2002;25:775–90.

Muris, P., Merkelbach, H. (1997a): Treating spider phobics with eye movement desensitization and reprocessing: A controlled study. Behavioural and Cognitive Psychotherapy 25 (1), 39–50.

Muris, P., Merkelbach, H., van Haaften, H., Mayer, B. (1997b): Eye movement desensitization and reprocessing versus exposure in vivo: A single-session crossover study of spider-phobic children. British Journal of Psychology 171 (1), 82–86.

Muris, P., Merkelbach, H., Holdrinet, I., Sijsenaar, M. (1998): Treating phobic children: Effects of EMDR versus exposure. Journal of Consulting and Clinical Psychology 66 (1), 193–198.

Nadler, W. (1996): EMDR: Rapid treatment of panic disorder. International Journal of Psychiatry 2, 1–8.

Naumann-Lenzen, M. (2003): [Early, repeated traumatization, attachment organization and developmental psychopathology – selected findings and clinical options]. Prax Kinderpsychol Kinderpsychiatr 52 (8): 595–619.

Nicosia, G. (1995): Eye movement desensitization and reprocessing is not hypnosis. Dissociation 9 (1), 69.

Nijenhuis E. Animal defense reactions as a model for traumainduced dissociative reactions. J Traumatic Stress. 1998;11:243–60.

Nijenhuis E, van der Hart O, et al. The emerging psychobiology of trauma-related dissociation and dissociative disorders. In: D'Haenen H, den Boer JA, Willner P, eds. Biological Psychiatry. Chichester: Wiley; 2002:1079–98.

Nijenhuis, E., van der Hart, O. et al. (2004). Strukturelle Dissoziation der Persönlichkeitsstruktur, traumatischer Ursprung, phobische Residuen. In: Reddemann, L., Hofmann, A., Gast, U. (Hrsg): Psychotherapie dissoziativer Störungen. Stuttgart: Thieme.

Nijenhuis, E., van der Hart O, et al. Strukturelle Dissoziation der Persönlichkeitsstruktur, traumatischer Ursprung, phobische Residuen. In: Reddemann L, Hofmann A, Gast U, Hrsg. Psychotherapie dissoziativer Störungen. Stuttgart: Thieme; 2004.

Nijenhuis, E.R.S. (1998): State-dependent processing of neutral and traumatic scripts in dissociative identity disorder as assessed by positron emissions tomography. Vortrag auf der Jahrestagung der ISTSS in Montreal.

Nijenhuis, E.R.S., Vanderlinden, J., Spinhoven, P. (1998): Animal defensive reactions as a model for trauma-induced dissociative reactions. Journal of Traumatic Stress 11, 243–260.

Nyberg, E., Frommberger, U.: Clinician Administered PTSD-Scale (CAPS). Abteilung für Psychiatrie und Psychotherapie der Universität Freiburg.

Obrist PA. Cardiovascular Psychophysiology. New York: Plenum; 1981.

Ochberg, F.M. (1993): Posttraumatic therapy. In: J.P. Wilson, B. Raphael (eds.): International handbook of traumatic stress syndromes. 773–784.

Oras R, Ezpeleta SC, et al. Treatment of traumatized refugee children with Eye Movement Desensitization and Reprocessing in a psychodynamic context. Nord J Psychiatry. 2004;58(3):199–203.

Orner R, Schnyder U, eds. Reconstructing early intervention after trauma. Oxford: Oxford University Press; 2003.

Overkamp, B.(1998): Validierung eines Interviews für dissoziative Störungen. Unveröffentlichetes Manuskript München.

Overkamp, B., Hofmann, A., Huber, M., Damann, N. (1997): Dissoziative Identitätsstörung – eine Persönlichkeitsstörung? Persönlichkeitsstörungen, Theorie und Therapie 2, 74–84.

Page, A.C., Crino, R.D. (1993): Eye movement desensitization: A simple treatment for post-traumatic stress disorder? Australian and New Zealand Journal of Psychiatry 27, 288–293.

Paulsen, S. (1995): Eye movement desensitization and reprocessing and its cautious use in the dissociative disorders. Dissociation 8, 32–44.

Pelicer, X. (1993): Eye movement desensitization treatment of a child's nightmares: A case report. Journal of Behavior Therapy and Experimental Psychiatry 24, 73–75.

Pitman, R.P. (1988): Posttraumatic stress disorder, conditioning and network theory. Psychiatric Anals 18, 182–189.

Pitman, R.K., Orr, S.P., Altman, B., Longpre, R.E., Poire, R.E., Macklin, M.L. (1996): Emotional processing during eye movement desensitization and reprocessing therapy of Vietnam veterans with chronic posttraumatic stress disorder. Comprehensive Psychiatry 37, 419–429.

Plassmann, R. (2005): Inpatient psychotherapy with EMDR for patients with eating disorders. 6th EMDR European Conference, Brussels.

Post, R.M., Weiss, R.B., Smith, M., McCann, U. (1997): Kindling versus quenching – Implications for the evolution and treatment of posttraumatic stress disorder. In: R. Yehuda, A.C. McFarlane (eds.): Annals of the New York academy of sciences (vol. 821): Psychobiology of posttraumatic stress disorder. 285–295. Academy of Sciences New York.

Power KG, McGouldrick T, et al. A controlled comparison of EMDR versus exposure plus cognitive restructuring versus waiting list in the treatment of posttraumatic stress disorder. Clinical Psychology and Psychotherapy. 2002;9:299–318.

Puffer, M.K., Greenwald, R., Elrod, D.E. (1996): A controlled study of eye movement desensitization and reprocessing (EMDR) with traumatized children and adolescents. Presented at the International Society for Traumatic Stress Studies. San Franciso, CA.

Puffer, M.K., Greenwald, R., Elrod, D.E. (1997): A single session EMDR study with twenty traumatized children and adolescents. Traumatology 3 (2), Article 6.

Puk, G. (1991a): Treating traumatic memories: A case report on the eye movement desensitization procedure. Journal of Behavior Therapy and Experimental Psychiatry 22, 149–151.

Puk, G. (1991b): Eye movement desensitization and reprocessing: Treatment of a more complex case, borderline personality disorder. Paper presented at the annual meeting of the Association for the Advancement of Behavior Therapy. New York, USA.

Puk, G. (1992): The use of eye movement desensitization and reprocessing in motor vehicle accident trauma. Paper presented at the annual meeting of the American College of Forensic Psychology. San Francisco, USA.

Putnam, F. (1989): Diagnosis and treatment of multiple personality disorder. Guilford New York.

Raphael, B., Lundin, T., Weisaeth, L. (1989): A brief inventory to investigate stress reactions: The Postraumatic Symptom Scale, 10 Items (PTSS-10).

Rauch, S., van der Kolk, B.A., Fisler, R., Alpert, N., Orr, S., Savage, C., Jenike, M., Pitman, R. (1996): A symptom provocation study using positron emission tomography and script driven imagery. Archives of General Psychiatry 53, 380–387.

Reddemann L. Imagination als heilsame Kraft. Stuttgart: Pfeiffer; 2001.

Reddemann L. Psychodynamisch imaginative Traumatherapie – PITT – Das Manual. Stuttgart: Klett-Cotta; 2004.

Reddemann L, Hofmann A, et al. Behandlung der dissoziativen Störungen. Stuttgart: Thieme; 2004.

Reinders AATS, Nijenhuis E, et al. One brain, two selves. Neuroimage. 2003;20:2119–25.

Renfrey, G., Spates, C.R. (1994): A controlled study of eye movement desensitization and reprocessing: A partial dismantling procedure. Journal of Behavior Therapy and Experimental Psychiatry 25, 231–239.

Richards, D.A., Lovell, K., Marks, I.M. (1994): Post-traumatic stress disorder: Evaluation of a behavioral treatment program. Journal of Traumatic Stress 7, 669–680.

Rodriguez, B.I., Craske, M.G. (1993): The effects of distraction during exposure to phobic stimuli. Behavior Research and Therapy 31, 549–558.

Roemer, L., Orsillo, S.M., Borkovec, T.D., Brett, L. (1998): Emotional response at the time of a potentially traumatizing event and PTSD symptomatology: A preliminary retrospective analysis of the DSM-IV Criteria A-2. Journal of Behavior Therapy 29, 123–130.

Rogers S, Silver SM. Is EMDR an exposure therapy? J Clin Psychol. 2002;58:43–59.

Rogers, S., Silver, S.M. et al. (1999): A single session, group study of exposure and Eye Movement Desensitization and Reprocessing in treating Posttraumatic Stress Disorder among Vietnam War veterans: preliminary data. J Anxiety Disord 13 (1–2): 119–130.

Roos, C.D., Veenstra, S. et al. (2005): The use of EMDR in the treatment of phantom limb pain and post whiplash complaints. 6th European Conference for EMDR, Brussels.

Ross, C.A. (1989): Multiple personality disorder diagnosis, clinical features und treatment. Wiley New York.

Ross, C.A., Heber, S., Norton, G.R., Anderson, D., Anderson, G., Barchet, P. (1989): The dissociative disorders interview schedule: A structured interview. Dissociation 2, 169–189.

Ross RJ, Ball WA, et al. Sleep disturbance as the hallmark of posttraumatic stress disorder. Am J Psychiatry. 1989;146(6):697–707.

Rothbaum, B.O. (1992): How does EMDR work? Behavior Therapist 15, 34.

Rothbaum, B.O. (1997): A controlled study of eye movement desensitization and reprocessing in the treatment of posttraumatic stress disordered sexual assault victims. Bulletin of the Menninger Clinic 61, 317–334.

Rothbaum, B.O., Foa, E.B. (1993a): Subtypes of posttraumatic stress and duration of symptoms in posttraumatic stress disorder. In: J.R.T. Davidson, E.B. Foa (eds.): DSM-IV and beyond. American Psychiatric Press Washington.

Rothbaum, B., Foa, E.B. (1993b): Subtypes of posttraumatic stress disorder and duration of symptoms. In: Davidson, J.R., Foa, E.B. (eds) Posttraumatic stress disorder DSM-IV and beyond. Washington: American Psychiatric Assiciation, 23–35.

Rouanzoin, C. (1994): EMDR: Dissociative disorders and MPD. Paper presented at the annual meeting of the Anxiety Disorders Association of America. Santa Monica, USA.

Sabourin, M.G., Cutcomb, S.D., Crawford, H.J., Pribram, K. (1990): EEG correlates of hypnotic susceptibility and hypnotic trance: spectral analysis and coherence. International Journal of Psychophysiology 10 (2), 125–42.

Sachsse, U. (1994): Selbstverletzendes Verhalten. Psychodynamik – Psychotherapie. Vandenhoeck & Ruprecht Göttingen.

Sachsse, U. (2004): Traumazentrierte Psychotherapie. Schattauer Stuttgart.

Sack M. Psychophysiological monitoring during traumatherapy with EMDR. Vortrag auf der Tagung "The Broken Self". Assen, Niederlande; 03.09.2004.

Sack M, Lempa W, et al. [Study quality and effect-sizes – a metaanalysis of EMDR-treatment for posttraumatic stress disorder]. Psychother Psychosom Med Psychol. 2001;51(9-10):350–5.

Sack M, Eickhoff-Fels S, et al. Psychophysiologcal reactions on bilateral stimulation combined with trauma imagery versus no imagery. Poster presented at the annual EMDRIA Conference, Toronto, Canada; 2002.

Sack, M., Lempa, W. et al. (2001): Metaanalyse der Studien zur EMDR-Behandlung von Patienten mit posttraumatischen Belastungsstörungen – Der Einfluss der Studienqualität auf die Effektstärken. Psychother Psychosom Med Psychol 51 (9–10), 350–355.

Sack, M., Nickel, V. et al. (2003): Psychophysiologischer Regulation bei Patienten mit PTSD: Veränderungen nach EMDR-Behandlung. Zeitschrift für Psychotraumatologie und Medizinische Psychologie 1 (3), 47–57.

Saunders, B.E., Arata, C.M. et al. (1990): Development of a crime-related post-traumatic stress disorder scale for women within the Symptom Checklist-90-Revised. Journal of Traumatic Stress 3 (3), 439–448.

Saxe, G.N., van der Kolk, B.A., Hall, K., Schwarz, J., Chinman, G., Hall, M.D., Lieberg, G., Berkowitz, R. (1993): Dissociative disorders in psychiatric inpatients. American Journal of Psychiatry 150 (7), 1037–1042.

Saxe, G.N., Chinman, G., Berkowitz, R. et al. (1994): Somatization in patients with dissociative disorders. American Journal of Psychiatry 151, 1329–1335.

Schade, B., Schüffel, W., Schunk, T. (1998): A brief inventory to investigate stress reactions: The Posttraumatic Symptom Scale, 10-Items (PTSS-10) – the German version. Paper auf der Tagung der Europäischen Gesellschaft für Traumatische Stress Studien, Maastricht.

Scharrelmann, D. (1997): Psychotherapeutischer Mißerfolg. Diplomarbeit am Lehrstuhl Klinische Psychologie und Psychotherape. Psychologisches Institut der Universität zu Köln.

Scheck, M.M., Schaeffer, J.A., Gilette, C.S. (1998): Brief psychological intervention with traumatized young women: the efficacy of eye movement desensitization and reprocessing. Journal of Traumatic Stress 11 (1), 25–44.

Schneider, J., Hofmann, A. et al. (2005): EMDR in the Treatment of Chronic Phantom Limb Pain. Manuscript in Press.

Schnyder, U.: Clinical administered PTSD-Scale (CAPS), Abteilung für Psychiatrie und Psychotherapie Zürich.

Schnyder, U., Moergeli, H. (2002): German Version of Clinician-Administered PTSD Scale. Journal of Traumatic Stress 15 (6), 487–492.

Schubbe, O. (1997): EMDR in der Therapie psychisch traumatisierter Kinder. In: C.T. Eschenröder: EMDR. DGVT Verlag Tübingen.

Scott, M.J., Stradling, S.G. (1994): Post-traumatic stress without the trauma. British Journal of Clinical Psychology 33, 71–74.

Seidler G, Hofmann A, et al. Der psychisch traumatisierte Patient in der ärztlichen Praxis. Dtsch Ärztebl. 2002;99(5):295–300.

Seidler, G.H., Hofmann, A. et al. (2005): Antrag auf wissenschaftliche Anerkennung von EMDR als Methode zur Behandlung der PTBS beim wissenschaftlichen Beirat Psychotherapie, Heidelberg.

Seidler, G.H., Wagner, F.E. et al. (2004): EMDR in der Behandlung von akut Traumatisierten mit akuter PTSD. Zeitschrift für Psychotraumatologie und Medizinische Psychologie 2 (1), 61–72.

Senf, W., Broda, M. (1997): Praxis der Psychotherapie. Thieme Stuttgart.

Shalev, A.Y. (2002): Treating survivors in the immediate aftermath of traumatic events. In: Yehuda, R. (ed): Treating trauma survivors with PTSD. Washington: American Psychiatric Publishing, 157–188.

Shalev, A., Bonne, O., Eth, S. (1996): Treatment of the posttraumatic stress disorder. Psychosomatic Medicine 58, 165–182.

Shalev, A., Yehuda, R. (1998): The longitudinal development of traumatic stress disorders. In: R. Yehuda (ed.): Psychological trauma. American Psychiatric Press Washington.

Shapiro, F. (1989a): Efficacy of the eye movement desensitization procedure in the treatment of traumatic memories. Journal of Traumatic Stress 2, 199–223.

Shapiro, F. (1989b): Eye movement desensitization: A new treatment for post-traumatic stress disorder. Journal of Behavior Therapy and Experimental Psychiatry 20, 211–217.

Shapiro, F. (1991a): Eye movement desensitization and reprocessing procedure: From EMD to EMDR – A new treatment model for anxiety and related trauma. Behavior Therapist 14, 133–135.

Shapiro, F. (1991b): Eye movement desensitization und reprocessing: A cautionary note. The Behavior Therapist 14, 188.

Shapiro, F. (1992): Manual for the training in EMDR – Level I. EMDR-Institute, Pacific Grove.

Shapiro, F. (1993): Eye movement desensitization and reprocessing (EMDR) in 1992. Journal of Traumatic Stress 6, 17–421.

Shapiro, F. (1994a): Eye movement desensitization and reprocessing: A new treatment for anxiety and related trauma. In: L. Hyer (ed.) Trauma victim: Theoretical and practical suggestions. Muncie Accelerated Developement Publishers.

Shapiro, F. (1994b): Alternative stimuli in the use of EMD(R). Journal of Behavior Therapy and Experimental Psychiatry 25, 89.

Shapiro, F. (1995): Eye movement desensitization and reprocessing: Basic principles, protocols and procedures. Guilford Press New York.

Shapiro, F. (1996a): Eye movement desensitization and reprocessing (EMDR): Evaluation of controlled PTSD research. Journal of Behavior Therapy and Experimental Psychiatry 27, 209–218.

Shapiro, F. (1996b): Errors of context und review of eye movement desensitization and reprocessing research. Journal of Behavior Therapy and Experimental Psychiatry 27, 313–317.

Shapiro, F. (1997): EMDR in der Therapie von Traumapatienten. Vortrag an der Universität Köln.

Shapiro, F. (1998): EMDR Grundlagen und Praxis. Junfermann Paderborn.

Shapiro, F. (1999): Eye movement desensitization and reprocessing and the research implications of an integrated psychotherapy treatment. Journal of Anxiety Disorders 13, 35–67.

Shapiro F. Eye Movement Desensitization and Reprocessing: basic principles, protocols and procedures. New York: Guilford; 2001.

Shapiro F. EMDR 12 years after its introduction: past and future research. J Clin Psychol. 2002;58(1):1–22.

Shapiro F, ed. EMDR als integrativer psychotherapeutischer Ansatz. Paderborn: Junfermann; 2004.

Shapiro, F. (in press): Overview of PTSD research: Science, practice and purpose. In: C. Figley (ed.): Compassion fatigue II. Brunner & Mazel New York.

Shapiro F, Maxfield L. Eye Movement Desensitization and Reprocessing (EMDR): information processing in the treatment of trauma. J Clin Psychol. 2002;58(8):933–46.

Shapiro, F., Silk-Forrest, M. (1997): EMDR – the breakthrough therapy for overcoming anxiety, stress and trauma. Harper and Collins New York.

Shapiro, F., Silk-Forrest, M. (1998): EMDR in Aktion. Junfermann Paderborn.

Shapiro, F., Solomon, R. (1995): Eye movement desensitization and reprocessing: Neurocognitive information processing. In: G. Everley (ed.): Innovations in disaster and trauma psychology. Chevron Publishing Elliot City, MD.

Shapiro, F, Vogelmann-Sine, S., Sine, L. (1994): Eye movement desensitization and reprocessing: Treating trauma and substance abuse. Journal of Psychoactive Drugs 26, 379–391.

Shin, L.M., McNally, R.J., Kosslyn, S.M., Thompson, W.L., Rauch, S.L., Alpert, N.M., Metzger, L.J., Lasko, N.B., Orr, S.P., Pitman, R.K. (1996): A positron emission tomography study of symptom provocation in PTSD. Poster presented at the New York Akademy of Sciences Conference on the Psychobiology of Posttraumatic Stress Disorder. New York.

Silver, S.M., Brooks, A., Obenchain, J. (1995): Eye movement desensitization and reprocessing treatment of Vietnam war veterans with PTSD: Comparative effects with biofeedback and relaxation training. Journal of Traumatic Stress 8, 337–342.

Simon, M.J. (1997): A comparison study of EMDR and exposure on posttraumatic stress disorder: A single subject design. Dissertation. Central Michigan University.

Smith S. The effect of EMDR on the pathophysiology of PTSD. Int J Emerg Ment Health. 2003;5(2):85–91.

Solomon R. (1992): Protocol for desensitization of recent traumatic events. EMDR-Network Newsletter 12/92, 12–13.

Solomon, R.M. (1994): Eye movement desensitization and reprocessing and treatment of grief. Paper presented at the 4th International Conference on Grief and Bereavement in Contemporary Society. Stockholm, Sweden.

Solomon, R.M. (1995): Critical incident trauma: Lessons learned at Waco, Texas. Paper presented at the Law Enforcement Psychology Conference. San Mateo, USA.

Solomon, R.M. (1998): Utilization of EMDR in crisis intervention. Crisis Intervention 4, 239–246.

Solomon, S.D., Gerrity, E.T., Muff, A.M. (1992): Efficacy of treatments for posttraumatic stress disorder. JAMA 268, 633–638.

Solomon, R.M., Kaufmann, T. (1994): Eye movement desensitization and reprocessing: An effective addition to critical incident treatment protocols. Paper presented at the 14th annual meeting of the An-

xiety Disorders Association of America. Santa Monica, USA.
Solomon, R.M., Shapiro, F. (1999): Eye movement desensitization and reprocessing: An effective therapeutic tool for trauma and grief. In: C. Figley, B. Bride, N.N. Mazza (eds.): Death and trauma. Taylor & Francis London.
Spates, R.C., Burnette, M.M. (1995): Eye movement desensitization and reprocessing: Three unusual cases. Journal of Behavior Therapy and Experimental Psychiatry 26, 51–55.
Spector, J., Huthwaite, M. (1993): Eye movement desensitization to overcome post-traumatic stress disorder. British Journal of Psychiatry 163, 106–108.
Spiegel, D. (1993): Dissociation and trauma. In: D. Spiegel (Hrsg.): Dissociative disorders – A clinical review. Sidran Lutherville.
Spitzer, Williams (1986): Structured clinical interview for DSM, PTSD-Module.
Sprang G. The use of EMDR in the treatment of traumatic stress and complicated mourning: psychological and behavioral outcomes. Research on Social Work Practice. 2001;11:300–20.
Steil, R., Ehlers, A. (1996): Die Posttraumatische Belastungsstörung: Eine Übersicht. Verhaltensmodifikation und Verhaltensmedizin 17, 169–212.
Steinberg, M. (1993): Structured clinical interview for DSM-IV – Dissociative disorders (SCID-D). American Psychiatric Press Washington.
Stickgold, R. (1998): REM-sleep, memory, PTSDS and EMDR. Vortag auf der EMDRIA Jahreskonferenz Baltimore.
Stickgold R. EMDR: a putative neurobiological mechanism of action. J Clin Psychol. 2002;58(1):61–75.
Stickgold R, Hobson JA, et al. Sleep, learning, and dreams: offline memory processing. Science. 2001;294:1052–7.
Streek-Fischer, A. (1998): Adoleszenz und Trauma. Vandenhoeck Göttingen.
Taylor S, Thordarson DS, et al. Comparative efficacy, speed, and adverse effects of three PTSD treatments: exposure therapy, EMDR, and relaxation training. J Consult Clin Psychol. 2003;71(2):330–8.
Terr, L. (1989): Treating psychic trauma in children. Journal of Traumatic Stress 2 (3), 3–20.
Thomas, R., Gafner, G. (1993): PTSD in an elderly male: Treatment with eye movement desensitization and reprocessing (EMDR). Clinical Gerontologist 14, 57–59.
Tinker, B., Wilson, S. (1998): Through the eyes of a child – EMDR for children. Norton New York.
Taylor, S., Thordarson, D.S. et al. (2003): Comparative efficacy, speed, and adverse effects of three PTSD treatments: exposure therapy, EMDR, and relaxation training. J Consult Clin Psychol 71 (2), 330–338.
Vaughan, K., Armstrong, M., Gold, R. et al. (1994a): A trial of eye movement desensitization compared to image habituation training and applied muscle relaxation in post-traumatic stress disorder. Journal of Behavior Therapy and Experimental Psychiatry 25, 283–291.
Vaughan, K., Wiese, M., Gold, R., Tarrier, N. (1994b): Eye movement desensitization: Symptom change in posttraumatic stress disorder. British Journal of Psychiatry 164, 533–541.
Vogelman-Sine, S., Popky, A.J., Sine, L.F., Carlson, J.G. (1997): EMDR integrative addiction treatment model and the modified standard EMDR chemical dependency treatment protocol. Treatment manual. Authors Honolulu.
Wagner F. Die Wirksamkeit von EMDR bei der posttraumatischen Belastungsstörung im Vergleich zu Kontrollbedingungen und kognitiv-behavioralen Therapien – eine metaanalytische Untersuchung. Heidelberg: Universität, Medizinische Fakultät; 2004.
Walker, L.S., McLaughlin, F.J., Greene, J.W. (1998): Functional illness and family functioning: A comparison of healthy and somaticizing adolescents. Family Process 27, 317–320.
Wallerstein, R.S. (1986): Forty-two lives in treatment: A study of psychoanalysis and psychotherapy. Guilford New York.
Wallerstein, R.S. (1989): The psychotherapy research program of the Menninger foundation: An overview. Journal of Consulting and Clinical Psychology 57, 195–205.
Watkins, J.G. (1971): The affect bridge: A hypoanalytic technique. International Journal of Clinical and Experimental Hypnosis 19, 21–27.
Watkins, J.G., Watkins, H.H. (1981): Ego-state therapy. In: R.J. Corsini (ed.): Handbook of innovative therapies. 252–270. Wiley New York.
Watkins JG, Watkins H. Ego-states: Theorie und Therapie. Heidelberg: Auer; 2002.
Weiss, D.S., Marmar, C.R. (1996): The impact of event scale revised. In: J.P. Wilson, T.M. Keane (eds.): Assessing psychological trauma and PTSD: A handbook for practitioners. Guilford New York.
Werner, E.E., Smith, R.S. (1992): Overcoming the odds. High risk children from birth to adulthood. Ithaka London.
Wernik, U. (1993): The role of traumatic component in the etiology of sexual dysfunctions and its treatment with the eye movement desensitization procedure. Journal of Sex Education and Therapy 19, 212–222.
Wickramasekera, I. (1994): Somatization: Concepts, data and predictions from the high risk model of threat perception. Dissociation 7 (3), 15–23.
Wickramasekera, I., Wickramasekera, I.E. (1997): A case study: Electromyographic correlates in the hypnotic recall of a repressed memory, Dissociation 10 (1), 11–20.
Wiessmann F. Das Trauma der Opfer – Betreuung bei Überfällen im Bereich Post und Telekom. I. T. Ereignisse. Berlin: Bundesverband der Unfallkassen & Bundesanstalt für Arbeitsschutz; 2002: 6–8.
Williams, L.M. (1994): Recall of childhood trauma: A prospective study of women's memories of child sexual abuse. Journal of Consulting and Clinical Psychology 62, 1167–1176.
Wilson, D., Silver, S.M., Covi, W., Foster, S. (1996): Eye movement desensitization and reprocessing: Effectiveness and autonomic correlates. Journal of Beha-

vior Therapy and Experimental Psychiatry 27, 219–229.
Wilson, S.A., Becker, L.A., Tinker, R.H. (1995): Eye movement desensitization and reprocessing (EMDR) treatment for psychological trauma. Journal of Consulting and Clinical Psychology 63, 928–937.
Wilson, S.A., Becker, L.A., Tinker, R.H. (1997a): Fifteen month follow-up of eye movement desensitization and reprocessing (EMDR) treatment for posttraumatic stress disorder and psychological trauma. Journal of Consulting and Clinical Psychology 65 (6), 1047–1056.
Wilson, S.A., Tinker, R.H., Becker, I.A. (1997b): Phantom limb pain treatment with EMDR. Paper presented at the EMDR International Association Conference. San Francisco, California.
Wilson, B.A., Tinker, R.H. et al. (1998): A treatment study of Kosovarian-albanian refugee children with EMDR. Unveröffentlichtes Manuscript, Colorado Springs.
Wilson SA, Tinker RH. EMDR mit Kindern. Paderborn: Junfermann; 2000.
Wittchen, H.U., Wunderlich, V., Gruschnitz, S., Zaudig, M. (1990): SKID-I Strukturiertes klinisches Interview für DSM-IV, Achse-I: Psychische Störungen. Hogrefe Göttingen.
Wöller W. (2003) EMDR und Persönichkeitsstörungen. Z. Psychotraumatologie Psychol Med 1: 73–78
Wöller W, Kruse J. Tiefenpsychologisch fundierte Psychotherapie. Stuttgart: Schattauer; 2005.
Wolpe, J. (1958): Psychotherapy by reciprocal inhibition. Stanford University Press Stanford, California.
Wolpe, J. (1990): The practice of behavior therapy.(4th ed.). Pergamon New York.
Wolpe, J., Abrams, J. (1991): Post-traumatic stress disorder overcome by eye movement desensitization: A case report. Journal of Behavior Therapy and Experimental Psychiatry 22, 39–43.
World Health Organisation (WHO) (1992): International classification of diseases (10th revision). Author Geneva.
Yehuda, R. (Hrsg.) (1998): Psychological trauma. American Psychiatric Press Washington.
Yehuda R. Posttraumatic stress disorder. New Engl J Med. 2002;346(2):108–14.
Yehuda R, Halligan SL, et al. Childhood trauma and risk for PTSD: relationship to intergenerational effects of trauma, parental PTSD, and cortisol excretion. Development and Psychopathology. 2001;13(3):733
Yehuda, R., Halligan, S.L. et al. (2002): Cortisol levels in adult offspring of Holocaust survivors: relation to PTSD symptom severity in the parent and child. Psychoneuroendocrinology 27 (1–2), 171–180.
Yehuda, R., McFalen, A.C., Chalf, A.Y. (1998): Predicting the development of posttraumatic stress disorder from the acute stress reponse to a traumatic event. Biological Psychiatry 44, 1305–1313.
Young, J.E. (1990): Cognitive therapy for personality disorders: A schema focussed approach. Professional Ressource Exchange Inc Sarasota, Flo.
Young, W. (1994): EMDR treatment of phobic symptoms in multiple personality. Dissociation 7, 129–133.
Young, W. (1995): EMDR: Its use in resolving trauma caused by the loss of a war buddy. American Journal of Psychotherapy 49, 282–291.

Sachverzeichnis

A

Abreaktion 53, 64 f
– Flussdiagramm 68
– weitere Probleme 65
Abschiednehmen 60
Absorptionstechnik 92 f
Abstinenz, parteiliche 26
Abstumpfen 33
Adaptives Informationsprozessierungssystem (AIP) 75 f
Adressen 131
Affektbrücke 63, 65
– spontane
    – dissoziative Identitätsstörung 105
    – Unterbrechung 97
Affektregulation, Störungen 34
Affekttoleranz 37
– Stabilisierung 94
Affektunterdrückung vor Affektverdünnung 94
Agieren 99
AIP-Modell 75 f
Akzeptanz 20
Alltag, instabiler 101 f
Alltagsstabilität, Kriterien zur Einschätzung 96
Alltagstest 96
Amnesie 5
    für die Amnesie 39
– dissoziative 4 f, 33
    – BASK-Päckchen 81
    – traumatische Erinnerung 82
– Suche 39
– Wiedererinnern 113
Anamnese 29 ff
– traumaspezifische 30 f
Anamneseerhebung, emotionale Destabilisierung 37
Anamnesetest 97
Angst, akute, Protokoll 117
Angstausbreitung 4, 39 f
Angststörung 19, 116 f
Angstsymptome 40
Anorexia nervosa 119
ANP s. Persönlichkeitsanteil, anscheinend normaler
Anpassungsstörungen 40 f
Antiselbstschädigungsvertrag 96
Arbeit, therapeutische, Dimensionen 85
Arbeitsumgebung, Erwartung 111
Assoziationsketten N63, 72 f
Assoziationsunterbrechung, Problematik 97
Augenbewegung
– Abfall der Herzfrequenz 73 f
– Stimulation 67 f

Augenerkrankung 22
Augenschmerzen 43
Ausbildung 103 f, 127 ff
– modulare 127
– Teilnahmevoraussetzungen 127

B

BASK-Modell von Braun 81
Befund, psychischer 30 ff
Behandlung, psychotherapeutische,
    fünf Wirkfaktoren 27
Behandlungsphasen 25
Behandlungsplan, Erstellen 45
Behandlungsplanung 29 ff, 60 f
Behandlungsrahmen, therapeutischer, Verhandeln 27 f
Belastungsfähigkeit, seelische 44
Belastungsreaktion
– akute nach ICD-10 108
– kritische akute 52
Belastungsstörung
– akute, nach DSM-IV 108
– komplexe posttraumatische (s. auch
    Disorder of extreme Stress not otherwise specified
    [DESNOS]) 79 ff
    – 3 Dimensionen 85
    – Behandlungsstrategie 84 ff
    – imaginative Verfahren 89 f
    – Medikation 88 f
    – Verankern von Ressourcen 90 f
– posttraumatische
    – Klassifikation nach ICD-10 2 ff
    – komorbide Angststörung 116 f
    – kontrollierte Studien 17 ff
    – Kriterien 2 ff
    – Kriteriumgruppe
        – B 32 f
        – C 33
        – D 33 ff
Beschwerden, körperliche oder psychosomatische 22
Bewertungsphase, Ablauf 50
Bewusstseinsveränderungen 34 f
Beziehung
– therapeutische
    – Gefahr von Übertragung 86
    – Kriterien für eine erneute Fokussierung 99
    – tragfähige therapeutische 26 ff
Beziehungsdimension 85 f
Beziehungsmitteilungen 86 f
Beziehungsprobleme 35

Beziehungstrauma 30
Blockade 53, 66
Bulimie 119

C

Clinican administered PTSD Scale (CAPS) 42
Cluster 37 f
Clusterung 49

D

Depersonalisation 82
Depression 19
- schwere chronische 80
- starke Zunahme 99
Derealisation 82
DES s. Dissociative Experience Scale
Desensibilisierung 53 ff
Diagnose, dissoziative 5
Diagnostik, dissoziative 38 ff
Differenzierung 87 f
DIS s. Identitätsstörung, dissoziative
Disorder of extreme Stress (DES) 79 f
- not otherwise specified (DESNOS) 12, 34, 79 f
Dissociative
- Disorder
  - Interview Schedule (DDIS) 84
  - not otherwise specified (DDNOS) 102
- Experience Scale (DES) 39, 83
Dissoziation
- peritraumatische, Symptome 108
- primäre 62
- strukturelle 62
Distanzierungstechnik 27
Drehtürsyndrom 104
Drogenabhängigkeit 43
Durcharbeitung 53 ff

E

Effizienzstudien 16 ff
Ego-States 82
Einführungsseminar mit Praxistag 127 f
Einweben, hypnotisches 105
Einwebetechnik 65, 67
EMDR 15 ff
- Geschichte 15 f
- Indikation 20 f
- International Association s. EMDRIA
- Kontraindikation 20 ff
- Nebenwirkungen 21 ff
- Perspektiven 115 ff
- ressourcenaktivierende Protokolle 22
- Risiko 21 ff
- Theorien zur Wirksamkeit 72 ff
EMDR-Behandlung
- Phasen 25 ff
- phasenbezogene 28 f
- weitere Planung 60 f

- ressourcenaktivierende 90 f
EMDR-Behandlungsplan, acht Phasen 46
EMDR-Einsatz
- Patientenfaktoren 104
- Therapeutenfaktoren 103
EMDRIA 23 f, 130
EMDR-Institut Deutschland, Fortbildungs-
  angebote 128 f
EMDR-Methode
- Ausbildung 127 ff
- besondere Gefahr 27
- Dokumentation 69
- professionelle Anwendung 25
EMDR-Modell, Traumafolgestörungen 30
EMDR-Phase 4 21
EMDR-Protokoll, mexikanisches 118
EMDR-Prozess, Dokumentation 68 ff
EMDR-Ressourcenprotokolle 119
EMDR-Sitzung
- dokumentierte 70
- Zahl 18
EMDR-Standardprotokoll 33, 59 f
EMDR-Therapeut (s. auch Therapeut) 129
- geeigneter 129 f
- Internet 24
- Lernkurve 129
- zertifizierter 128
Empathie, neurophysiologische 28
Empowerment 26 f
Entfremdung 33
Entspannungsreaktion 73 ff
Entwicklungsstörung, traumabedingte 78
Epileptische Erkrankung 43
Ereignis
- gefühlte Wiederholung 32
- traumatisches 3 f
  - Definition 30
  - Kriterium 30 f
Erforschung, prozessorientierte 68
Erinnerung
- auftauchende positive, Verlauf 57
- erfolgreich bearbeitete 59
- fragmentierte 6 f
- Modalitäten 8
- traumatische
  - Durcharbeiten 94 f
  - übermäßige Auslösung 110
Erkrankung, psychotraumatische, Trauma-U 95
Erlebnis, belastendes, Häufigkeit 3
Essstörung 119
Exposition, sequenzielle 72
Expositionshypothese 72 f
Eye Movement Desensitization and Reprocessing
  s. EMDR

F

Fähigkeit, neue, Unterstützung beim Erwerb 60 f
Fingerschnippen 67
Flashback 4, 32
Flugangst 117
Flussdiagramm 68
Folgeerkrankung 21

Forschung 16 ff
Fortgeschrittenenseminar 128
Fragmentierung, dissoziative 81 ff

G

Gedächtnis
– explizites, narratives 10
– implizites 10
Gefahr emotionaler Überflutung 22
Gefühlseinschränkung 33
Gehirn
– Durchbrechung der wechselseitigen Abschottung der Hemisphären 74
– Entkoppelung der Hemisphären 9
Gehirnaktivierung, Traumaerinnerung 9
Gehirnstrukturen, wichtige, Topographie 7
Gewalt
– interpersonelle 3
– sexualisierte 3
Grounding 66, 92 f
– dissoziative Identitätsstörung 105
Grübeln, Rückgang 55
Grundtraumapegel, SUD 105
Gruppenstudie, kontrollierte 18
Guided Mourning 54 f
Gutachten 41

H

Hausarzt 101
Hausaufgabe 48
Hemisphären, Durchbrechung der wechselseitigen Abschottung 74
Herzerkrankung 43
Hypertonie 43
Hypervigilanz 34
Hypnosetheorie 73

I

Ich-Stärke 44
– reduzierte 22
Identitätsstörung, dissoziative 81 f, 102 ff
  – Besonderheiten des EMDR-Prozesses 104 ff
  – EMDR 102 ff
    – Behandlungsplanung 102 f
    – Diagnostik 102 f
  – komplex traumatisierter Patient, Therapieeinschätzungsskala 106
  – im Modell der strukturellen Dissoziation 84
IES-R 42
Impact of Event Scale (IES) 42
Impulskontrolle, reduzierte 33 f
Informationsbearbeitung, beschleunigte 75
Informationsverarbeitung, blockierte 10
Internet, Therapeut 24
Interview, strukturiertes klinisches 41 ff
Intrusion 4

J

Jugendlicher 116

K

Kind 116
– dissoziative Identitätsstörung 82 f
– Flashback 32
– mexikanisches EMDR-Protokoll 118
– schwer traumatisiertes 118
– sexueller Übergriff 77
Klassifikation nach ICD-10 2
Klima der Zuverlässigkeit und Vorhersagbarkeit 28
Kognition 51 ff
– Beispiele 132 f
– gute negative, Kriterium 52
– negative 35, 51
– positive 50 f
  – Auswahl 52
– verzerrte 51
Kölner Opferhilfeprojekt (KOM) 23
Komorbidität 12, 21
– wechselnde 11
Kontraindikation, relative 21
Kontrollverlust, Kontrolle über die Gefühle 27
Konzentrationsschwierigkeiten 34
Konzentrationsstörungen 43
Körpergefühl 50
Körpertest 58 f
– akute Traumatisierung 13
Körperverletzung 77
Kreiseln 67
Krieg 2
A1-Kriterium 2 ff, 6
C-Kriterium 4
D1-Kriterium 4 f

L

Lebenspartnerschaft, neue 61
Lebensqualität 1
Lernkurve 129
Lichtstromtechnik 89 f
Liste der belastendsten Erinnerung 36 f

M

Misshandlung 77
Moment der Vulnerabilität 112
Motivation 44

N

Nachhallerinnerung 4, 32
Nachprozessieren 59
Nein sagen 99
Netzhautablösung 43
Neurodermitis 119
Neurohormone 7
Normalisierung 28

O

Orientierungsreaktion 73 ff
Ort, sicherer 47 f, 89

P

Panikerkrankung 116
Panikprotokoll 39 f
Panikstörung 39
Persönlichkeitsanteil, anscheinend normaler 62
Persönlichkeitsstörung 119
Phantomschmerz 16, 118
Phasen, EMDR-Behandlung 25 ff
Phobie 19, 116 f
– Auslöser, Unterscheidung 117
– Protokoll 117 f
Physioneurose 13
PITT s. Traumatherapie, psychodynamisch imaginative
Point of Power-Technik 90 f
Post traumatic Stress Scale-10 (PTSS-10) 42 f
Prozess, traumatischer 1, 10 ff
  – Momentandiagnose 10 ff
  – Symptomwandel 13
Prozessieren 62 ff
– assoziatives 63
– Kopplung der Anteile 105
– Prototypen des Verlaufs 62
Pseudohalluzination 32
– posttraumatische 9
Psoriasis 119
Psychose, floride 43
Psychotherapie, traumabearbeitende, Gewichtung der drei Dimensionen 100
Psychotraumata 1
Psychotraumatherapie, spezielle (DeGPT) 129
Psychotraumatologie 1
PTBS s. Belastungsstörung, posttraumatische
Puzzle 98

R

Realitätsverkennung im Flashback 65
Re-Integration 29
Reizschutz, seelischer 3
Relaxation Response 74
REM-Schlaf 74 f
Reprozessieren
– assoziatives und imaginatives 53
– blandes 53, 64
– idealtypisches 54
– imaginatives 64
Resonanz, gefühlsmäßige 52
Ressource Installation 90
Ressourcen, Verankern mittels EMDR 90 f
Ressourcenaktivierung 77
Risikofrauen 18

S

Schema, traumakompensatorisches 11
Schlafstörung 111
Schmerzstörung, psychosomatische 118
Schmetterlingsumarmung 118
Schreckreaktion 34
Selbst, negatives 51
Selbstgespräch 64
Selbstheilungsversuch 87
Selbsthelfer, innerer 105
Selbsthilfegruppe 101
Selbststabilisierungsimpuls 87
Selbstwahrnehmung, gestörte 35
Seminar 127
Sense of Mastery 37, 94
Setting
– ambulantes 100
– stationäres 100 f
Sichere-Orte-Test 96 f
Sicherer Ort 47 f, 89
Sicherheit 47 f
Sinneseindruck, verwirrender 8
SKID-PTSD 41 ff
Somatisierungsstörungen 58
Sozialverhalten, Störungen 40
Spaltung 82
Sprachlosigkeit 9
Stabilisierung 46 ff, 87 f
– äußere 88
– erneute, Kriterien 98 f
– Indikation 49
– medizinische 46 f
– psychische 47
– psychoedukative Maßnahmen 93
– soziale 47
– verlängerte 77 ff
– weitere Wege 92 f
Stabilisierungsphase, verlängerte 94 f
Stabilität, psychische 44
Standardprotokoll
– akute Traumatisierung 111 f
– umgekehrtes 94, 101 f
States 11
Stimulation
– auditive 67
– Geräte 68
– taktile 68
  – Kind 116
Stimulationsmodus, alternativer 67
Stimulusdiskriminierung 61
Störung, dissoziative 81
  – Diagnostik 83 f
  – Suchtest 39, 83
Structured Clinical Interview for DSM-IV dissociative Disorders (SCID-D) 83
Studien 16 ff
Subjective Units of Discomfort s. SUD-Skala
Suchtdruck, erhöhter 13
Suchterkrankung, EMDR-Protokoll 119
Suchtproblem, schweres 21
SUD-Skala 37
Suizid 34
Suizidalität, chronische 80
Supervision 128
Symptomatik 30 ff
– dissoziative 33
– intrusive, Rückgang 55

T

Täter als Bezugsperson 86
Teilamnesie, BASK-Modell 81
Testinstrumente, diagnostische 41 f
Therapeut (s. auch EMDR-Therapeut) 21, 129
- Ausbildungsgrad 17 f
- Faktoren für einen EMDR-Einsatz 103 f
- Grundhaltung 26
- Individualität 27 f
- keine ausreichende Erfahrung 22
- Qualifikation 130
Therapeutenwechsel, endgültiger 99
Therapieeinschätzungsskala (TES) 106
Therapiemotivation, reduzierte 23
Therapiesitzung, Zahl 18
Therapievereinbarung, gebrochene 99
Therapievertrag 28
Therapieziel, vereinbartes 60
Trainerliste, Internet 23 f
Trance 48
Trauer, traumatische 116
Trauern 60
Trauernder, Rückgang der intrusiven Symptomatik, EMDR-Therapie 17
Trauerreaktion, pathologische 40, 115 f
Traum 32
Trauma
- akutes, idealtypisches Prozessieren 112
- Bewertung 49 f
- einfaches, EMDR-Behandlung, Entwicklung 56
- vulnerable Phase 110
Traumabearbeitung 94 ff
- belastende 98
- Indikation 49
- Kriterien 95 ff
Traumabegriff 30
Trauma-Cluster 38
Traumafolgeerkrankung 5
Traumafolgestörung, Übersicht über das Spektrum 14
Traumalandkarte, zweidimensionale 38
Traumamaterial
- primäres 102
- (Durch-)Prozessieren 97
- sekundäres 102
- Unterbrechung der Bearbeitung 98
Traumanetzwerk
- idealtypisches Prozessieren 63
- Suche nach Zugängen 44 f
Traumaschema 11
Trauma-State 11
Traumastörung, komplexe 34
- Diagnoseproblem 78 f
Traumatherapie
- psychodynamisch imaginative (PITT) 28, 89
- Strukturiertheit 86
- Vorsichtsmaßnahmen 43
Traumatisierter
- Grundlagen der Behandlung 26 ff
- komplexer
  - EMDR in der Behandlung 94 ff
  - Erfolgskriterien für eine Behandlung 106

Traumatisierung
- akute 107 ff
  - Behandlung mittels EMDR 111 ff
  - Einsatz psychotherapeutischer Behandlung 108 f
  - Indikation 13 f
  - Kontraindikation 13 f
  - medizinischer und sozialer Behandlungsplan 110 f
  - Risikopatienten 22
- frühere, Erfassung 36 ff
- psychische 1 ff
- sequenzielle, Schutz 198 f
Trauma-U 95
Traumschlaf, Umkodierung traumatischer Erinnerung 74 f
Trigger 4, 32
Tumorpatient 30
Typ-I-Traumatisierung 25
Typ-II-Traumatisierung 25

U

Übererregbarkeit 6
Übererregung 33 f
Überflutung 53, 66
Übergriff, sexueller 3 f, 77
Überlebensschuldgefühl 26
Überprüfung 59
Übertragung 86
Übertragungsphänomen 26
Überzeugung, blockierende 66
Unrecht, Anerkennung 86
Unruhe, starke innere 43

V

Validity of Cognition Scale s. VoC-Skala
Verankerung 54, 57 f
Verfahren
- dynamisch-behaviorales 16
- imaginatives 89 f
Vergewaltigung, psychotraumatische Belastungsstörung 198
Vergleichsstudie 19
Verkehrsunfall, Bewertungsphase 50
Vermeidungsstrategie 33
Versorgung, halbambulante 101
VoC-Skala 50
VoC-Wert 58
Vorbereitung 46 ff

W

Wahrnehmung, gestörte, des Täters 35
Wertesystem, Veränderung 36

Z

Zukunft 33, 61